FRACTURES
ORBITE

PAR

LAGRANGE

MÉDECINE &
CHIRURGIE DE GUERRE
... ÉDITEURS
1917

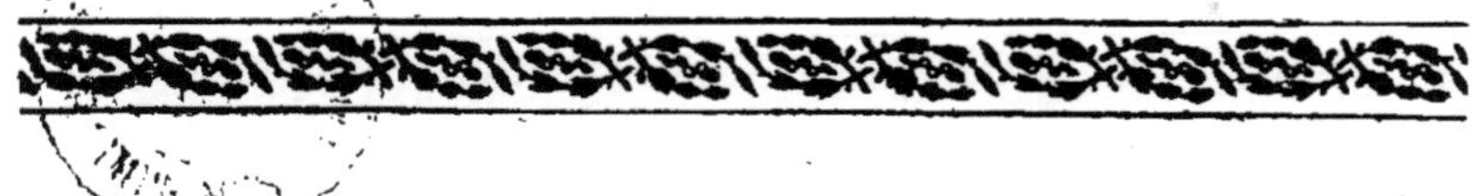

COLLECTION de PRÉCIS de MÉDECINE et de CHIRURGIE de GUERRE

Les Traités de Médecine et de Chirurgie parus avant la guerre conservent actuellement toute leur valeur, mais ils ne contiennent pas les notions nouvelles nées des récents événements. — L'heure n'est cependant pas encore venue d'incorporer à ces ouvrages les données acquises dans les Ambulances, les Hôpitaux et les Laboratoires d'Armées. Ce sera la tâche de demain, dans le silence et avec le recul qui conviennent au travail scientifique.

Il était cependant nécessaire que les Médecins aient, dès à présent, entre les mains une mise au point et un résumé des travaux qui ont fait l'objet des nombreux Mémoires publiés dans les revues spéciales et qu'ils soient armés, pour la pratique journalière, d'ouvrages courts, maniables et écrits dans un dessein pratique.

C'est à ce but que répond cette COLLECTION. Nous publions, sur chacune des multiples questions qui préoccupent les médecins, de courtes monographies dues à quelques-uns des spécialistes qui ont le plus collaboré aux progrès récents de la Médecine et de la Chirurgie de Guerre.

COLLECTION de PRÉCIS de MÉDECINE et de CHIRURGIE de GUERRE

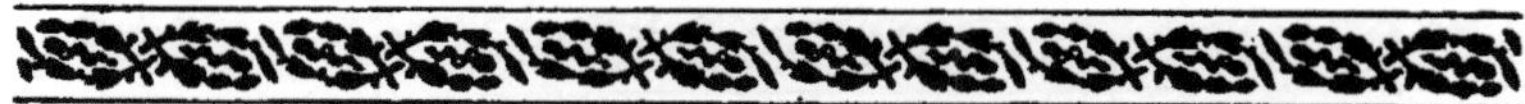

<u>*VOLUMES PARUS (MARS 1917)* :</u>

La Fièvre typhoïde et les Fièvres paratyphoïdes. *(Symptomatologie. Etiologie. Prophylaxie)*, — par H. VINCENT, Médecin-Inspecteur de l'Armée, Membre de l'Académie de Médecine, et L. MURATET, Chef des Travaux à la Faculté de Médecine de Bordeaux.

Les Dysenteries. Le Choléra. Le Typhus exanthématique. *(Symptomatologie. Etiologie. Prophylaxie)*, — par H. VINCENT, Médecin-Inspecteur de l'Armée, Membre de l'Académie de Médecine, et L. MURATET, chef des Travaux à la Faculté de Médecine de Bordeaux *(avec une planche)*.

La Syphilis et l'Armée, — par G. THIBIERGE, Médecin de l'Hôpital Saint-Louis.

Psychonévroses de guerre, par les Dʳˢ G. ROUSSY, Professeur agrégé à la Faculté de Médecine de Paris, et J. LHERMITTE, ancien chef de laboratoire à la Faculté de Paris *(avec 13 planches hors texte)*.

Hystérie - Pithiatisme et Troubles nerveux d'ordre réflexe *en Neurologie de guerre*, — par J. BABINSKI, Membre de l'Académie de Médecine, et J. FROMENT, Agrégé, Médecin des Hôpitaux de Lyon *(avec figures dans le texte et 8 planches hors texte)*.

Formes cliniques des Lésions des Nerfs, — par Mᵐᵉ ATHANASSIO-BENISTY, Interne des Hôpitaux de Paris *(Salpêtrière)*, avec Préface du Pʳ PIERRE MARIE, Membre de l'Académie de Médecine *(avec 81 figures originales et 7 planches hors texte en noir et en couleurs)*.

VOLUMES PARUS (Suite) :

La Prothèse des Amputés *en Chirurgie de guerre*, — par Aug. BROCA, Professeur à la Faculté de Paris, et DUCROQUET, Chirurgien Orthopédiste de l'Hôpital Rothschild (*avec 208 fig. dans le texte*).

Localisation et extraction des projectiles, — par OMBRÉDANNE, Professeur agrégé à la Faculté de Médecine de Paris, Chirurgien des Hôpitaux, et R. LEDOUX-LEBARD, chef de Laboratoire de Radiologie des Hôpitaux de Paris (*avec 225 figures dans le texte et 8 planches hors texte*).

PARAITRONT PROCHAINEMENT :

L'Appareillage dans les Fractures de guerre, — par le Dr ALQUIER, Ancien Interne des Hôpitaux de Paris, et J. TANTON, Médecin Principal de l'Armée, Professeur agrégé au Val-de-Grâce.

Guide pratique du Médecin dans les Expertises médico-légales militaires, — par le Médecin principal de 1re classe DUCO et le Médecin-Major de 1re classe BLUM.

Otites et Surdités de guerre. *Diagnostic; Traitement; Expertises,* — par les Drs H. BOURGEOIS, Oto-rhino-laryngologiste des Hôpitaux de Paris, et SOURDILLE, ancien Interne des Hôpitaux de Paris (*avec figures*).

Blessures de la Moelle et de la Queue de cheval. *Formes cliniques et anatomiques. Traitement,* — par les Drs G. ROUSSY, Professeur agrégé à la Faculté de Médecine de Paris, et J. LHERMITTE, Ancien chef de Laboratoire à la Faculté de Médecine de Paris (*figures dans le texte et 6 planches hors texte*).

LES FRACTURES de l'ORBITE

PAR PROJECTILES DE GUERRE

PAR

Félix LAGRANGE

Professeur à la Faculté de Médecine de Bordeaux

Avec 77 figures dans le texte et 6 planches hors texte

MASSON ET Cⁱᵉ, ÉDITEURS
LIBRAIRES DE L'ACADÉMIE DE MÉDECINE
120, BOULEVARD SAINT-GERMAIN, PARIS, VIᵉ
1917

LES FRACTURES DE L'ORBITE
PAR PROJECTILES DE GUERRE

INTRODUCTION

« Ars tota in observationibus. »

Ce petit livre est un livre vécu. Il a été écrit, non dans une bibliothèque, mais dans un hôpital, avec la collaboration quotidienne d'assistants très attentifs qui ont pris avec nous, patiemment, les observations de nos blessés, les ont longtemps soignés et plus longtemps encore suivis.

Le lecteur ne devra pas chercher ici des indications bibliographiques abondantes et, d'avance, nous nous excusons de n'avoir pas longuement mis à profit tout ce qui a été écrit en France et à l'étranger par les chirurgiens d'armée sur les Fractures de l'orbite. Il nous a paru que l'expérience de ceux qui avaient eu l'attention attirée par cette variété de traumatismes reposait sur des faits dont le nombre infime était écrasé par l'abondance extrême des matériaux d'aujourd'hui et nous nous sommes décidé, tout en gardant pour les opinions des Maîtres de tous les temps la déférence compatible avec un jugement libre, à tenir compte surtout, presque exclusivement, de ce que nous avons vu et de ce que nous avons fait.

L'étude de nos très nombreuses observations nous a d'ailleurs souvent éloigné des conceptions classiques et nous a, par conséquent, beaucoup instruit; c'est là une première récompense à laquelle une autre, plus précieuse encore, viendrait s'ajouter si, par ses descriptions et les déductions cliniques qu'il contient, cet ouvrage ne paraissait pas trop indigne de l'Ophtalmologie française.

CHAPITRE I-

HISTORIQUE

L'historique des fractures de l'orbite par les projectiles de guerre ne peut évidemment pas remonter plus haut que l'usage de là poudre à canon, mais on trouve dans les vieux auteurs d'intéressants renseignements sur les traumatismes orbitaires subis par les combattants de toutes les époques.

Homère, dans le Chant IV de l'*Iliade*, nous raconte que : « Pénéléos frappa Ilioneus sous le sourcil au fond de l'œil, d'où la pupille fut arrachée; et la lance, traversant l'œil, sortit derrière la tête; et Ilioneus, les mains étendues, tomba. » N'est-ce pas, indiquée avec netteté, une fracture orbitaire avec lésion cérébrale?... On trouverait dans les livres anciens beaucoup d'indications analogues.

Et ce ne sont pas seulement les poètes qui peuvent nous intéresser à ce sujet. Hippocrate donne de sages conseils lorsqu'il écrit : « Si l'on était appelé à faire l'extraction d'un corps étranger profondément introduit dans l'orbite à travers les téguments et les muscles orbiculaires, il faudrait ne faire que de légers essais et, si la difficulté était considérable, il serait mieux de temporiser. » (Hippocrate, *De morb. vulgar.*, lib. V, chap. xxi.)

Lorsque avec les guerres du moyen âge apparurent les armes à feu, les blessures de la face et du crâne se multiplièrent.

Dans les travaux des chirurgiens italiens de l'époque, il est fait mention, d'une façon bien imprécise du reste, de fractures des orbites, traitées par application d'huile bouillante.

Il faut arriver au xvi⁰ siècle avec Albucasis, Fabrice d'Aquapendente et surtout Ambroise Paré pour avoir quelques descrip-

tions détaillées des lésions orbitaires, descriptions relatives à la
tolérance, parfois très grande, de ces cavités à l'égard des projectiles, et à la nécessité, malgré tout, de hâter leur extraction par
crainte de complications redoutables. L'intervention préconisée
par les chirurgiens était tentée par eux chaque fois que l'occasion
se présentait; aussi imaginèrent-ils une instrumentation des plus
variées et les tire-balles de RAVATON, PERET, BRAMBILLA sont-ils
demeurés comme types dans la littérature médicale.

Dans le *Manuel de Chirurgie d'armée* de PERCY (1792), un
chapitre intitulé : « plaies avec corps étrangers de la face » nous
renseigne sur les connaissances que l'on possédait alors sur les
lésions des orbites et des yeux; on y lit notamment des observations ayant trait à des délabrements osseux des parois de l'orbite,
avec retentissement sur les sinus voisins, frontaux ou maxillaires.
COLLIGNON, SCHMECKER ont trouvé des morceaux de fer et des
balles entières ayant séjourné pendant de longues années et qui
ont été éliminés par le nez, ainsi que l'attestent, en plusieurs
endroits, les *Éphémérides* des cas curieux de la nature.

Pour PERCY, tous les blessés qu'une balle frappe à l'œil ne
sont pas aussi heureux que celui à qui COVILLARD replaça le globe
dans l'orbite, d'où un corps étranger venait de le chasser. « C'en
est fait, dit-il, de cet organe pour peu qu'un projectile l'ait touché.
S'il arrivait qu'il s'en logeât un dans les graisses qui remplissent
le fond de l'orbite, on se servirait pour l'extraire d'un des cuille-
rons de nos pincettes, et on imiterait pour la reposition de l'œil le
procédé COVILLARD. »

Pour montrer la gravité de pareils désordres, PERCY cite deux
observations, l'une personnelle, l'autre de STALPART VAN DER
WIEL, de volumineux corps étrangers intra-orbitaires (pointes
d'épée et de fleuret), ayant entraîné une fracture de la voûte, et
où l'extraction entraîna de grands désordres cérébraux et la mort
rapide des blessés.

Dans son *Manuel de Clinique Chirurgicale*, paru en 1832,
LARREY consacre un chapitre aux plaies de la face par projectiles
de guerre, et, le premier, expose des vues originales sur le mécanisme, le pronostic et le traitement de ces blessures. Le grand
chirurgien du premier Empire conclut de ses observations personnelles à la guérison rapide des fractures orbitaires, même lorsqu'elles présentent un certain degré de gravité et il remarque que

cette guérison est d'autant plus prompte que le sujet est plus jeune.

Par contre, il a recueilli deux cas avec complications cérébrales et mort tardive par méningite.

Pratiquant l'autopsie de ces deux sujets, LARREY signale, qu'à la suite de la perforation des orbites par les projectiles, les os avaient proliféré et rétréci considérablement les cavités. Il voit dans cette particularité un effet protecteur de la nature tendant à réparer les dégâts produits par la balle. Les corps étrangers intra-orbitaires, ajoute-t-il, sont parfois tolérés très longtemps, et leur évacuation se fait, soit par la bouche, soit par les fosses nasales.

BAUDENS, en 1836, et VALLÉE, en 1838, recueillent les faits publiés antérieurement, le premier sous forme de clinique, le second dans sa thèse inaugurale. Mais nous ne relevons dans ces ouvrages aucune particularité méritant de retenir l'attention.

Plus important et plus instructif est l'article publié en 1851 par BERTHERAND et intitulé : « Des plaies d'armes à feu de l'orbite ». « Si une balle, écrit-il, atteint le globe oculaire, la surface sphérique et élastique qu'il lui oppose peut la faire dévier ; ou bien il arrive encore que l'œil, sans se rompre, se laisse entraîner au dehors de cette cavité. Réfléchi sur le globe, le projectile peut avoir assez de force pour fracturer les parois osseuses de l'orbite et se loger dans les cavités voisines (sinus, fosses nasales, crâne). La résistance des parties osseuses qui constituent la limite antérieure de l'orbite, la dureté, la convexité de l'arcade sourcilière, expliquent la réflexion des balles et les fractures comminutives quand elles portent sur ces parties. Il est inutile de souligner la gravité de ces blessures dues à la pénétration fréquente des projectiles dans la boîte crânienne. » (*Annales d'oculistique*, 1851, p. 127.)

DUPUYTREN, et après lui DESMARRES, donnent une classification des fractures orbitaires (1854). Ils distinguent : 1° Les fractures du bord (observations de DUPUYTREN et BAUDENS); 2° les fractures des parois (DUPUYTREN et HENNEN), s'étendant parfois au sommet de l'orbite; 3° les fractures du sommet se compliquant presque toujours de troubles visuels par altération du nerf optique ; 4° les fractures par contre-coup, par traumatisme des os du crâne ou des os de la face.

Une classification semblable, concernant les corps étrangers intra-orbitaires, nous est donnée par DEMARQUAY dans son

« Mémoire sur les corps étrangers arrêtés dans l'orbite » (*Union médicale*, 2ᵉ série, t. IV, 1859). DEMARQUAY, rappelant les cas de DEMOURS, DESMARRES, GENSOUL, WALDON, CUNIER, JOEGER, les divise en : 1° projectiles lancés par la poudre à canon : balles, grains de plomb, éclats divers; 2° débris d'instruments piquants; 3ᵉ fragments de verre; 4° morceaux de bois. Il décrit avec précision les symptômes concomitants : ecchymose sous-conjonctivale, hémorragie par le nez et la bouche, et insiste sur l'exorbitisme provoqué par un épanchement sanguin ou purulent. Les phlegmons orbitaires sont, dit-il, peu fréquents avec les projectiles par armes à feu, à cause de l'asepsie relative due à l'échauffement du corps étranger. Nous devons, du reste, souligner la justesse de cette remarque; les abcès de l'orbite, conséquences des blessures par armes à feu, se sont montrés de. plus en plus rares au fur et à mesure du perfectionnement de la balistique moderne et de la vitesse initiale des projectiles. DEMARQUAY attire en outre l'attention sur les accidents cérébraux qui peuvent rester longtemps à l'état latent et subitement entraîner la mort du blessé par abcès cérébral.

Si PERCY conseille l'ablation de l'œil pour faciliter l'extraction du corps du délit, DEMARQUAY et, avec lui. WARLOMONT et TESTELIN trouvent cette pratique excessive et réclament très sagement la sauvegarde du globe oculaire lorsqu'il persiste de la vision.

Dans les années qui suivent, on ne s'occupe guère de la question des fractures de l'orbite. Cependant, en 1862, DEVAL, DICKSON et, en 1865, MACKENSIE mentionnent quelques observations de corps étrangers longtemps tolérés (de trois mois à dix-sept ans). Vient ensuite le travail de BERLIN, qui, en un article très documenté, met au point la question.

De ce travail nous extrayons les détails qui nous paraissent importants. Si le projectile, dit l'auteur, atteint obliquement la région temporale, l'œil peut être arraché. S'il pénètre horizontalement, il traverse les deux orbites, en entraînant la section des deux nerfs optiques (cas de THOMPSON). Les blessures de la paroi inférieure, plus rares que les autres, causent un fracas du plancher orbitaire et du sinus maxillaire. Dans quelques cas, le projectile épuise son mouvement de pénétration dans le squelette de la face, et s'arrête contre la voûte de l'orbite.

Dans les fractures de la paroi supérieure, il y a souvent lésion cérébrale concomitante. La guérison est fréquente grâce à la facilité avec laquelle la plaie se déterge, si le bord orbitaire est compris dans la perte de substance (16 cas sur 19). Dans les fractures de la voûte seule, le pronostic est plus sérieux (41 décès sur 55 cas). La mort est souvent immédiate par hémorragie, ou tardive, au contraire, par encéphalo-méningite. Le diagnostic du siège est donc très important et BERLIN recommande, à tort d'ailleurs, l'exploration de la blessure à l'aide d'un stylet. Il s'étend ensuite sur les fractures du canal optique avec lésions secondaires du nerf, dues, soit à la compression, soit à la déchirure des éléments nerveux, provoqués par des esquilles ou par un épanchement sanguin dans les gaines. Il décrit longuement l'aspect ophtalmoscopique de ces désordres qui aboutissent à l'atrophie blanche. Pour le traitement des fractures orbitaires, BERLIN recommande l'ablation des fragments osseux de la voûte, et l'établissement d'un drainage aussi parfait que possible; il conseille de ne recourir à l'énucléation que si la vision est irrémédiablement compromise.

Signalons les observations de MANZ (1867), SCHABERS (1872), LEGOUEST (1873) qui viennent confirmer les faits exposés par BERLIN.

Pour GALEZOWSKI (1875), les fractures du rebord orbitaire ne sont pas très fréquentes. Les plus souvent signalées sont les fractures de l'angle interne, de l'unguis en particulier, et les fractures du sommet avec déchirure du nerf optique. Il rapporte le fait classique de NÉLATON (coup de parapluie avec fracture de la voûte), et celui de BORSA (corps étranger de l'orbite, toléré vingt-quatre ans, et extrait avec succès).

DE WECKER et LANDOLT (*Traité des Maladies des yeux*, t. IV, p. 784, 1889) divisent les fractures de l'orbite en fractures directes et fractures indirectes, les premières provoquant l'exophtalmos, la projection de l'œil en dehors et sa véritable dislocation. Ils décrivent avec minutie les désordres des diverses parois, et concluent en s'opposant au sondage de la plaie par crainte de déplacement des germes infectieux de la cavité orbitaire dans le crâne.

Ils soulignent le fait que l'absence de tout symptôme du côté de l'état général, de l'axe cérébro-spinal en particulier, n'implique pas la bénignité de la blessure, car les désordres cérébraux, souvent latents, peuvent éclater d'une façon soudaine et entraîner une issue fatale en quelques heures.

DELORME, dans son très remarquable *Traité pratique de Chirurgie d'armée* (1890), passe également en revue les diverses variétés que la clinique permet d'observer ; son chapitre est un résumé précis de toutes les connaissances acquises jusqu'alors sur cette question.

Nous devons des renseignements inédits, au point de vue statistique, à CHAUVEL (article Orbite, *Dictionnaire des Sciences médicales*), et à CHAUVEL et NIMIER dans leur ouvrage de chirurgie d'armée paru en 1890. Ces auteurs ont constaté que les fractures de l'orbite, aussi fréquentes en 1870 que celles du crâne, ont fourni, comme dans les guerres antérieures, une mortalité beaucoup plus faible que les premières (6,9 p. 100 au lieu de 21,7 p. 100). En Crimée, la différence chez nos soldats avait été moins prononcée (18,5 au lieu de 28 p. 100), tandis que pendant la campagne de 1866, les cas de mort, après les blessures de la face, s'étaient montrés 5 fois moins nombreux que les décès par lésions craniennes (3,9 au lieu de 21,7 p. 100) ; au Tonkin l'écart est encore plus prononcé (4,44 et 25,28 p. 100).

Les fractures de l'orbite avec complications oculaires sont relativement fréquentes, ce qui tient, sans doute, au peu de résistance des tissus de l'œil, et aussi à sa situation dans une cavité osseuse, dont les fractures retentissent sur les organes qu'elle renferme ; on a trouvé la proportion de 0.50 p. 100 (Amérique), 0,81 p. 100 (1870-1871) de blessures de l'œil sur 100 blessures en général, rapport qui, en Crimée, s'est élevé à 1,75 p. 100 et dans la guerre turco-russe (1877-1878) à 2,5 ou 3 p. 100. Relativement aux blessures de la tête, sur 100 on en compte 5,5 (Amérique, guerre de Sécession), 7,7 (Danemark), 8,5 (1870-1871), et, dans les guerres de Crimée et du Caucase, la proportion fut de 11,3 et de 18 p. 100 ; enfin, sur 100 lésions oculaires dans le compte rendu allemand en 1870, on en trouve 47,6 de l'œil gauche, 40,3 de l'œil droit, et 9,7 des deux yeux. Ces statistiques ont encore établi que, après les blessures de l'orbite, le globe oculaire était détruit dans 39,4 p. 100 des cas seulement, et que les petits projectiles provoquaient la perte de l'organe plus souvent que les gros qui pénètrent moins facilement dans la cavité orbitaire. Au sujet de ces statistiques, et pour les compléter, nous citerons encore les détails ci-contre :

a) Blessures de l'orbite suivies de conservation de l'œil :

1870-1871 : Compte rendu allemand, 37,6 p. 100; CHENU, 26,5 p. 100 des cas de blessés par petits projectiles.

1870-1871 : Compte rendu allemand, 64,1 p. 100; CHENU, 51,6 p. 100 des cas de blessés par gros projectiles.

b) Blessures suivies de destruction de l'œil :

1870-1871 : Compte rendu allemand, 62,4 p. 100; CHENU, 73,5 p. 100 par petits projectiles.

1870-1871 : Compte rendu allemand, 35,9 p. 100; CHENU, 48,4 p. 100 par gros projectiles.

OTIS, dans la guerre de Sécession, relève 1 190 cas de coups de feu orbitaires, dont 63 avec cécité des deux yeux, et 725 avec perte de la vision d'un seul côté.

Il y ajoute 51 blessures avec troubles plus ou moins accusés de la fonction visuelle, et 256 cas indéterminés. La mortalité fut considérable dans la première catégorie, 17 sur 63, et dans la deuxième série, 57 sur 725, par suite de complications cérébrales ou de lésions des gros troncs vasculaires. L'ophtalmie sympathique se montra très fréquente; mais OTIS ne nous donne aucun renseignement à ce sujet.

Outre les articles de SCHMIDT (1873), de PANAS (*Traité des Maladies des yeux*, 1894), de GOLDZIEHER (*Des Blessures, par coup de feu, de l'orbite et des troubles visuels consécutifs*, 1897), nous trouvons un exposé fort complet de DELENS (in DUPLAY et RECLUS, t. IV, p. 508). Pour DELENS, qui s'est inspiré judicieusement de la littérature antérieure, lorsque les différents points de la base de l'orbite sont atteints par une balle, les désordres sont rarement limités au rebord osseux et présentent une extrême variété. L'extension de la fracture à l'une des parois de la cavité est très fréquente; elle s'observe surtout pour la paroi supérieure et offre, dans cette région, une gravité particulière en raison du voisinage et de l'altération possible du cerveau qui est parfois mis à nu. Les fractures de la paroi externe sont les plus fréquentes; si le projectile ne traverse pas la cavité orbitaire de part en part, la fracture de la paroi externe déplace le globe en dedans et en avant, sans l'intéresser directement. Mais, le plus souvent, surtout avec la force de pénétration des projectiles modernes, la balle continue son chemin, fracture la paroi interne, et, si sa direction est transversale, elle brise les deux parois de l'orbite du côté opposé pour ressortir par la fosse temporale. Dans ce trajet, le cerveau est souvent lésé en même temps que l'appareil de la vision. On a vu, rarement il est vrai, les deux nerfs optiques simultanément sectionnés. Les fractures de la paroi interne donnent lieu, en raison du voisinage des fosses nasales et du canal nasal, à deux signes presque constants : l'épistaxis et l'emphysème. Les fractures de la paroi inférieure s'accompagnent de plaie du sinus maxillaire. Si le nerf sous-orbitaire a été atteint, on note soit du blépharospasme, soit une anesthésie de la joue. Dans d'autres circonstances, la fracture est suivie d'un effondrement tel que le globe oculaire pénètre dans le sinus (cas de MASSOT, MAGEL, LANGENBECK). Si la voûte orbitaire est intéressée, le traumatisme s'accompagne presque toujours de perte de connaissance, de paralysies, de convulsions et de coma. Ces lésions sont d'une gravité particulière, mais d'un diagnostic parfois difficile, les phénomènes nerveux étant les seuls symptômes qui permettent de les soupçonner. Il faut s'abstenir de sonder la plaie et, si le corps étranger est encore logé dans la blessure, les tentatives d'extraction sont souvent plus dangereuses que l'abstention.

Dans la période qui s'étend du commencement du xxe siècle jusqu'au début de la période actuelle, on ne trouve aucun travail d'ensemble sur la question. Quelques observations sont seules relatées parmi lesquelles nous mentionnerons celles de COPPEZ (1899), fracture de la voûte orbitaire avec contusion du globe et adhérence traumatique intra-orbitaire du releveur de la paupière et du droit supérieur ; de LAROYENNE et MOREAU (1907), trois cas de fractures du crâne compliquées de fractures probables du canal optique ; de NIEVOLINA (1908), un cas de traumatisme de l'orbite par arme à feu.

Il nous reste à signaler et à recommander les deux articles très complets de ROHMER et de ROLLET, que l'on trouvera *in extenso* dans l'*Encyclopédie française d'Ophtalmologie*.

· ROHMER, après avoir expliqué le mécanisme des délabrements osseux de la cavité orbitaire, décrit les diverses complications oculaires qui peuvent en être la conséquence. Il relate les cas d'amaurose après contusion du rebord orbitaire, amaurose que les anciens attribuaient à une action réflexe et que PANAS et ABADIE mettent sur le compte d'un épanchement sanguin dans les gaines. DELORME, qui en rapporte plusieurs provenant de la guerre 1870-1871, a constaté une hyperhémie du disque optique et l'apparition de dépôts pigmentaires péri-papillaires. Cette amaurose peut être transitoire ou aboutir à l'atrophie blanche du nerf optique. ROHMER s'étend ensuite sur les épanchements sanguins intra-orbitaires si fréquents, les phlegmons rares au contraire et d'une gravité particulière s'il y a une fracture concomitante de la voûte, les œdèmes aigus du tissu adipeux (NIMIER), les blessures du nerf optique (névrite, atrophie, arrachement, etc.), enfin les blessures des nerfs moteurs et des muscles de l'œil (cas de WOHL, BERTHOLD, CHAUVEL et NIMIER).

ROLLET, dans la même encyclopédie (t. VIII, p. 374), étudie dans un premier chapitre les fractures indirectes de l'orbite provoquées par une fracture, soit de la calotte, soit de la base du crâne et dont le mécanisme a été éclairci par les expériences d'ARAN, FELIZET, BRAQUEHAYE et CHIPAULT, etc., etc., qu'il s'agisse de fractures par irradiation, contre-coup ou enfoncement. Il aborde ensuite la description des blessures directes et passe en revue les diverses variétés de lésions osseuses des parois.

La documentation très riche de cet article a permis à l'auteur de mettre au point, autant qu'il le pouvait avec les documents rares qu'il possédait, la symptomatologie, le pronostic et le traitement de ces lésions orbitaires. ROLLET a dépouillé tous les cas antérieurs publiés par les cliniciens, et ceux que la question intéresse trouveront dans cet article la bibliographie complète que ne nous permet pas de reproduire ici la nature de notre ouvrage.

Signalons enfin un travail récent, écrit sous notre inspiration, par le Dr ANTONIO DE MENACHO, ayant pour titre : *Heridas órbito-oculares en cirugía de guerra.* (Thèse de Madrid, 1916.)

Cet historique a pour but principal de bien préparer le lecteur à comparer ce qui a été vu par les chirurgiens militaires dans les guerres d'autrefois avec ce que nous observons dans la guerre d'aujourd'hui.

CHAPITRE II

LA CAVITÉ ORBITAIRE

Sa conformation, son rôle protecteur, sa résistance au traumatisme, sa vulnérabilité.

En se réunissant entre eux, les os de la face et du crâne forment plusieurs cavités, dont la plus importante est la cavité orbitaire destinée à loger le globe oculaire, les muscles qui le meuvent, les vaisseaux et les nerfs qui l'animent, le tissu cellulo-graisseux qui l'environne et le soutient.

Conformation.

La cavité orbitaire affecte la forme d'une pyramide quadrangulaire dont l'axe antéro-postérieur se dirige obliquement d'avant en arrière et de dehors en dedans. Cette comparaison de l'orbite avec une pyramide, quoique classique, est loin d'être rigoureusement exacte pour deux raisons : la première, c'est que la partie la plus large ne correspond pas au rebord de l'orbite, mais à 1 centimètre environ en arrière (fig. 1) : la seconde, c'est que les bords de cette pyramide quadrangulaire sont tellement émoussés que l'orbite paraît vraiment ressembler à un cône. Le moulage de la cavité orbitaire montre, en effet, que ses parois s'arrondissent insensiblement, si bien que la comparaison de l'orbite avec une cavité conique est certainement la plus juste qu'on puisse faire ; si l'on continue dans les classiques à donner à cette cavité une forme pyramidale, c'est qu'il est très commode, pour la description, de lui reconnaître une base, un sommet, quatre faces et quatre bords.

Nous nous conformerons à cette division, tout artificielle qu'elle paraisse, et nous décrirons successivement la base, le sommet, les faces et les bords de la cavité orbitaire.

Base. — La base de l'orbite, circonscrite par le rebord orbi-

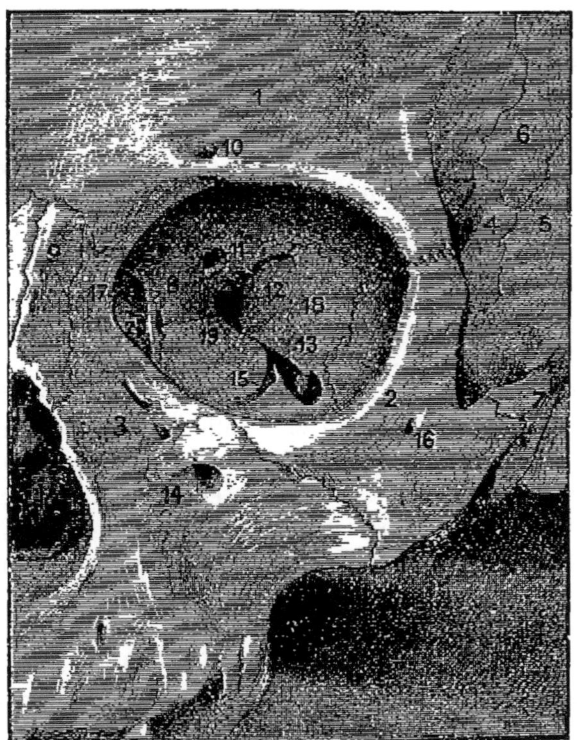

Fig. 1. — Squelette de l'orbite.

1, *os frontal.* — 2, *os malaire.* — 3, *os maxillaire supérieur.* — 4, *partie supérieure de la grande aile du sphénoïde.* — 5, *portion écailleuse du temporal.* — 6, *angle antéro-inférieur du pariétal.* — 7, *apophyse mastoïde.* — 8, *os planum.* — 9, *os du nez.* — 10, *trou sus-orbitaire.* — 11, *trou optique.* — 12, *fente sphénoïdale.* — 13, *fente sphéno-maxillaire.* — 14, *trou sous-orbitaire.* — 15, *gouttière sous-orbitaire.* — 16, *orifice du nerf malaire.* — 17, *gouttière lacrymale.* — 18, *petite aile du sphénoïde.* — 19, *apophyse orbitaire du palatin.* — 20, *os unguis.*

taire, a la forme d'un quadrilatère aux angles arrondis. Elle est plus étroite que la cavité elle-même, si bien qu'un moulage solidifié de l'orbite ne peut être retiré intact sans briser les os.

Le pourtour de l'orbite est formé en haut par l'arcade orbitaire du frontal et, de chaque côté, par les apophyses orbitaires du même os, l'interne et l'externe ; en dedans et en bas, par l'apophyse montante du maxillaire supérieur ; en dehors et en haut par le bord antéro-postérieur de l'os malaire.

En passant le doigt sur le rebord orbitaire on rencontre plusieurs points qui méritent une mention spéciale. Notons d'abord l'échancrure ou trou sus-orbitaire (*incisura supra orbitalis*) très reconnaissable à travers la peau. Cet orifice est placé en moyenne à 25 millimètres de la ligne médiane. En dedans du trou sus-orbitaire se trouve assez souvent une petite incisure appelée *incisura frontalis* (Merkel). En dehors de ce trou sus-orbitaire, on remarque que le bord orbitaire devient particulièrement puissant, saillant et résistant.

Sommet. — Le sommet de l'orbite correspond à la portion la plus interne et la plus large de la fente sphénoïdale. On sait que cette fente est placée le long du bord interne des grandes ailes et comprise entre ce bord et la face inférieure des petites ailes. Cette fente, dont la forme est un peu celle d'une massue, est large en dedans, et étroite en dehors où elle s'effile en quelque sorte en s'insinuant sous les apophyses d'Ingrassias ; la fente sphénoïdale donne passage aux nerfs des troisième et quatrième paires, à la branche ophtalmique du trijumeau, à la sixième paire, à la veine ophtalmique, à un prolongement de la dure-mère et à une artériole, branche de la méningée moyenne. Sur le bord interne de cette fente, vient s'insérer l'anneau de Zinn au niveau d'un petit tubercule osseux, plus ou moins développé selon les sujets.

Parois et face. — Les parois de l'orbite sont au nombre de quatre : supérieure, inférieure, externe et interne.

La paroi supérieure est formée par deux os : la voûte orbitaire du frontal et la face inférieure de la petite aile du sphénoïde. Elle affecte la forme d'une coupole, surtout dans sa partie antérieure, à cause du rebord orbitaire qui surplombe et tend à faire paraître la voussure plus profonde.

En examinant cette paroi supérieure de l'orbite, on y remarque : en avant et en dehors, la fossette lacrymale où se loge la glande du même nom, en arrière la suture du frontal et de la petite aile du sphénoïde, en dehors celle qui réunit le frontal avec la grande aile du sphénoïde, en dedans celle qui réunit le même os à la lame papyracée de l'ethmoïde. Ces sutures sont d'ailleurs absolument invisibles sur l'orbite pourvue de son périoste.

La paroi supérieure de l'orbite est remarquable par sa minceur; sur le squelette, lorsque la lumière passe par en haut, on voit facilement les impressions digitales de la cavité cérébrale antérieure. Il faut remarquer cependant que, dans sa partie interne, cette face est chez l'adulte, et plus encore chez le vieillard, recouverte, sur une plus ou moins grande étendue, par le sinus frontal parfois extrêmement agrandi.

La paroi inférieure ou plancher est formée par la face supérieure de la pyramide du maxillaire supérieur et par la face supérieure de l'apophyse orbitaire de l'os malaire; en arrière on y aperçoit la petite facette orbitaire du palatin. Cette paroi est lisse et régulière; sa partie la plus élevée est du côté interne; de là, la surface s'incline en avant et latéralement; elle est en général un peu concave, mais cette concavité est très peu marquée; elle peut même faire place à une certaine convexité, déterminée par le sinus maxillaire qui, comme le sinus frontal, peut atteindre des dimensions excessives et soulever en quelque sorte, en la boursouflant, la paroi qui la sépare de l'orbite.

Outre les sutures qui unissent le maxillaire supérieur, l'os malaire et le palatin, on trouve sur le plancher de l'orbite la gouttière sous-orbitaire qui, après un parcours de 2 centimètres en moyenne, se transforme en un canal complet, le canal sous-orbitaire. La longueur de la gouttière, par rapport à celle du canal, est d'ailleurs assez variable selon les sujets; avant de se recouvrir d'une plaque osseuse, la gouttière est transformée en canal par une membrane fibreuse qui se continue avec le périoste de l'orbite.

Quand on examine sur le vivant ou sur le cadavre la paroi inférieure de l'orbite, on voit, par transparence à travers le périoste, le nerf sous la forme d'un cordon blanchâtre.

La paroi externe est formée par trois os : la grande aile du sphénoïde, l'apophyse orbitaire de l'os malaire, la partie la plus externe de la voûte orbitaire du frontal.

La partie de cette face qui appartient au sphénoïde se trouve limitée par la fente sphénoïdale et la fente sphéno-maxillaire; à ce niveau la paroi est plane; plus en avant, elle est un peu bombée; partout elle est lisse, excepté au voisinage de la fente sphénoïdale, tout à fait en arrière, où se trouve une saillie osseuse en forme d'épine, servant d'insertion à une partie du droit externe.

Les sutures qui réunissent sur cette face les trois os, malaire, frontal et sphénoïde, ont la forme d'un T, dont la branche horizontale va de l'extrémité externe de la fente sphénoïdale à l'angle externe et supérieur de la base de l'orbite et dont la branche verticale, séparant l'os malaire et la grande aile du sphénoïde, tombe sur l'extrémité antérieure de la fente sphéno-maxillaire. Il faut encore noter, sur cette face, le conduit malaire qui, prenant naissance sur la face supérieure de l'apophyse orbitaire de l'os malaire, se bifurque dans l'intérieur de l'os pour déboucher à la fois sur la face interne et sur la face externe; ces deux conduits donnent passage à deux filets nerveux qui proviennent du rameau orbitaire du maxillaire supérieur.

Nous arrêterons ici cette description qui doit rester très sommaire; il suffira au lecteur, pour bien comprendre ce qui va suivre, d'examiner avec attention la figure 1.

Rôle protecteur.

De même que les vertèbres cervicales et dorsales protègent la moelle épinière, et les vertèbres lombaires, la queue de cheval, de même les vertèbres craniennes protègent l'encéphale et ces parties avancées du système nerveux qui sont les nerfs sensoriels, notamment le nerf optique et la rétine.

Nous n'avons pas à prendre parti pour ou contre la théorie vertébrale du crâne; nous savons bien que c'est là une question fort discutée, mais nous ne pouvons oublier que certains anatomistes philosophes (GŒTHE, OKEN) n'ont pas craint de décrire quatre vertèbres craniennes et de trouver dans chacune d'elles les parties constitutives d'une vertèbre type, un corps vertébral, deux arcs vertébraux, une apophyse épineuse. Ceux qui admettent ces vertèbres les classent ainsi : vertèbre occipitale, sphéno-pariétale, frontale et nasale; c'est la troisième, la vertèbre sphéno-frontale, qui nous intéresse; son corps est représenté par le corps du sphénoïde antérieur, son trou par l'échancrure ethmoïdale, ses lames par les petites ailes du sphénoïde et le frontal; c'est elle qui forme la loge orbitaire, protectrice de la rétine.

De graves objections ont été faites à cette théorie; il est certain que les os du crâne ont une évolution spéciale; la base du crâne provient bien de l'endo-squelette, du squelette cartilagineux, mais la voûte vient de l'exo-squelette, du squelette dermique; de plus, au-dessus de l'apophyse basilaire, il n'y a plus de notocorde, et, *pas de notocorde, pas de vertèbres*; enfin, dans le crâne, on n'observe pas ce phénomène, constant dans la colonne vertébrale, qui est l'apparition des petites masses cubiques, séparées par des lignes transversales, qu'on appelle des proto-vertèbres; le crâne n'a pas de proto-vertèbres; cependant ces objections n'ont pas empêché KÖLLIKER d'admettre la théorie vertébrale du crâne, en se basant sur l'apparition de certains renflements au niveau de la portion céphalique de la notocorde et sur la présence, pendant la vie fœtale, de disques intervertébraux; l'un de ces disques le plus antérieur, le troisième, est entre le corps du sphénoïde antérieur et du sphénoïde postérieur. Il appartient à la vertèbre qui entoure et protège l'œil.

En admettant d'ailleurs que la théorie vertébrale du crâne proprement dite ne soit plus acceptable, il reste ce qu'on appelle la théorie segmentaire du crâne (HERTWIG) qui consiste à admettre que la tête des vertèbres est le prolongement antérieur du tronc, et que, comme celui-ci, elle est composée de métamères (métamérie céphalique) dans chacun desquels on doit trouver trois éléments : un segment mésodermique, un segment squelettique, un segment nerveux. Il est évident que la métamérie céphalique est beaucoup plus compliquée que celle du tronc, parce que les métamères de la tête se sont parfois dédoublés et parfois confondus, et que les différents segments mésodermiques, squelet-tiques et nerveux s'atrophient ou se développent selon les adaptations nécessaires de l'organisme.

Quelle que soit d'ailleurs la part de vérité scientifique que renferment ces diverses théories, il n'en est pas moins vrai que ce fragment du cerveau qu'on appelle le nerf optique (nerf commissural) et la rétine (substance corticale) trouvent, dans ce que les partisans de la théorie vertébrale du crâne appellent la troisième vertèbre, une protection efficace contre le traumatisme. La boîte osseuse qui, à la manière d'un coffret solide conservant un objet précieux, garde l'axe cérébro-spinal, est largement ouverte au niveau de l'œil, parce qu'il faut que l'œil fouille l'espace au-devant de lui, mais en arrière et sur tous les côtés cette boîte est solide et efficacement protectrice. Voyons par quelles dispositions heureuses elle peut résister au traumatisme.

Résistance aux traumatismes.

Il convient de l'envisager successivement pour la base de la cavité et pour ses quatre parois.

Résistance de la base. — La base de la cavité orbitaire est composée, nous l'avons vu, par le frontal, le malaire, le maxillaire supérieur; ce sont trois os très résistants; il faut pour les fracturer un choc violent, et, dans le mécanisme de leur engrènement, nous trouvons encore des conditions qui viennent s'ajouter à la solidité qu'ils tiennent de leur épaisseur et de leur substance compacte

En effet, il est évident qu'un traumatisme, portant sur la partie supérieure de l'orbite au niveau de l'arcade orbitaire, vient immédiatement retentir sur les deux piliers que représentent l'apophyse orbitaire interne et l'apophyse orbitaire externe du frontal; l'os malaire, si solidement engrené dans le massif facial, et le maxillaire supérieur par sa branche montante, très résistante, reçoivent le choc; les vibrations produites par l'agent contondant vont s'étendre dans le squelette de la face; ainsi le choc d'un marteau, manié par un géant, s'abattant sur le dôme d'une cathédrale irait se perdre dans le sol; si l'on remarque d'ailleurs que la voûte de l'arcade orbitaire est une voûte en anse de panier dérivée du style roman, on comprendra qu'elle se laisse difficilement écraser.

Si le traumatisme frappe l'arcade orbitaire inférieure, il trouve les mêmes conditions de résistance: là aussi il s'agit d'une arcade et d'une voûte et le choc, administré sur le bord supérieur du maxillaire ou la branche horizontale de l'os malaire, vient se propager dans le sens inverse du choc qui porte sur l'arcade supérieure, mais dans les mêmes conditions générales; les deux apophyses orbitaires du frontal constituent dans ce cas les piliers, et la voûte romane, ici comme dans l'arc supérieur de l'orbite, résiste avec efficacité à des coups violents. Quand le traumatisme porte sur la partie supérieure de l'orbite, sa puissance va se dis-

perser dans le massif facial; quand il intéresse la partie inférieure, les vibrations qu'il entraîne dans le squelette vont se
perdre dans le massif cranien.

Remarquons enfin que, lorsque la puissance contondante vient
frapper directement la paroi externe de l'orbite, l'os malaire lui-
même, elle rencontre une résistance particulièrement efficace; en
dehors des piliers qui reçoivent le choc et qui sont ici le maxillaire supérieur et l'apophyse externe du frontal, nous trouvons
l'arcade zygomatique qui est tout à fait comparable aux arcs-boutants à l'aide desquels les architectes consolident les cathédrales
gothiques; l'enfoncement d'une pareille voûte est particulièrement
difficile; si l'on frappait sur le dôme de l'église Notre-Dame, le
choc irait se perdre dans le sol et il y serait transmis à la fois par
les murs de soutènement ou les piliers et par les arcs-boutants;
si l'on frappe sur l'os malaire, les deux apophyses frontale et
maxillaire de cet os transmettent les vibrations au maxillaire supérieur et au frontal, tandis que l'arcade zygomatique, véritable
arc-boutant de cathédrale, les transmet au temporal; la base de
l'orbite résiste au choc à la fois comme une église romane et
comme une cathédrale gothique.

Résistance des parois. — La paroi de la cavité orbitaire est
très résistante en dehors; elle est encore solide en bas, mais elle
est mince en haut, et papyracée en dedans; outre l'épaisseur de son
squelette, la paroi même trouve encore dans la masse musculaire
du temporal une défense des plus utiles et de ce côté, qui est le
seul vraiment exposé au traumatisme, l'œil est bien protégé;
d'ailleurs, lorsqu'un agent vulnérant vient frapper assez violemment la paroi externe pour la fracturer, le trait de fracture ne
peut aller bien loin, il est immédiatement arrêté en haut et en bas
par le fer à cheval, concave en dehors, que font la fente sphénoïdale et la fente sphéno-maxillaire réunies.

La paroi inférieure est protégée par le massif facial tout entier;
pour l'atteindre, il faut qu'un projectile ou un trait de fracture ait
d'abord intéressé le maxillaire inférieur et traversé le sinus; cette
paroi est d'ailleurs relativement assez épaisse puisqu'elle contient
dans son dédoublement un gros tronc nerveux, le sous-orbitaire.

La paroi interne est mince comme l'os planum de l'ethmoïde
qui en constitue la plus grande partie, mais elle est protégée par
toutes les cloisons ethmoïdales et n'est atteinte que lorsque le

traumatisme a déjà produit de gros dégâts dans la face du côté opposé; à ce niveau la nature n'avait pas besoin d'opposer une forte barrière, l'œil était protégé par l'épaisseur même des tissus et organes qui le séparent du côté opposé; la minceur de la paroi n'est pas regrettable en ce qui concerne le traumatisme, elle l'est surtout à cause de la facilité avec laquelle les néoplasmes, nés dans les cavités nasales, retentissent sur l'orbite en déviant d'abord et en perforant bientôt la faible cloison qui les sépare de la cavité orbitaire.

La paroi supérieure de l'orbite est mince également et, de plus, elle est à la fois paroi orbitaire et paroi cranienne; c'est cette dernière particularité qui explique pourquoi elle est souvent lésée; de toutes les parois orbitaires, c'est peut-être la plus souvent vulnérée et cela parce que sur elle peuvent retentir les fractures du crâne dont le rôle sera étudié un peu plus loin, et aussi parce que les chocs directs sur l'arcade orbitaire supérieure s'y propagent facilement.

Application des lois de la dynamique à l'orbite.
— En nous servant des données classiques utilisées par les ingénieurs et les architectes, nous pouvons nous rendre exactement et scientifiquement compte de la façon dont résiste le squelette de l'orbite.

Nous pouvons considérer, en premier lieu, la structure des os qui constituent la cavité, en deuxième lieu, l'architecture très spéciale des voûtes orbitaires.

1° Les os de l'orbite, comme ceux du crâne, sont composés de deux lames séparées par des espaces remplis de moelle osseuse; cette séparation des deux lames est très favorable à la résistance.

En effet, qu'on prenne une lame de 7 millimètres, sur laquelle on tire une balle d'acier; cette balle traversera la plaque métallique; qu'on dédouble cette lame et que dans l'intervalle on mette de la sciure de bois, du papier comprimé, du bouchon pilé, la balle ne traversera pas l'ensemble des deux demi-plaques et de leur calfeutrage.

Le projectile perd sa force en passant successivement dans des milieux de densité différente.

L'os frontal, à sa partie supérieure, l'os malaire, les parois externe et inférieure de l'orbite peuvent être assimilés à une plaque

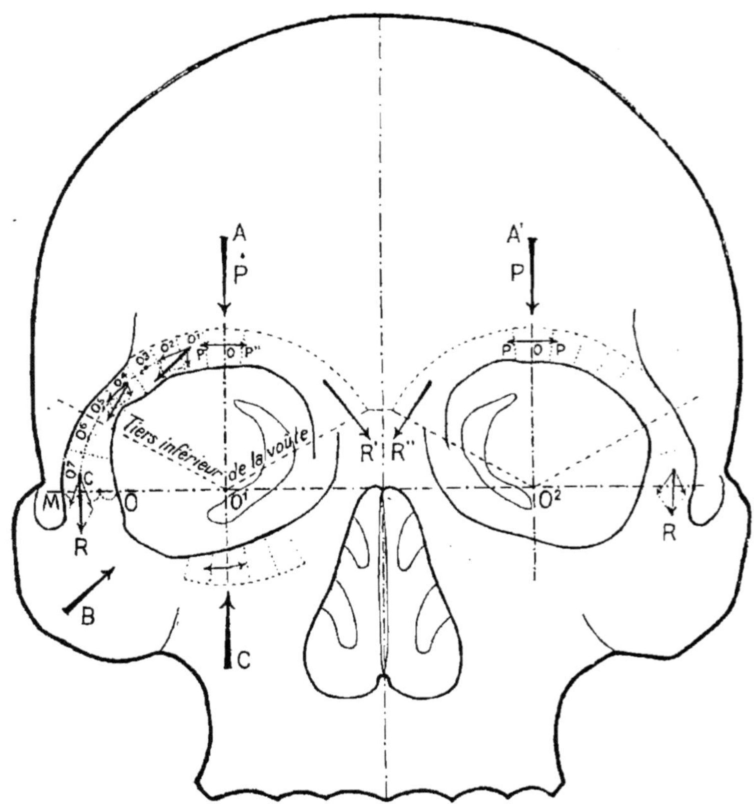

Fig. 2. — APPLICATION DES LOIS DYNAMIQUES A L'ÉTUDE
DES TRAUMATISMES DE L'ORBITE.

A *et* **A'. Choc sur la partie supérieure de l'arcade orbitaire.** —
Cette force se divise en deux autres forces telles que : $P = OP' + OP''$.
La résultante totale des forces dues à la poussée et à la pesanteur doit
passer entre O *et* C *tel que* $MC = \dfrac{MO}{3}$: *pour obtenir ce résultat,*
il faut augmenter la surface de base des assises : d'où présence
de l'os malaire.

Les résultantes R' *et* R" *qui convergent vers le nez étant égales*
et de sens contraire se neutralisent (principe des piles de pont).

B. Choc sur le malaire. — *Le choc dans ce cas se décompose en*
trois autres forces dont les résultantes se perdent dans l'apophyse
de l'os frontal = *l'arcade zygomatique (arc-boutant d'église*
gothique) et le maxillaire.

C. Choc sur le maxillaire. — *Le choc se décompose en deux forces*
dont la résultante de l'une se perd dans le malaire et la seconde
dans la branche montante du maxillaire.

métallique, dédoublée par une substance moins dense qui est la moelle osseuse.

2° La figure 2 fait comprendre sans que nous insistions et avec le simple secours de sa légende comment agissent et se décomposent les forces qui viennent traumatiser l'œil sur la région orbitaire supérieure, sur l'os malaire ou sur la région orbitaire inférieure.

Vulnérabilité de l'orbite.

La cavité de l'orbite se défend en général bien là où elle est fermée, mais la nature a voulu qu'elle soit vulnérable par de nombreuses et larges ouvertures.

Nous ne dirons rien de l'ouverture principale ; l'œil se garde assez heureusement lui-même en évitant les traumatismes qui viennent l'assaillir en avant de lui, mais rien ne le protège que le voile membraneux des paupières ; et encore ce voile fait-il défaut lorsque la nature ou la vitesse du projectile le rendent invisible.

Mais ce n'est pas seulement par la base de l'orbite que la cavité est vulnérable, cette cavité communique par des orifices importants : 1° avec le crâne par le trou optique et la fente sphénoïdale ; 2° avec les masses molles du massif facial et la fosse ptérygo-maxillaire.

Le trou optique, et surtout la fente sphénoïdale, laissant passer aisément les suffusions sanguines de la base du crâne, il existe des hématomes orbitaires et des exophtalmies qui n'ont pas d'autre origine, mais c'est surtout la fente et la fosse ptérygo-maxillaire qui expliquent bien comment les traumatismes de la région peuvent intéresser le globe oculaire ; il y a, par cette ouverture relativement large, une communication très facile entre les tissus orbitaires et les masses molles rétro-maxillaires et jugales (fig. 3). Qu'une balle ou un shrapnell pénètre très brusquement, soit dans le massif osseux facial, soit dans les parties molles ou le plus souvent dans les deux, en vertu du principe hydrostatique de Pascal les vibrations brusques en résultant sont transmises à l'orbite par la fente ptérygo-maxillaire : l'œil est frappé comme le serait un rocher immergé dans la mer et secoué par une lame de fond ; le premier résultat d'un pareil tumulte dans la cavité orbitaire est de pousser l'œil en avant, comme pour le faire sortir de sa place ordinaire, malgré le nerf optique qui résiste et tiraille ainsi plus ou moins fortement, quelquefois jusqu'à la rupture, tout le pôle postérieur du globe.

Si l'on met en ligne de compte la vitesse et la force de projec-

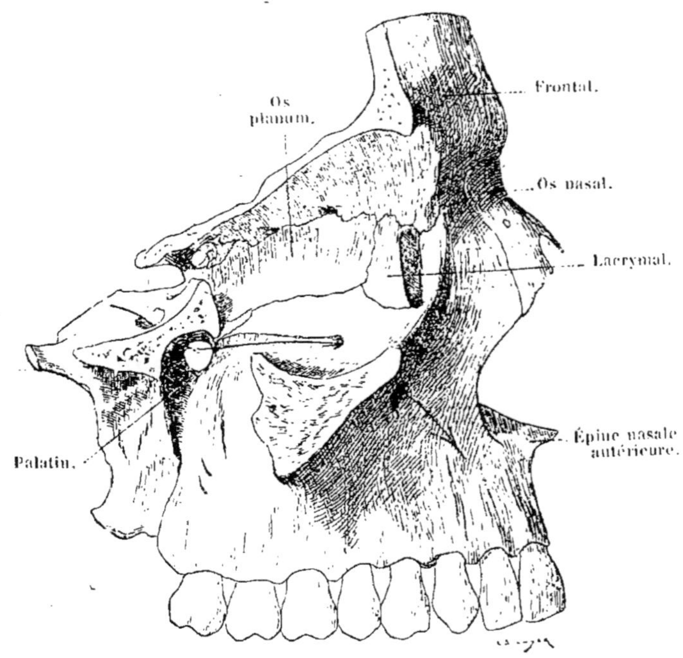

Fig. 3. — Fosse ptérygo-maxillaire (paroi antérieure et arrière-fond).

tion des projectiles modernes, on comprendra que le contenu de l'œil et ses membranes profondes ne supportent pas aisément un pareil traumatisme indirect et médiat et qu'il en résulte des lésions dont la description constituera l'un des points originaux de l'étude que nous avons entreprise.

CHAPITRE III

CONSIDÉRATIONS GÉNÉRALES SUR L'ÉTIOLOGIE DES FRACTURES DE L'ORBITE

Leur fréquence, leurs variétés, leur pathogénie.

Les fractures de l'orbite par projectiles de guerre tiennent une grande place dans la guerre actuelle et elles sont importantes, surtout par le retentissement qu'elles ont sur l'appareil de la vision et sur les organes qui occupent le voisinage de la cavité orbitaire.

Voici un tableau synoptique qui montrera au lecteur, à la fois la physionomie générale du Service d'Ophtalmologie de la 18ᵉ Région et l'importance du sujet que nous étudions.

Fractures de l'orbite.

609 cas sur 2 554 blessures de guerre.

1° Avec conservation du globe oculaire . . .	397 soit	65,5	p. 100.
2° Avec destruction du globe oculaire. . . .	212 —	34,5	—
a) Avec conservation du globe oculaire sans lésion oculaire d'aucune sorte.	105 —	17,2	—
b) Avec lésions oculaires.	292 —	47,9	—

Ces lésions sont :

1° Décollement de la rétine.	40 —	6,5	—
2° Chorio-rétinite atrophique et pigmentaire maculaire et équatoriale.	94 —	15,5	—
3° Chorio-rétinite proliférante	45 —	7,3	—
4° Atrophie du nerf optique.	29 —	4,7	—

5° Déchirure du nerf optique . . . . 4 soit 0,65 p. 100.
6° Section du nerf optique . . . . 12 — 1,96 —
7° Névrite optique, ou névrite rétrobulbaire . 22 — 3,6 —
8° Hémorragie du corps vitré . . . . 31 — 5 —
9° Cataracte totale . . . . 7 — 1.15 —
10° Subluxation du cristallin . . . . 2 — 0,32 —
11° Lésions cornéennes seules . . . . 6 - 0,98 —

En outre parmi ces fractures nous avons observé :

1° *Complications dans les cavités voisines :*
Sinus { frontal . . . . 31 soit 5 p. 100.
Sinus { maxillaire . . . . 110 — 18,2 —
Cerveau . . . . 13 — 2,1 —
2° *Complications sur les nerfs sensitifs* . . . . . 43 — 7 —
3° *Complications sur les muscles :*
Extrinsèques . . . . 23 — 3,77 —
Intrinsèques . . . . 4 — 0,65 —
4° *Blépharospasme par lésion du sous-orbitaire* . 2 — 0,32 —
5° *Phlegmon de l'orbite* . . . . 2 — 0,32 —
6° *Complications sur les voies lacrymales* . . . . 25 — 4.1 —

Les lésions musculaires se répartissent ainsi :

1° Paralysie du releveur palpébral 7
2° — du droit supérieur 4
3° — du droit inférieur 4
4° — du droit interne 2
5° — du droit externe 2
6° — du grand oblique 2
7° — du petit oblique 1
8° — de plusieurs paires simultanées . 4
9° — des muscles intrinsèques seuls . 2

Les fractures qui entraînent ces désordres peuvent être divisées
en fractures directes et fractures indirectes ; mais elles occupent
dans le détail des faits une place singulièrement inégale ; tandis
que les fractures directes ont été extrêmement communes dans
notre service, il nous est impossible de citer plus de deux faits
précis de fractures indirectes. Insistons sur cette donnée clinique
qui mérite de nous arrêter.

1° Les fractures indirectes sont tantôt des fractures irradiées
de la partie supérieure ou de la base du crâne jusqu'à la voûte
orbitaire, tantôt des fractures par contre-coup, indépendantes,
(TRÉLAT) qui continuent la direction générale d'un trait de frac-

ture cranienne. A lire les classiques, et les meilleurs, un pareil traumatisme orbitaire doit tenir une grande place dans la pratique de la chirurgie oculaire, et il semble bien que très souvent les fractures du crâne, dont nous n'avons pas ici à rappeler les nombreuses théories, doivent intéresser le sphénoïde et le frontal dans leur portion orbitaire ; il n'en est rien, de pareilles lésions sont extrêmement rares.

Sans doute on peut nous objecter que de semblables traumatismes ne sont pas tombés sous notre observation, parce que les traumatisés n'ont pas eu le temps de venir jusqu'à l'arrière où nous avons étudié constamment l'ophtalmologie militaire, ou bien que, dans l'importance des accidents éprouvés par les blessés, les désordres orbitaires ont passé inaperçus et que les chirurgiens seuls ont été à même d'observer les accidents des fractures de la voûte de l'orbite.

Cette dernière objection perd toute sa valeur parce que, précisément, nous nous sommes intéressé, dans le Service Central de la 18e Région, à un grand nombre de traumatismes craniens très importants dont nous avons pris l'observation avec un soin particulier ; il s'agissait de blessés atteints de fractures du crâne dans les régions pariétales et occipitales qui ont présenté des troubles visuels, et, en particulier, de l'hémianopsie. Notre élève, le Dr BEAUVIEUX, a écrit sur ce sujet un mémoire très étudié, encore inédit, portant sur des cas dans lesquels le traumatisme cranien, toujours très important, était quelquefois énorme ; il s'agissait de fractures par balle, par éclat d'obus, ayant fait de larges brèches dans les parois du crâne et déterminé des fractures irradiées souvent à de grandes distances.

Dans aucun de ces faits, le nerf optique n'a été intéressé ; dans aucun d'eux les organes passant par la fente sphénoïdale n'ont été tourmentés ; nous pouvons en conclure qu'il n'y a pas eu d'irradiations sur la voûte de l'orbite, et si vraiment de pareils traumatismes n'ont jamais entraîné ni fractures par irradiations, ni fractures indépendantes par contre-coup, on peut en déduire, qu'en bonne ophtalmologie militaire, il n'y a pas lieu d'attacher d'importance à une lésion dont nos classiques ont singulièrement exagéré la fréquence.

Nous ne sommes d'ailleurs pas les seuls à avoir étudié les troubles visuels consécutifs aux traumatismes des régions craniennes qui recouvrent les lobes opto-psychiques ; PIERRE MARIE et CHATELIN ont publié sur ce sujet un très important travail dans la *Revue de Neurologie* (décembre 1915, n°s 23, 24) dans lequel ils rapportent 36 observations de fractures du crâne, dont 31 étaient compliquées de modifications hémianopsiques des champs visuels. Dans tous ces cas, sauf dans un, ces auteurs n'ont noté aucun trouble des milieux transparents ou des membranes profondes oculaires, ni des muscles intrinsèques ou extrinsèques pouvant laisser supposer une irradiation fissuraire à l'orbite. La diplopie mentionnée dans deux ou trois cas a rapidement disparu et ne paraît pas être la conséquence d'une attrition des filets nerveux au niveau de la fente sphénoïdale.

Dans l'observation XXXI, cependant, MARIE et CHATELIN ont constaté une double atrophie optique, mais ils l'attribuent à une lésion diffuse du chiasma, le blessé ayant été atteint d'un abcès cérébral avec troubles méningés.

Nous avons encore une preuve à donner de l'extrême rareté de ces fractures irradiées et par contre-coup de la voûte orbitaire : c'est que nous n'avons jamais pu, sur les nombreuses radiographies que nous avons eues à notre disposition, voir un trait fissuraire indiquant une solution de la voûte, allant jusqu'à la fente sphénoïdale ; nous savons bien que c'est là une région difficile à radiographier et que là pourrait être l'explication de cette absence du trait de fracture sur nos clichés, mais comme d'autre part il n'y a aucun symptôme indiquant que les nerfs moteurs, sensitifs et sensoriels de l'œil aient été intéressés dans le canal optique et la fente sphénoïdale, il faut en conclure que la cavité orbitaire ne subit en général ni irradiation ni contre-coup dans les fractures les plus graves par armes à feu de la voûte crânienne.

Deux fois seulement nous avons constaté pareil désordre, une fois la fracture était par irradiation, l'autre fois par contre-coup. Qu'est-ce que 2 cas sur 609 faits de fractures de l'orbite ?

Les 607 autres observations qui sont tombées sous notre examen ont trait à des fractures directes.

2° Ces fractures directes ont été produites par des balles (150 fois), par des shrapnells (14 fois), par des éclats d'obus (440 fois). MENACHO a noté que plus de la moitié des blessures orbito-oculaires étaient produites par des balles, parce qu'il a étudié les blessures au début de la campagne ; plus tard, pendant la guerre de tranchées, les obus ont joué un beaucoup plus grand rôle. Ces blessures portent, tantôt sur les parois de l'orbite, tantôt sur les bords ; ce sont surtout les balles qui intéressent les parois ; elles les perforent souvent de part en part et traversent les deux orbites ; tous les ophtalmologistes ont vu des soldats dont les deux nerfs optiques avaient été ainsi traumatisés, quelquefois sectionnés par le même projectile ; la balle pointue, conique et animée d'une grande vitesse, après avoir traversé les parois osseuses passe facilement dans les cavités voisines ; les shrapnells, animés d'une vitesse moins grande, s'arrêtent au contraire assez communément dans l'orbite ; nous en avons enlevé un certain nombre avec ou sans conservation de l'œil ; il en est de même pour les éclats d'obus ; assez rarement ils dépassent la cavité orbitaire pour s'engager dans le nez, dans les sinus ou dans le crâne, souvent même ils sont arrêtés par la paroi orbitaire ; ils l'enfoncent sans passer à travers, mais produisent dans le contenu de cette cavité de gros ébranlements en restant accolés contre l'une des parois.

Pathogénie. — Trois théories ont été données pour expliquer le mécanisme des fractures indirectes de l'orbite par armes à feu.

1° L'éparpillement fragmentaire du projectile dont les fragments viendraient frapper la paroi interne du crâne.

2° Le cône d'air chassé par la balle serait le véritable projectile capable de fracasser le crâne.

3° La pression hydrostatique basée sur le principe de PASCAL : le projectile entrant dans la cavité cranienne entraîne une augmentation très brusque de la pression qui se transmet avec une force égale sur toute la face interne du crâne. La voûte orbitaire étant la partie la plus mince de cette voûte doit être ainsi souvent fracturée.

Cette dernière théorie paraît, *a priori*, judicieuse et avec BRAQUEHAYE et CHIPAULT nous serions très disposé à l'accepter si la clinique nous démontrait l'existence de pareilles fractures ; mais comme, ainsi que nous l'avons dit plus haut, nous avons étudié minutieusement tous les signes visuels de très nombreux sujets ayant reçu des projectiles dans le crâne sans que pas une fois la voûte orbitaire ait éclaté, nous devons ne pas attacher grande importance à une théorie qui n'est pas servie par les faits ; nous n'insisterons pas longtemps, mais nous désirons profiter de notre riche documentation pour démontrer que, dans les lésions du crâne par armes à feu, il ne se produit sur la voûte orbitaire ni fractures par irradiation ni fractures par contre-coup.

Avec le concours du Dr BEAUVIEUX qui, d'ailleurs, a été notre aide constant et attentif dans toutes les recherches que comporte ce petit volume, nous avons examiné 193 fractures du crâne par armes à feu ; il s'agissait de désordres osseux très marqués dans la plupart des cas ; nous avons noté dans la région pariétale et occipitale des pertes de substance plus larges qu'une pièce de cinq francs ; souvent la balle avait traversé le crâne de part en part, c'est-à-dire que le traumatisme avait réalisé toutes les conditions nécessaires à l'application du principe hydrostatique de Pascal, et cependant jamais, *nous disons jamais*, le malade n'a présenté le moindre désordre au niveau du trou optique et de la fente sphénoïdale, pas une paralysie motrice, pas une paralysie sensitive, pas une atrophie du nerf optique n'ont été la conséquence d'un désordre dans la boîte osseuse du crâne ; en clinique, nous sommes donc parfaitement autorisé à affirmer que les fractures de la voûte cranienne par armes à feu ne s'accompagnent ni de fractures par irradiations, ni de fractures par contre-coup intéressant la voûte orbitaire et le canal optique.

Nous ne nions pas les fractures par irradiations telles qu'elles ont été décrites depuis longtemps par ARAN, et depuis par tous ceux qui ont étudié la pathogénie des fractures du crâne (FÉLIZET, CHIPAULT et BRAQUEHAYE, etc.) ; nous ne nions pas davantage les fractures par contre-coup, indépendantes (TRÉLAT), c'est-à-dire celles qui, interrompues un instant dans leur trajet, continuent dans la voûte orbitaire les traits de fracture de la voûte du crâne ; mais nous disons que ces fractures sont la conséquence de chutes sur la tête, de violences produites sur le crâne par un corps contondant et qu'elles ne résultent pas de fractures par armes à feu. A ce point de vue il sera bon ici de citer les classiques et de les interpréter : nous allons voir que les faits cliniques et expérimentaux ne sont pas en désaccord avec notre manière de voir.

Si nous lisons attentivement l'article excellent de ROLLET sur les fractures de l'orbite, dans l'*Encyclopédie d'Ophtalmologie* (t. VIII, p. 375 et suiv.), nous voyons, en effet, que les fractures irradiées de la voûte à la base sont dues à des chutes sur le vertex. Ces irradiations à la voûte orbitaire sont très fréquentes : 23 fois sur 68 cas (Prescot-Hewett), 79 fois sur 86 cas (de Holder), mais dans ces cas, lorsqu'on a affaire à une fracture par coup de feu, il s'agit de suicide et l'orbite est en pareille circonstance nécessairement intéressé; on se suicide en se tirant une balle dans la bouche, ou sous le menton, ou dans une région voisine de l'orbite; il se produit ainsi une fissure de la voûte orbitaire par choc direct; il en est de même dans le cas cité par Rollet concernant un assassinat par coup de bêche sur la région orbitaire: il ne s'agit pas là d'une fracture du crâne propagée à l'orbite, mais d'une fracture de l'orbite propagée au crâne; en détaillant les 79 cas de fissure de la voûte orbitaire cités par de Holder, on rencontre 53 cas de fractures du canal optique; dans ces 53 cas, il y a 42 fractures par coup de feu, mais dans ces 42 cas, il est question 32 fois de coup de feu dans la bouche et 10 fois de coup de feu sur la tempe et le front; ce sont là, évidemment, non des fractures irradiées, mais des lésions directes de la voûte orbitaire; dans les 10 autres cas, il s'agissait de chute ou d'écrasement : il est bien évident que cette statistique de Holder n'est nullement en contradiction avec notre opinion, à savoir que les fractures par armes à feu de la boîte cranienne ne retentissent pas secondairement, par irradiation ou par contre-coup, sur la voûte orbitaire; elles sont directes ou elles ne sont pas.

Voyons ce que disent les classiques en chirurgie d'armée.

Chauvel et Nimier écrivent : « Outre ces fractures directes, les voûtes orbitaires sont parfois intéressées par des fissures irradiées d'une fracture de la voûte cranienne: on peut même y observer de véritables fractures à distance et par contre-coup. » (*Chirurgie d'armée*, p. 336.) Mais ils parlent de cela d'une manière générale; ils ne disent nulle part que les fractures par armes à feu du crâne s'irradient sur la voûte supérieure de l'orbite; au contraire, page 294 et suivantes, ils écrivent : « que dans les crânes fracturés par les projectiles, les fissures sont parallèles à la direction de la violence traumatique, c'est-à-dire antéro-postérieures dans les coups de feu fronto-occipitaux, transversales quand le projectile a passé d'une tempe à l'autre; quand la blessure est frontale, de chaque côté les deux fissures supérieures courent horizontalement d'avant en arrière et tendent à se rejoindre à l'occiput, circonscrivant ainsi la calotte cranienne par une fissure circulaire, les deux branches obliques, en bas et en arrière, vont dans la fosse temporale vers la base du rocher ; ces fissures tendent à détacher du crâne le massif osseux de la face. Dans les coups de feu transversaux on retrouve encore la fissure circulaire, qui, au lieu de détacher la partie supérieure de la boîte osseuse de l'inférieure, semble vouloir diviser le crâne en deux moitiés, antérieure et postérieure. »

Chauvel et Nimier ne signalent nulle part de fissures irradiées de la voûte du crâne à l'orbite.

Delorme écrit : « Dans les perforations bitemporales, bipariétales biocciptales, on observe parfois des irradiations fissuriques vers la base, mais elles sont relativement rares. Les fissures ont plus de tendance à conserver la forme circulaire que la verticale » (*Traité de Chirurgie de guerre*, t. II, p. 547) ; et plus loin (p. 553), Delorme dit encore, à propos des fractures indirectes ou par contre-coup, « que sur d'assez nombreux crânes que nous avons ouverts après les avoir fracturés ou perforés par des projectiles, nous n'avons pu en constater ».

L'affirmation que nous avons posée ci-contre et qui, au premier abord, aurait pu surprendre, est donc bien d'accord avec toutes les données classiques, qu'elles soient d'ordre clinique ou d'ordre expérimental et nous pouvons écrire ici cet aphorisme : à savoir que « les fractures par coup de feu de la voûte cranienne n'entraînent ni fractures irradiées dans la voûte orbitaire, ni fractures par contre-coup ».

Les fractures de la voûte orbitaire et du canal optique, quand elles se produisent par irradiation, sont la conséquence de chutes ou de contusions violentes sur le vertex ; plus souvent elles résultent de chocs directs dans la région de l'orbite : coup de feu sur le front, contusion de l'arcade sourcilière, fractures par enfoncement dues à une chute sur les pieds.

Fractures directes. — L'étiologie et la pathogénie des fractures directes ne nous arrêteront pas longtemps ; il faut s'attendre à voir les coups de feu intéresser très souvent le pourtour de l'orbite et ses parois ; nous signalerons la possibilité et même la fréquence relative et la gravité des fractures isolées de la paroi supérieure avec intégrité du rebord ; le rebord, grâce au dispositif sur lequel nous avons insisté plus haut (fig. 2), a résisté, mais la voûte orbitaire très mince a cédé sous l'influence des vibrations oscillatoires imprimées aux parties voisines par la violence du choc, et il faut redouter l'apparition d'accidents graves du côté du canal optique (atrophie du nerf) et du côté du cerveau (méningo-encéphalite), comme conséquence de ces fractures latentes.

Le projectile qui fracasse le rebord supérieur de l'orbite intéresse souvent le sinus frontal; Legouest a rapporté l'observation d'un officier ayant gardé pendant dix-huit ans, dans le sinus, une balle qui tomba spontanément dans le pharynx.

La paroi interne de l'orbite est plus fragile; elle se laisse facilement traverser, même par de petits projectiles; nous avons vu des éclats de grenade perforer l'os planum et s'arrêter dans l'ethmoïde où souvent d'ailleurs ils sont bien tolérés.

L'une des plus fréquentes parmi les blessures de guerre est celle qui atteint l'os malaire enlevé par une balle, ou écrasé, mis en pièce, par un éclat d'obus; dans un cas de Delorme, une balle frappa obliquement l'angle inféro-externe de l'orbite et en mobilisa un coin osseux; très souvent la balle ou l'éclat d'obus supprime l'os malaire, détruit l'œil et va sortir en faisant une encoche à l'arcade orbitaire supérieure.

La fracture de la paroi externe de l'orbite est, par excellence, celle qui résulte des tentatives de suicide; elle n'a cependant pas été rare dans notre service et on en trouvera plus loin de belles observations; il s'agit quelquefois d'une balle qui perfore les deux orbites et sectionne ou détruit les deux nerfs optiques sans toucher les yeux; chez plusieurs de nos blessés, la balle était entrée au niveau du tragus, avait parcouru l'orbite d'arrière en avant, de dehors en dedans et de bas en haut, sectionnant le nerf optique et sortant au niveau de la racine du nez.

La figure 35 représente l'aspect ophtalmoscopique d'un arrachement ancien du nerf optique ainsi que la figure 1, planche III.

Si nous voulions nous étendre sur l'étiologie de ces fractures de l'orbite, nous n'aurions qu'à prendre une à une les observations citées plus loin et à en faire ressortir les particularités. La lecture de ces observations et l'examen des schémas qui les accompagnent renseigneront suffisamment le lecteur.

D'ailleurs, la pathogénie des désordres entraînés par la fracture directe du pourtour et des parois de l'orbite n'est intéressante qu'en ce qui concerne les accidents du contenu orbitaire (l'œil y compris); les lésions du squelette dépendent évidemment de la force de propulsion de l'agent vulnérant, de sa masse et de sa forme;

elles dépendent aussi du point frappé; quand le projectile rencontre l'os malaire, ainsi que cela est très fréquent, il entraîne une fracture esquilleuse de cet os et souvent se loge dans son épaisseur; il n'y a pas de fractures irradiées, parce que la fente ptérygo-maxillaire arrête le trait de fracture; au contraire, quand l'agent vulnérant frappe l'os frontal au niveau du bord orbitaire supérieur, la contusion violente de cet os s'accompagne d'une fracture de la voûte orbitaire, retentissant jusqu'à la fente sphénoïdale et le trou optique, en intéressant les organes très importants qu'on trouve à ce niveau.

Si le lecteur ajoute à ces considérations ce qui a été dit plus haut au sujet de la résistance de l'orbite aux traumatismes, il sera en possession de tout ce qui concerne la pathogénie des fractures; ce qui resterait à dire ici sera mieux à sa place quand nous parlerons des troubles visuels si variés que ces fractures provoquent.

CHAPITRE IV

FRACTURES DE L'ORBITE
AVEC CONSERVATION DU GLOBE OCULAIRE

Nous diviserons les fractures de l'orbite, au point de vue de leur retentissement sur l'appareil de la vision, en deux grandes classes :

1° Celles dans lesquelles le globe est conservé.

2° Celles dans lesquelles le globe est détruit.

Nous commencerons par parler des premières et nous placerons immédiatement sous les yeux du lecteur les données majeures, les démonstrations cliniques principales auxquelles nous a conduit l'observation.

§ I.

LOIS RÉGISSANT LES DÉSORDRES DE L'APPAREIL VISUEL DANS LES TRAUMATISMES DE L'ORBITE AVEC CONSERVATION DU GLOBE OCULAIRE.

1° Lorsque le projectile passe au-dessus de l'orbite intéressant l'os frontal et la région cérébrale antérieure, il entraîne des fractures de la voûte orbitaire retentissant, au niveau du trou optique et de la fente sphénoïdale, sur les nerfs sensoriel, moteurs et sensitifs de l'orbite : le globe de l'œil n'est pas atteint.

2° Lorsque le projectile passe au-dessous du globe oculaire sans traverser l'orbite, sans le fracturer, il entraîne des lésions d'ébranlement retentissant sur l'œil au niveau de la région maculaire. C'est la grande cause de la diminution ou de la perte de l'acuité visuelle centrale.

3° Lorsque le projectile a fracturé l'orbite en enfonçant plus ou moins la paroi sans toucher le globe de l'œil, il produit dans le globe oculaire de graves lésions d'ébranlement, lésions maculaires et ruptures choroïdiennes. Les lésions maculaires existent distinctes, quelle que soit la paroi lésée, externe, interne ou inférieure.

4° Lorsque le projectile a traversé l'orbite sans toucher le globe de l'œil, il produit les mêmes désordres, plus ceux qui résultent de la déchirure des organes contenus dans la cavité orbitaire. Le nerf optique est souvent sectionné; la papille est alors déchirée, comme arrachée.

5° Lorsque le projectile frôle le globe de l'œil tangentiellement, sans le rompre, ou lorsque le globe est touché par la paroi orbitaire enfoncée, il se produit des désordres immédiatement en face du point contusionné (déchirures chorio-rétiniennes avec décollement rétinien et rétinite proliférante); la région maculaire est souvent comprise dans l'étendue des désordres, mais elle n'est pas lésée isolément.

Si ces lois ne s'appuyaient que sur des considérations théoriques, à coup sûr elles seraient bien mal assises; mais elles reposent sur l'étude des faits, sur la clinique, et c'est pour cela que nous cherchons à les mettre en lumière.

Les observations seront divisées en deux catégories :

1ʳᵉ catégorie. — Fractures de l'orbite avec conservation de l'œil, sans corps étranger.

2ᵉ catégorie. — Fractures de l'orbite avec conservation de l'œil et présence d'un corps étranger.

Première catégorie d'observations.

La première catégorie d'observations sera divisée en cinq groupes :

Premier groupe.

Fracture de l'orbite droite par balle de fusil (OBS. I).

Tis... Camille, soldat au Nᵉ chasseurs à cheval, blessé le 10 mai 1915, à Ling.... Une balle de fusil a pénétré dans la région sus-orbitaire gauche, à 1 centimètre de l'extrémité du sourcil et est ressortie dans la région sus-orbitaire droite, près de la fosse temporale, à 2 centimètres en avant de l'articulation temporo-maxillaire (fig. 4).

Tis... a perdu connaissance pendant vingt-quatre heures et a été trépané le lendemain.

A son entrée dans notre service, le 15 janvier 1916, on constate ce qui suit

La porte d'entrée du projectile est extrêmement douloureuse au toucher. La zone de sortie est très excavée, en cupule; à ce niveau il y a enfoncement des os, frontal et temporal, près de la suture des deux os et un peu en arrière de l'apophyse orbitaire externe. Pas de battements cérébraux.

Il existe une fracture du rebord orbitaire supérieur droit, siège d'une

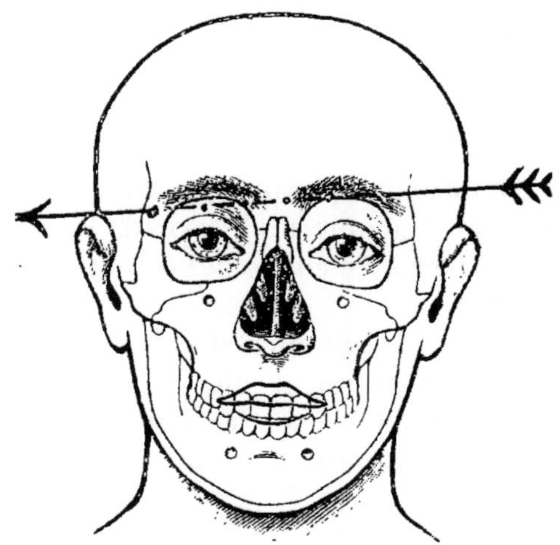

Fig. 4.

large encoche et l'on voit, à cet endroit, une fistule qui laisse sourdre un liquide purulent.

La paupière supérieure droite est ectropionnée; l'occlusion des paupières est presque impossible à cause de cette cicatrice vicieuse. Pas de troubles musculaires ni à droite ni à gauche.

On note une hyperesthésie des nerfs, nasal, frontal et lacrymal droits qui ont été vraisemblablement intéressés par le traumatisme propagé à la fente sphénoïdale.

Aucune lésion des globes oculaires; les milieux transparents et les membranes profondes sont intacts.

$$O.\,D.\,G. \qquad V = 9/10^e.$$

Le système nerveux central et périphérique est normal; pas de réaction méningée.

Fracture de la paroi supérieure de l'orbite gauche et du sinus frontal par éclat d'obus (OBS. II).

Rig... Marcel, soldat au N° régiment d'infanterie, blessé le 4 mai, à V..., a été frappé par un éclat d'obus dans la région orbitaire supérieure gauche. Il a été trépané le 6 mai 1916 à Saint-Dizier, où l'on procéda à l'extraction d'esquilles. La guérison s'est faite lentement à cause de la suppuration consécutive (fig. 5).

État du blessé. — Le 15 juin 1916, on constate une incision longue de

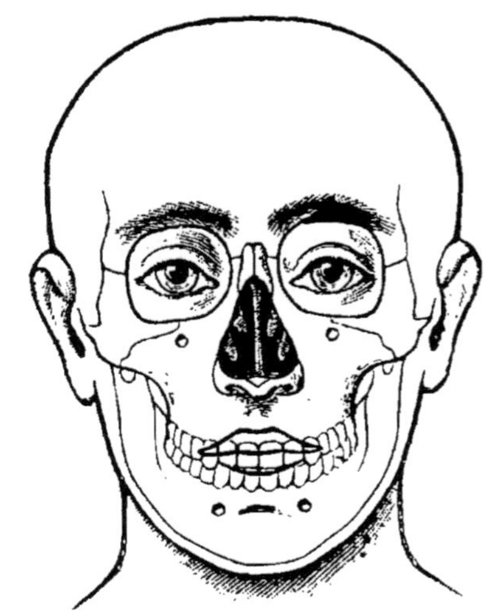

Fig. 5.

3 centimètres environ au niveau du rebord orbitaire supérieur gauche, parallèle à l'arcade sourcilière. On note, en outre, une autre cicatrice perpendiculaire à cette même arcade et qui coupe la première incision à son tiers externe.

Cette cicatrice, non douloureuse, est le siège d'une légère dépression par suite de la fracture du plan osseux sous-jacent. Mais on ne perçoit aucun battement cérébral.

La radiographie confirme la fracture du rebord orbitaire supérieur.

Il existe une insensibilité de la région frontale gauche par suite de section des filets du nerf frontal.

L'œil gauche est absolument intact, aucune lésion des milieux transparents ni de la chorio-rétine.

O. G.   90° + 1d :   V = 5/10.   O. D.   V = 1.

Diminution de l'acuité de l'œil gauche explicable par lésion du nerf optique dans son canal osseux.

Fracture du rebord orbitaire supérieur droit avec atrophie du nerf optique consécutive (Obs. III).

Gen... Alexandre, du N° d'infanterie, a été blessé le 9 mai 1916 à C..., par un éclat de grenade, dans la région sus-orbitaire droite; l'éclat a été extrait à B.... Lors de l'entrée du blessé dans notre service, le 3 septembre 1916, nous constatons une cicatrice de 1 centimètre de long à la partie médiane du sourcil droit. La palpation du rebord orbitaire supérieur décèle une encoche osseuse, dans laquelle on peut introduire la pulpe de l'index : on n'y sent aucun corps étranger. Le blessé s'est aperçu presque immédiatement qu'il n'y voyait pas de l'œil droit.

Ce dernier est en strabisme externe léger par amblyopie; il est extérieurement normal. Pas de paralysie musculaire extrinsèque; la pupille dilatée est insensible à ses excitants naturels. Le réflexe consensuel de droite à gauche est aboli, de gauche à droite il persiste. Aucune lésion des milieux transparents. La papille optique est le siège d'une atrophie blanche complète :

$$\text{O. D.} \quad V = 0.$$

Quant à l'œil gauche, il a été atteint d'un corps étranger de la cornée qui a été extrait à B...; avec la correction de

$$0° + 0,50 \quad \text{O. G.} \quad V = 7/10.$$

Deuxième groupe.

Fracture des deux orbites par balle (Obs. IV).

Rou... Albert, soldat au N° d'infanterie, a été blessé le 11 janvier 1916, à M..., par une balle tirée à 80 mètres environ.

Évacué sur l'hôpital militaire de Châlons, le 14 janvier 1916, il a été dirigé le 23 février sur notre service.

État du blessé. — La balle a pénétré au niveau du bord inférieur de l'orbite gauche, tout près de l'angle inféro-interne, dans la région lacrymale et est ressortie près de l'arcade zygomatique droite, à 3 centimètres en avant du tragus. Elle a donc traversé les fosses nasales.

A l'orifice de sortie, on sent une cicatrice adhérente au plan osseux sous-jacent.

L'examen du nez montre une plaie par transfixion avec synéchies nasales.

La pulpe de l'index sent, au niveau de son angle inféro-externe, une fêlure du plancher orbitaire gauche, fêlure qui paraît se prolonger très en arrière. Au niveau de la paroi interne de l'orbite droite existe une exostose qui empêche la palpation profonde de la cavité.

Examen oculaire. — L'œil droit, dont l'acuité égale 0, est extérieurement normal. Au niveau du pôle postérieur, se voit une large déchirure de la chorio-rétine (lésion d'ébranlement); toute la région papillo-maculaire est le siège de placards de chorio-rétinite pigmentaire et proliférante secondaire à une hémorragie des membranes profondes (Pl. III, fig. 3).

La paupière inférieure, légèrement œdématiée, est en ectropion cicatriciel au niveau de l'angle interne.

L'œil gauche est normal.

$$O.\ G.\qquad V = 10/10.$$

Aucune lésion des milieux transparents ou des membranes profondes.

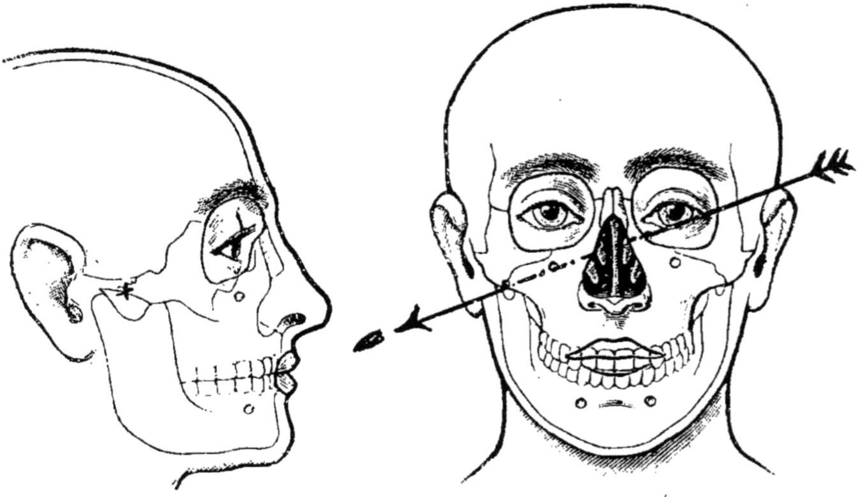

Fig. 6.

A l'orifice d'entrée, persiste une suppuration osseuse; quelques séquestres ont été éliminés.

L'état demeure stationnaire le 20 juin 1916.

Fracture des deux orbites par balle de fusil : hémorragie du corps vitré O. D. ; choroïdite maculaire O. G. (Obs. V).

Lam... Marius, soldat au N° bataillon de chasseurs à pied. Blessé le 25 septembre 1915, à S..., par une balle de fusil qui a traversé le massif facial de part en part. Lam... n'a pas perdu connaissance. Il est arrivé dans notre service le 27 septembre.

La balle a pénétré au niveau de l'arcade zygomatique du côté gauche, à environ 5 centimètres du conduit auditif externe gauche et à 3 centimètres du rebord orbitaire. L'orifice de sortie se trouve un peu audessous du rebord orbitaire droit, au niveau de l'angle externe de cette orbite (fig. 7).

Son trajet est donc dirigé de gauche à droite et un peu de bas en haut. Dans sa course, le projectile a fracturé le plancher de l'orbite gauche, les fosses nasales, la paroi interne de l'orbite droite et traversé cette cavité dans sa partie inférieure.

A l'entrée, on ne constate aucune exophtalmie.

Les lésions oculaires que présente Lam... sont les suivantes.

O. D. — Le corps vitré est le siège d'une abondante hémorragie ren-

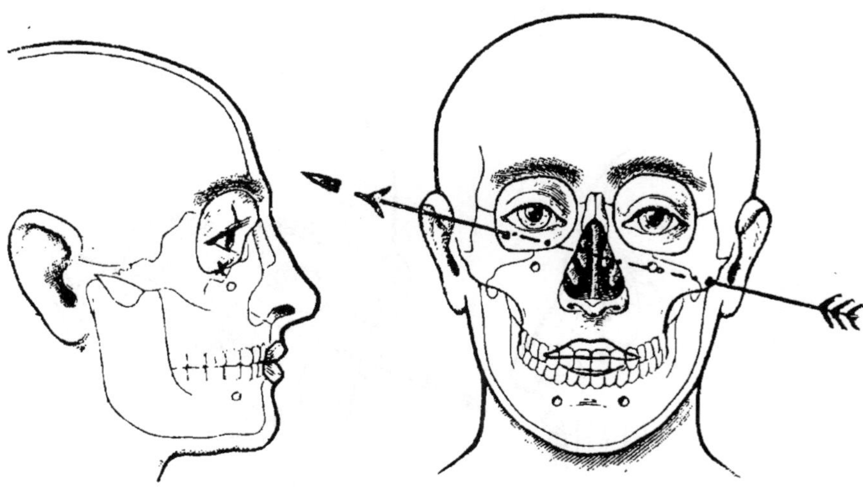

Fig. 7.

dant l'œil inéclairable. Peu à peu, cette hémorragie s'est résorbée et le 4 avril 1916, il subsiste :

1° De larges placards de chorio-rétinite blanchâtres, étoilés, dans la région maculaire (lésions d'ébranlement);

2° De gros tractus fibreux recouvrant le disque optique qui est invisible à l'ophtalmoscope (rétinite proliférante);

3° Une atrophie, avec quelques foyers pigmentaires disséminés de la chorio-rétine inférieure, en regard du trajet de la balle (lésions de contact).

$$\text{O. D.} \quad V = 0.$$

L'œil se trouve en léger strabisme externe.

O. G. — Le 27 septembre, l'acuité de cet œil égale à peine 3/10 faible.

L'œil est éclairable, les milieux transparents sont intacts. On constate seulement une coloration rouge cerise étendue à tout le champ maculaire (lésion d'ébranlement), et un piqueté de chorio-rétinite à la partie inférieure.

Le 4 avril 1916, lors du départ de Lam..., proposé pour la réforme n° 1, l'acuité de cet œil avait encore baissé légèrement.

$$\text{O. G.} \quad V = 2/10 \text{ faible.}$$

Balle traversant le massif facial; hémorragie maculaire bilatérale (Obs. VI):

Mou... Raoul, soldat au N° d'infanterie, a été blessé le 12 mars 1916, à V.... Évacué à Chaumont, M... a été dirigé sur Orléans et le 30 mai 1916 sur le Service central d'Ophtalmologie de la 18ᵉ Région.

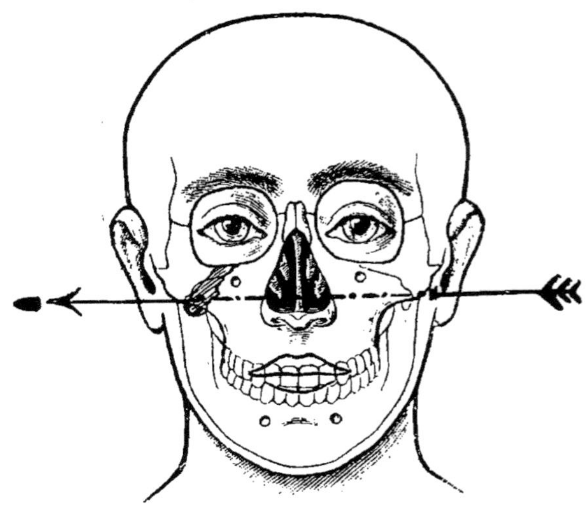

Fig. 8.

Examen du blessé. — Une balle de fusil, tirée à 150 mètres environ, a pénétré dans la région massétérine gauche, à 3 centimètres au-dessous du milieu de l'arcade zygomatique et à 2 centimètres en avant de l'insertion supérieure du lobule de l'oreille, dans l'intervalle compris entre la branche montante du maxillaire inférieur et l'apophyse coronoïde. L'orifice de sortie, représenté par une cicatrice étoilée, adhérente au plan osseux sous-jacent fracturé, est situé à 4 centimètres au-dessous de l'angle externe de l'orbite droite et à 7 centimètres en avant du lobule de l'oreille droite. Le projectile a donc traversé la face dans un trajet légèrement oblique, d'arrière en avant et de gauche à droite.

La palpation révèle au niveau du rebord orbitaire inférieur droit, exactement dans son milieu, une perte de substance osseuse, formant une encoche de 1 centimètre environ (fig. 8).

Examen des yeux. — O. D. : l'œil est extérieurement normal, aucun trouble des milieux transparents. L'ophtalmoscope révèle une hémorragie de la région maculaire (lésion d'ébranlement), sans autres lésions de la chorio-rétine. La papille est intacte. Le champ visuel montre l'existence d'un scotome central absolu.

$$O. D. \quad V = 1/50.$$

O. G. : même intégrité des milieux transparents et des membranes profondes, sauf au niveau de la région maculaire, siège d'une hémorragie légère, de couleur rouge cerise (lésion d'ébranlement). L'examen périmétrique dénote la présence d'un scotome relatif.

$$\text{O. D.} \quad V = 3/10.$$

Troisième groupe.

Fracture de l'orbite droite par balle; déchirure de la choroïde; atrophie optique O. D. (Obs. VII).

Meh... François, N° d'infanterie, a été blessé le 31 octobre 1914, près de S... (Marne), par une balle de fusil. Évacué sur Châlons, M... a été ensuite dirigé sur l'hôpital complémentaire n° 18, à Bordeaux, où il est entré le 4 décembre 1914.

État du blessé. — Le projectile est entré du côté gauche, dans la joue, à trois travers de doigt en avant de l'angle du maxillaire inférieur, à un travers de doigt du bord inférieur du maxillaire. Il sectionne le rebord alvéolaire du maxillaire supérieur gauche, brisant la prémolaire et deux grosses molaires; traverse la bouche, blessant légèrement le dos de la langue, perfore la voûte palatine, près de la ligne médiane, traverse la fosse nasale droite et le sinus maxillaire droit, effondrant

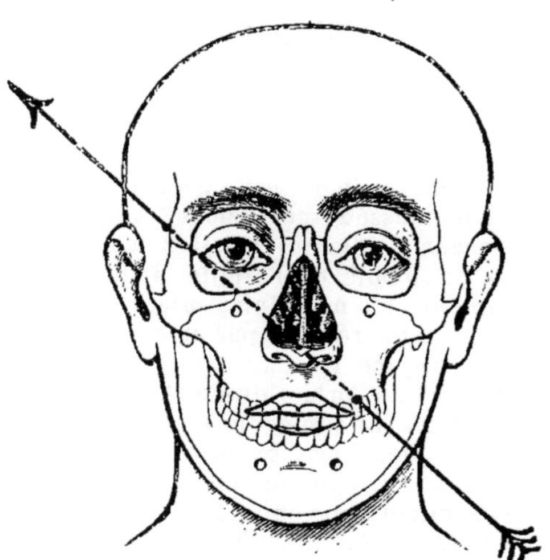

Fig. 9.

le plancher de l'orbite, et sort dans la fosse temporale, contre le rebord orbitaire, au niveau de l'angle de l'os malaire avec l'apophyse frontale externe (fig. 9). La balle a passé au-dessous et derrière l'œil sans le toucher.

Au moment de notre examen, l'œil droit se trouve encore en exophtalmie; il est dévié en bas et en dehors, mais il n'existe pas de diplopie, par suite de la baisse d'acuité de cet œil.

On ne remarque aucune lésion du segment antérieur ou des annexes du globe.

La vision de cet œil est quantitative. On voit, dans la région maculaire, une vaste déchirure de la choroïde, s'étendant au-dessus de la papille par un prolongement arciforme et résultant de l'ébranlement transmis au pôle postérieur de l'œil. Le nerf optique est en voie d'atrophie blanche presque complète.

Le champ visuel n'est pas mesurable.

A gauche, l'œil est normal. L'acuité égale 7/10, et le champ visuel est rétréci de 10° dans toutes les directions.

Meh... mouche du pus par intermittence par la narine droite; il y a une luxation de la cloison à droite, et un épaississement à gauche résultant de la plaie en séton.

Le blessé sort le 12 février 1915 dans le même état.

Plaie du massif facial par balle de fusil; chorio-rétinite maculaire et périphérique O. D. (OBS. VIII).

Duu... Jean, sergent au N^e régiment d'infanterie, a été blessé le 3 novembre 1915, à M..., par une balle de fusil.

La balle, tirée à très courte distance, a pénétré à 1 centimètre au-

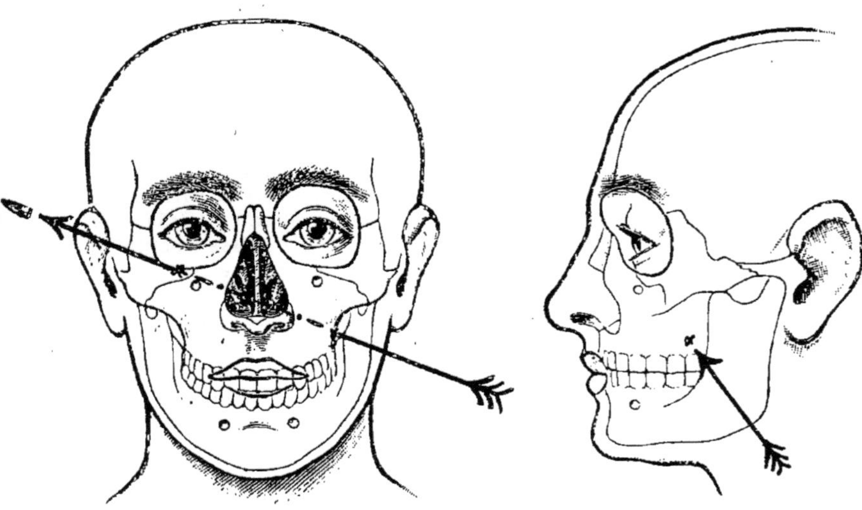

Fig. 10.

dessous de l'arcade zygomatique gauche et est ressortie à la partie moyenne du rebord orbitaire inférieur droit où se trouve une dépression osseuse dans laquelle on peut enfoncer la pulpe de l'index (fracture du rebord orbitaire droit). Au niveau du voile du palais, on voit un orifice d'entrée et de sortie du projectile sortant du massif facial gauche pour pénétrer dans le massif facial droit (fig. 10).

État actuel. — La blessure est cicatrisée lorsque nous examinons Dun..., qui se plaint de ne plus y voir de l'œil droit.

Cet œil présente les lésions suivantes, qui sont indirectes. par contre-coup, par ébranlement. le projectile n'ayant pas touché le globe de l'œil.

Au niveau de la région maculaire, on remarque une décoloration blanc grisâtre avec semis pigmentaire expliquant la faiblesse d'acuité visuelle.

$$\text{O. D.} \qquad V = 1/100.$$

Le champ visuel dénote la perte de la vision centrale et du champ périphérique supérieur.

A la partie inféro-externe, en effet, en regard de l'orifice de sortie du projectile, la chorio-rétine est très tourmentée : déchirure de la choroïde avec larges placards d'atrophie blanche et de foyers pigmentaires, secondaires probablement à une hémorragie en nappe des membranes profondes (lésions de contact). (Pl. 1, fig. 3).

L'œil gauche est intact, et son acuité visuelle normale.

Au bout de trois mois, l'état demeure stationnaire, et il est vraisemblable que ces désordres sont désormais définitifs.

Fracture de la paroi externe de l'orbite droite; plaie de la cornée; chorio-rétinite maculaire; arrachement du nerf optique (Obs. IX).

Lug... Jean, soldat au N° régiment d'infanterie, a été blessé aux Dardanelles. Transporté sans connaissance dans un navire-hôpital, il fut dirigé sur l'Égypte et de là à Marseille.

État actuel. — De la partie inféro-externe de la paupière inférieure droite, part une cicatrice arciforme non adhérente, qui, passant à 4 centimètres en arrière de la queue du sourcil, se dirige vers la partie supérieure de la région temporale. Dans la partie moyenne de la plaie, on sent une petite dépression osseuse qui conduit à une grosse fracture de la paroi externe de l'orbite, surtout marquée en haut et en arrière, véritable effondrement de la paroi orbitaire.

L'œil droit est extérieurement normal. La pupille est un peu déformée par suite d'un leucome adhérent à la partie inféro-interne. La vision de cet œil est égale à 0. On note la présence de quelques corps flottants dans le corps vitré, mais le cristallin a conservé sa transparence physiologique.

Les membranes profondes sont le siège de graves désordres.

Dans la région papillo-maculaire, à l'endroit de la papille. se voit une large zone de teinte atrophique avec, au centre, un reflet vert d'eau qui paraît constitué par un léger coagulum fibrineux organisé. La papille disparaît sous des amas de rétinite proliférante. De plus, il existe une déchirure mince et allongée, un peu arquée, de teinte jaunâtre, située un peu au-dessous de la région maculaire.

Le globe de l'œil a sa tension normale.

La radiographie a donné un résultat négatif quant à la présence possible de corps étrangers intra-orbitaires.

L'œil gauche est normal.

L'état est demeuré stationnaire, jusqu'à la sortie de Lug... de l'hôpital, c'est-à-dire le 22 avril 1916.

Le 10 décembre 1916 nous examinons de nouveau ce blessé à l'ophtalmoscope; le fond de l'œil, moins encombré d'exsudats, comme nettoyé, se présente dans l'état que montre en détails la figure 1, planche III. C'est un type parfait d'arrachement de la papille (Pl. III, fig. 1).

Fracture de la paroi externe de l'orbite gauche par balle de fusil; chorio-rétinite traumatique O. G. (Obs. X).

Dec... Raoul, sergent au N^e régiment d'infanterie, a été blessé le 25 avril 1915, à E.... Une balle de fusil a occasionné une plaie de la région orbitaire externe gauche. Le projectile a frappé au niveau de la partie inféro-externe de l'orbite gauche et est ressorti un peu en avant de l'articulation temporo-maxillaire gauche. Dans son trajet, il a fracturé l'apophyse zygomatique et la paroi externe de l'orbite gauche.

A l'entrée du blessé dans notre service, un large sillon, très profond, se voit au niveau de la joue gauche; les tissus cicatriciels adhèrent fortement aux tissus sous-jacents.

On note une paralysie des filets du nerf facial allant à l'orbiculaire inférieur, d'où ectropion léger de la paupière inférieure et lagophtalmos.

Aucun trouble de sensibilité.

La radiographie donne un résultat négatif au sujet de la présence possible d'esquilles et sur la nature de la fracture.

Les globes oculaires sont normaux extérieurement. L'acuité visuelle de l'œil droit égale 10/10.

A gauche, les milieux transparents sont intacts, mais il y a de graves désordres au niveau de la chorio-rétine.

1° Au niveau de la macula, tache rouge cerise assez étendue, ressemblant à une hémorragie et se traduisant par un scotome central.

2° Dans la région péri-maculaire supérieure et inférieure, placards de chorio-rétinite atrophique et pigmentaire, secondaires à des hémorragies choroïdiennes.

Ces désordres expliquent la baisse de l'acuité visuelle qui est de 1/50; ils sont dus à l'ébranlement de voisinage; l'œil n'a pas été touché.

Le 4 février 1916, on procède à la restauration de la cicatrice faciale vicieuse, à l'aide d'une greffe adipeuse. Suites opératoires excellentes et le blessé est parti le 3 avril en congé de convalescence.

Quatrième groupe.

Fracture de l'orbite par balle de shrapnell : section du nerf optique, kératite neuro-paralytique (Obs. XI).

Des H... de B..., lieutenant au N° zouaves, blessé le 23 septembre 1914, à Tr.... Le pansement individuel fut appliqué immédiatement après la blessure et refait au poste de secours. Cet officier fut ensuite évacué sur Compiègne et de là sur Angers et Bordeaux où il est arrivé le 27 septembre au matin.

État du blessé. — Le lieutenant Des H... a été frappé par une balle de

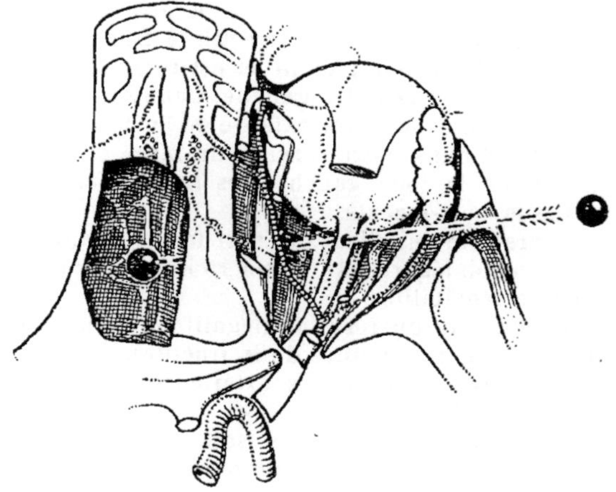

Fig. 11.

shrapnell, au moment où il se levait pour regarder au-dessus de l'épaulement de la tranchée. Sensation d'arrachement du globe oculaire gauche et hémorragie temporale abondante accompagnée d'épistaxis légère. Le médecin-major de l'ambulance fait le diagnostic d'hématome de l'orbite ce qui laisse supposer qu'il existait déjà une exophtalmie notable dès le début. La plaie est très petite, comme une plaie par balle ; elle siège à l'angle supéro-externe de l'ouverture orbitaire gauche. Il existe une exophtalmie considérable, au point que la cornée ne peut être protégée, l'occlusion palpébrale étant impossible.

La cornée est insensible dans sa presque totalité, sauf dans le quadrant interne.

La pupille est dilatée et immobile.

L'examen du fond de l'œil donne le tableau classique de l'arrachement du nerf optique : papille invisible, recouverte par une abondante hémorragie qui s'étend assez loin dans la chorio-rétine avoisinante ; le pôle postérieur présente, en outre, une coloration blanche laiteuse due à l'œdème rétinien traumatique, coloration nette, surtout dans la région maculaire.

L'examen radiographique montre une balle de shrapnell, qui, après avoir traversé l'orbite gauche, a perforé l'os planum, traversé les fosses nasales et est venue se loger dans l'ethmoïde droit très près de la cloison et de la cavité orbitaire droite (fig. 11 et 12).

Dans les jours qui suivent, on note l'apparition d'une kératite neuro-paralytique. Sous l'influence de pansements occlusifs, l'ulcération cornéenne s'améliore, parallèlement à la diminution du chémosis conjonctival et de l'exophtalmie.

Le 29 octobre 1914, on tente l'extraction du projectile. Incision contournant l'aile de la narine gauche, remontant le long du nez en avant de la région lacrymale; section de l'os propre du nez à la cisaille. On

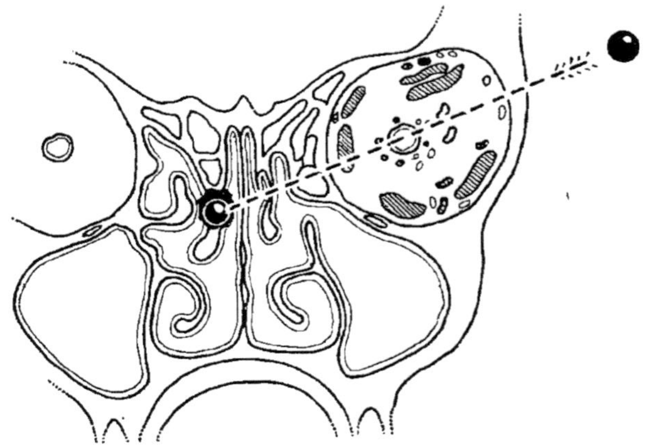

Fig. 12.

trouve la cloison largement effondrée. Avec la curette, il est permis de suivre facilement la trace du projectile, qui, une fois repéré, est facilement extrait. Sutures. Les suites opératoires furent des plus normales.

Le 20 janvier 1915, à la sortie du blessé, on note :

O. G. — Perte de la vision, conséquence de la section du nerf optique. Mydriase. Taie très légère de la cornée. Parfaite conservation du globe et de ses mouvements.

O. D. — Normal.

Fracture de l'orbite gauche par balle, section du nerf optique gauche; déchirure de la choroïde O. G. — Décollement de la rétine O. D. (OBS. XII).

Guib... Yvan, sergent au N° tirailleurs algériens, blessé le 23 août 1914. à O..., par balle de fusil, a été fait prisonnier le 25, évacué à Charleroi et de là à Dusseldorf. Renvoyé comme grand blessé, Guib... entre dans notre service le 3 décembre 1914, avec un certificat constatant la gravité de son état.

Examen du blessé. — Blessure par balle de fusil tirée à 200 mètres environ. La balle est entrée au niveau de la pommette droite et sortie au niveau de la fosse temporale gauche ; à deux travers de doigt en arrière de l'arcade orbitaire. Le projectile n'a donc pas traversé l'orbite droite ; il a fracturé le plancher au niveau du malaire et près de l'angle interne (deux fractures), traversé les fosses nasales, et enfin l'orbite gauche en entier (fig. 13).

Dans son trajet, elle a occasionné aux deux yeux les désordres suivants :

O. D. — Dans le corps vitré, nagent de nombreux corps flottants. En

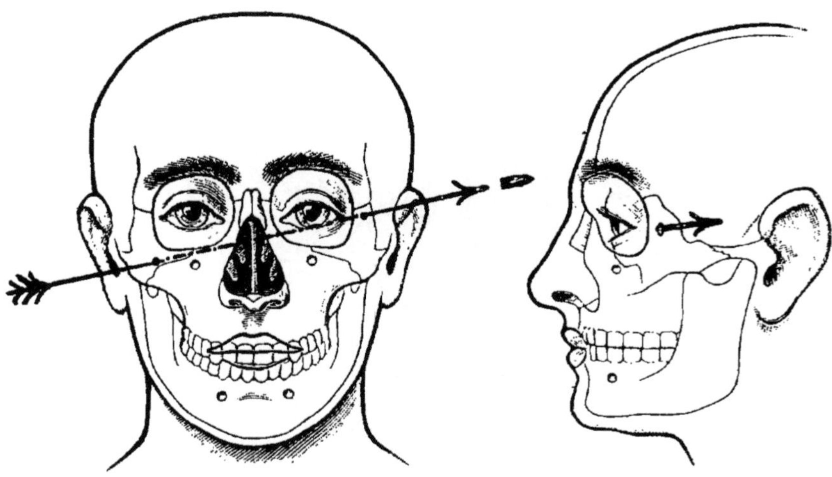

Fig. 13.

bas et en dehors on voit un décollement rétinien assez étendu, lésions d'ébranlement allant jusqu'à la macula. Le champ visuel supérieur a disparu jusqu'auprès du point de fixation.

O. D. + 1 : V = 3/10 faible.

O. G. — Le nerf optique gauche a été sectionné par la balle ; il est en état d'atrophie blanche complète ; les vaisseaux sont normaux. Il existe, en outre, une déchirure de la choroïde dans la région maculaire avec dépôt pigmentaire entre la macula et la papille.

O. G.   V = 0.

Ces désordres se sont produits par contusion et tiraillement immédiat du globe oculaire gauche au moment du traumatisme.

Le décollement rétinien du côté droit a été soigné pendant deux mois (repos, compression, NaCl, etc.). A la sortie de Guib..., il persistait encore et l'acuité se maintenait aux environs de 3/10.

Fracture des deux orbites; hémorragies rétiniennes O. D.; rétinite proliférante O. G. (Obs. XIII).

Gen... Alfred, caporal au N° d'infanterie, a été blessé à N... O..., le 29 mai 1915, par une balle de fusil qui lui a traversé le massif facial.

Ce blessé a été dirigé sur notre service le 9 juillet 1915.

État du blessé. — La balle a pénétré dans la région temporale gauche, elle est ressortie dans la région temporale droite. Le trajet, légèrement oblique de gauche à droite et de haut en bas, passe en arrière du rebord orbitaire externe, sous le nerf optique gauche, au niveau du pôle pos-

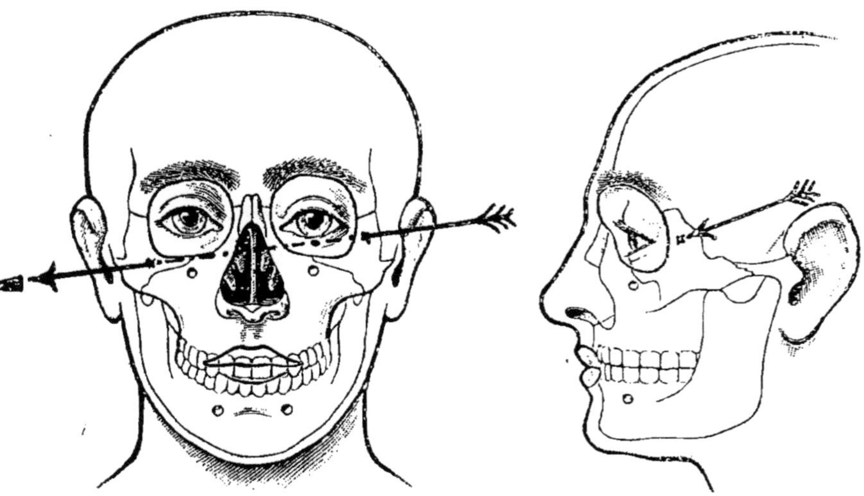

Fig. 14.

térieur, plus près de l'équateur à l'œil droit. Le projectile a donc entraîné une fracture des deux orbites (fig. 14).

A l'œil droit, on note de nombreuses hémorragies rétiniennes à la partie inférieure, correspondant à une perte partielle du champ visuel supérieur. Lésions maculaires et paramaculaires par ébranlement; œil droit non touché.

A gauche, nombreux tractus de rétinite proliférante. En outre, on voit de petits placards hémorragiques en dehors et en bas. Dans le vitré flottent de nombreux flocons; œil gauche probablement touché.

Le champ visuel est le siège d'un scotome central assez étendu.

$$\text{O. D.} \quad \text{V} = 1/10.$$
$$\text{O. G.} \quad \text{V} = 1/200.$$

Gen... a une grande difficulté à ouvrir la bouche, due à une lésion des muscles temporaux. On constate une anesthésie des deux bouquets sous-orbitaires s'étendant à la paupière inférieure, à l'aile du nez et à la lèvre supérieure, anesthésie plus accusée à gauche.

LAGRANGE. — Les fractures de l'orbite. 4

Le blessé a quitté l'hôpital le 22 juillet 1915 ; l'état des deux yeux était identique à celui du 10 juillet.

Fracture de l'orbite droite par éclat d'obus : rupture de la choroïde O. D. (OBS. XIV).

Saint-P... Abel, du N^e régiment d'infanterie, a été blessé par un éclat d'obus le 22 août 1914 à L.... Évacué immédiatement sur Lunéville, il entre dans notre service le 7 décembre 1914.

État du blessé. — L'éclat a pénétré au niveau de la région temporale

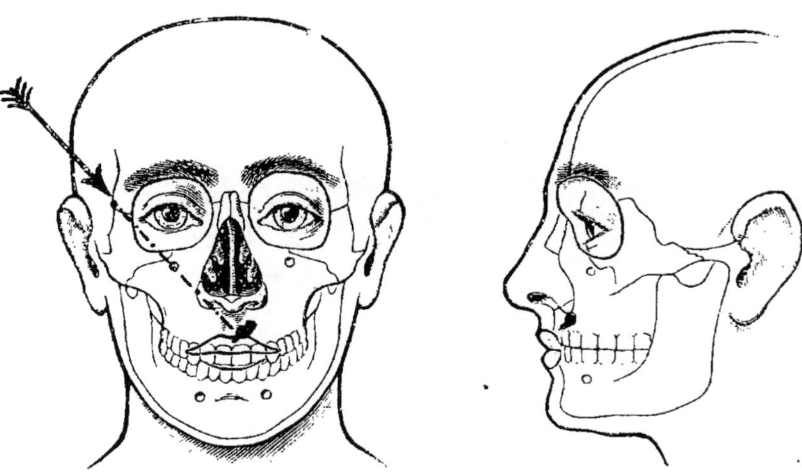

Fig. 15.

droite à un travers de doigt de la queue du sourcil. Il a traversé l'orbite de haut en bas et d'arrière en avant pour venir se loger dans la voûte palatine où la radiographie le décèle et où il est encore (fig. 15 et 16).

La plaie est cicatrisée depuis longtemps, Saint-P... a constaté, aussitôt après le traumatisme, la perte de la vision de l'œil droit, qu'il accuse lors de notre examen.

L'œil droit est légèrement dévié en bas et en dehors, par suite d'une parésie du muscle petit oblique.

Le segment antérieur est normal, la pupille, dont le diamètre est égal à celui de l'œil gauche, réagit faiblement à ses excitants naturels.

O. D.   V = 1/200, non améliorable.

A l'ophtalmoscope, on note un décollement de la rétine en bas ; de plus, au niveau du pôle postérieur, dans la région de la macula, se oient des lésions étendues de la chorio-rétine (probablement déchirures), d'un blanc nacré avec quelques amas pigmentaires le long des bords. Lésions dues à l'ébranlement; œil non touché.

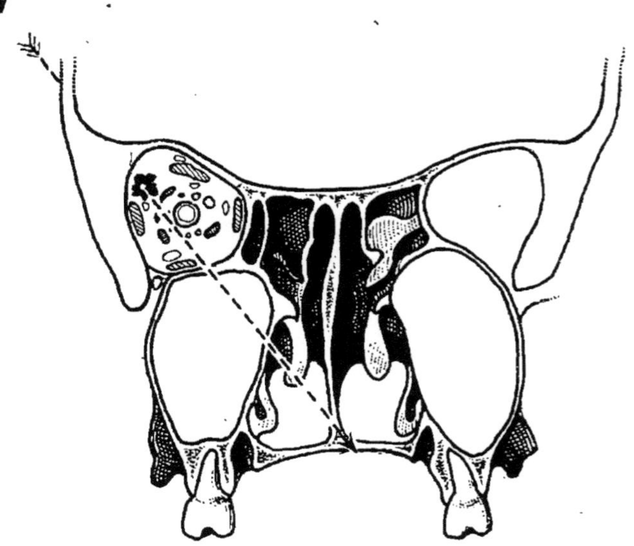

Fig. 16.

Il existe, enfin, une paresthésie dans le domaine du frontal droit.

L'œil gauche est normal et son acuité égale 9/10.

Saint-P... n'a subi aucune intervention, et lors de sa sortie, le 6 février 1915, son état demeurait stationnaire.

Cinquième groupe.

Fracture par balle, du plancher des deux orbites; double décollement rétinien. Lésion maculaire à gauche par ébranlement (Obs. XV).

Charr..., trente-six ans, adjudant-chef au N° régiment d'infanterie. Blessé le 14 septembre 1914, à C.... Évacué sur l'ambulance divisionnaire, il fut dirigé quelques heures après sur Fismes et de là à Bordeaux où il arriva le 19 septembre.

État du blessé. — Charr... a été blessé par une balle de fusil, qui, entrée au niveau de la région malaire droite, près de l'angle inféro-externe de l'orbite, est sortie en un point à peu près identique, au niveau de l'angle inféro-externe de l'orbite gauche.

La porte de sortie est très étendue; elle présente la largeur d'une pièce de 5 francs environ.

Les désordres oculaires ont été constatés immédiatement après le traumatisme.

L'œil droit est extérieurement normal : il n'existe aucune trace de plaie ou de contusion au niveau des annexes ou du segment antérieur. La pupille est dilatée, la tension manifestement diminuée (T. — 1). O. D. V = quantitative. Le champ visuel persiste à l'état de lucarne temporale.

L'examen ophtalmoscopique révèle la présence d'un décollement de la

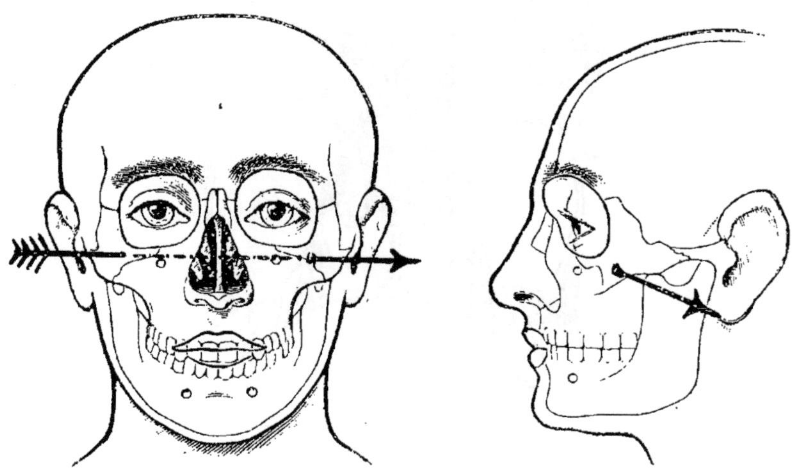

Fig. 17.

rétine, ne respectant qu'une faible portion nasale de la chorio-rétine : œil droit touché par la mobilisation du fragment osseux orbitaire ; lésions de contact.

L'œil gauche est également hypotone (T. — 1). L'acuité égale à peine 1/20. Le champ visuel dénote une lacune dans la région temporale, correspondant à un décollement rétinien limité à la partie nasale. Le vitré est le siège de nombreux corps flottants, provenant d'une hémorragie des membranes profondes.

On remarque, en outre, une anesthésie des territoires des bouquets sous-orbitaires (lèvre supérieure, territoire du dentaire antérieur). Charr... est atteint d'un larmoiement bilatéral assez accusé, indiquant que les canaux nasaux des voies lacrymales ont dû être intéressés par le projectile.

Traitement habituel des décollements rétiniens.

Le 16 février 1915, l'état du blessé était le suivant :

O. D. V = Quantitative.
O. G. V = 1/10 fort.

Aucune modification des champs visuels. Le décollement rétinien droit est toujours aussi étendu, principalement en bas et en dehors et dans la région maculaire.

A gauche, la papille est décolorée, et entourée de quelques éléments pigmentés. Le décollement s'est affaissé, mais à sa place se voient de vastes placards de chorio-rétinite atrophique dans la région maculaire; œil droit non touché; lésions d'ébranlement.

Charr... a été évacué le 20 février 1915.

Fracture par balle de l'orbite gauche; décollement de la rétine O. G. (Obs. XVI).

Verg... Eugène, trente et un ans, Nᵉ d'infanterie, a été blessé à Cr..., le 12 octobre 1914. Évacué sur Fontainebleau, il est renvoyé à son dépôt

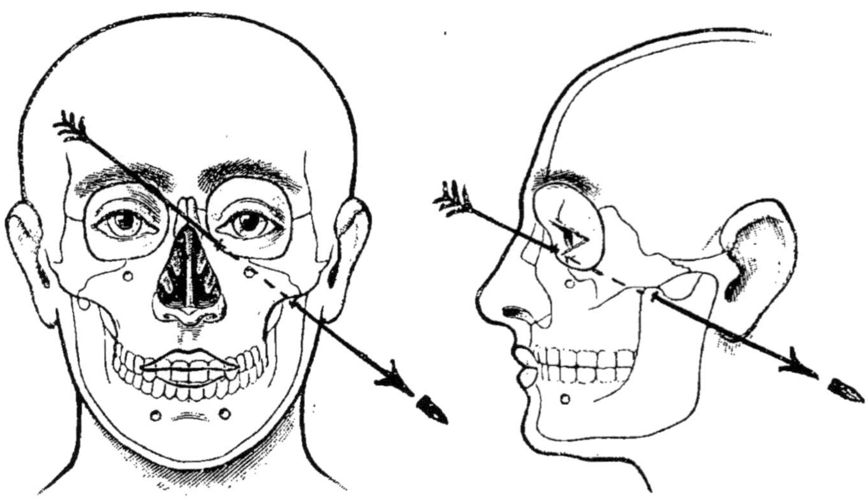

Fig. 18.

au début de novembre; mais se plaignant de son œil gauche, il est dirigé le 7 décembre sur le Centre d'Ophtalmologie de la 18ᵉ Région.

État du blessé. — La balle a pénétré au niveau du rebord orbitaire inférieur gauche, à 1 centimètre environ de l'angle palpébral interne, déchirant à ce niveau la paupière inférieure. L'orifice de sortie se trouve dans le malaire gauche, un peu en avant de l'articulation temporo-maxillaire gauche (fig. 18).

Verg... n'a pas subi d'intervention chirurgicale. La blessure est totalement cicatrisée. Depuis le 12 octobre, l'acuité de l'œil gauche a baissé insensiblement, au point que le jour de notre examen

O. G.   V = 1/50 non améliorable.

L'examen ophtalmoscopique (Pl. VI, fig. 1) nous montre un décollement rétinien siégeant en bas et remontant presque jusqu'à la région

maculaire. Quelques corps flottants nagent dans le vitré. Il est probable
que la balle, dans son trajet, a effleuré la partie inférieure du globe sans
que la sclérotique porte de trace du traumatisme; il existe une déchirure des deux membranes, rétine et choroïde, allant jusqu'à la région
maculaire (lésion de contact) (fig. 1, pl. VI).

L'œil droit est normal : O. D.   V = 9/10 avec sphérique concave — 1.

Il existe en outre une anesthésie du bouquet sous-orbitaire gauche
(moitié gauche de la lèvre supérieure et incisive gauche).

Malgré le traitement classique du décollement rétinien, Verg... part
le 14 février, non amélioré.

*Plaie de la face par balle. — Fracture du bord orbitaire
inférieur gauche : décollement de la rétine O. G.* (Obs. XVII).

Juv... Aristide, soldat au Nᵉ bataillon de chasseurs à pied, a été blessé
le 9 septembre 1914, par balle, dans la région faciale gauche. Étourdi
sur le coup, Juv... remarque une perte complète et immédiate de la

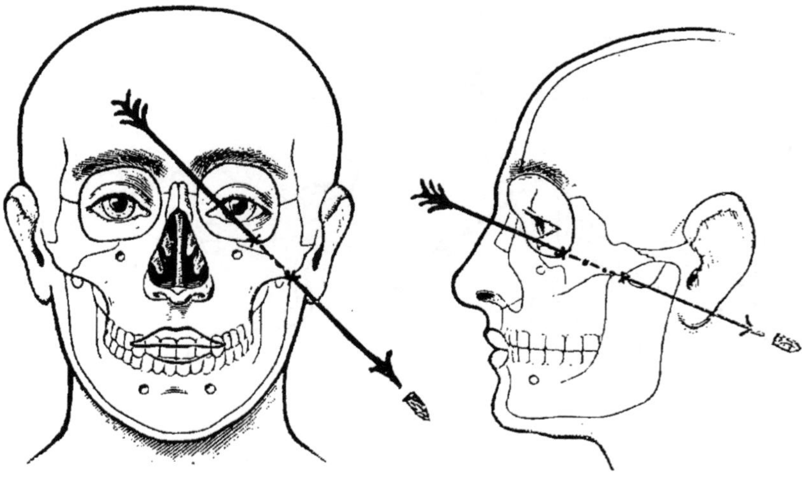

Fig. 19.

vision de l'œil gauche, accompagnant une hémorragie abondante au
niveau du cul-de-sac conjonctival inférieur. Le blessé est arrivé dans
notre service le 14 septembre 1914.

Examen du blessé. — A l'ambulance de Saintoing, on constate la présence de trois blessures : une au niveau de la paupière inférieure
gauche, une dans la région parotidienne gauche, la troisième à l'épaule
gauche (fig. 19).

Ces trois blessures correspondent à un même trajet de balle qui aurait
pénétré à 1 centimètre de l'angle externe de l'orbite, perforant la pau-

pière inférieure dont elle a sectionné le bord libre en fracturant le rebord orbitaire. A cet endroit, la conjonctive bulbaire et la sclérotique ont été légèrement intéressées. Le projectile serait ressorti dans la région parotidienne et aurait blessé l'épaule à la fin de son parcours. La radiographie confirme la présence d'une perte de substance osseuse au niveau du rebord orbitaire inférieur, l'écrasement de l'os malaire, séparé par un trait de fracture de l'arcade zygomatique (fig. 19).

La pupille de l'œil gauche est déformée : dilatée en bas, dans la direction de la plaie sclérale. L'œil est franchement hypotone : T. — 1. L'ophtalmoscope révèle l'existence d'un décollement rétinien très étendu (lésion de contact).

Ce décollement est situé en regard de la plaie sclérale, près de la porte d'entrée du projectile.

L'acuité de cet œil est de 1/100, la région maculaire étant comprise dans la zone rétinienne soulevée.

L'œil droit est normal.

Traitement habituel des décollements rétiniens (bandeau compressif, atropine, injection sous-conjonctivale de NaCl, repos dans le décubitus dorsal).

A la sortie de l'hôpital, le 12 décembre 1914, aucune amélioration sensible ne s'était produite : persistance du décollement.

$$\text{O. G.} \qquad \text{V} = 1/100.$$

Fracture de l'orbite gauche par balle de fusil : rupture de la choroïde (OBS. XVIII).

Del... Arthur, N° d'infanterie, a été blessé le 15 septembre 1914, à S... (Marne) et est resté en traitement jusqu'au 25 novembre. Le 30 décembre, il est entré dans le Service central d'Ophtalmologie pour troubles visuels de l'œil gauche.

État du blessé. — La balle est entrée sous l'œil gauche, au niveau d'une verticale passant par le bord externe de la cornée. Il n'y a aucune trace de pénétration sur la peau de la paupière, mais une petite cicatrice de la conjonctive, avec léger symblépharon indiquant la porte d'entrée. L'orifice de sortie se trouve sous l'oreille gauche, immédiatement en arrière de la branche montante du maxillaire à un travers de doigt au-dessus de l'angle du maxillaire (fig. 20).

La radiographie ne montre pas de lésions osseuses, bien qu'il y ait une fracture du plancher orbitaire.

Les jours qui suivirent la blessure, il y eut hémorragie de la conjonctive gauche assez abondante, ainsi qu'au niveau de la bouche.

Actuellement la sensibilité est conservée dans le domaine cutané des maxillaires supérieur et inférieur; la région malaire et la joue gauche présentent des signes d'inflammation évidente; la région est un peu tendue, rouge, douloureuse.

La vision de l'œil gauche est quantitative. Après dilatation atropinique, il n'existe pas de lésions du segment antérieur. La balle a effleuré la sclérotique. Les milieux transparents sont en bon état. Mais les membranes profondes sont le siège de très graves désordres : papille floue, pigmentation péripapillaire, maculaire (lésion d'ébranlement) et de la zone inférieure de la chorio-rétine. A cet endroit, se voit en outre, une déchirure choroïdienne arciforme (lésion de contact).

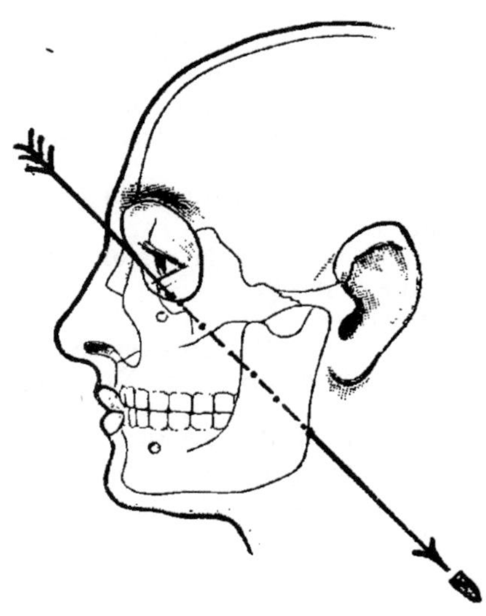

Fig. 20.

L'œil droit est normal. Champ visuel intact.

O. D.   V = 1.

Del... est sorti de notre service en février 1915, avec le même aspect ophtalmoscopique de l'œil gauche.

O. G.   V = Quantitative.

⁎

Nous arrivons maintenant à la deuxième catégorie d'observations, celle des fractures de l'orbite avec conservation de l'œil et présence de corps étranger.

Deuxième catégorie.

Fracture de l'orbite droite; corps étranger intra-orbitaire, chorio-rétinite maculaire (Obs. XIX).

Deg... Charles, du N° d'infanterie, a été blessé le 21 octobre 1914, à C..., par éclat d'obus dans la région temporale droite. Évacué sur A..., puis sur Pau, il est entré dans notre service le 12 décembre 1914.

La porte d'entrée du projectile se trouve dans la région temporale droite, une cicatrice cupuliforme est située à un travers de doigt en avant et au-dessus de l'insertion de l'oreille. La radiographie montre un

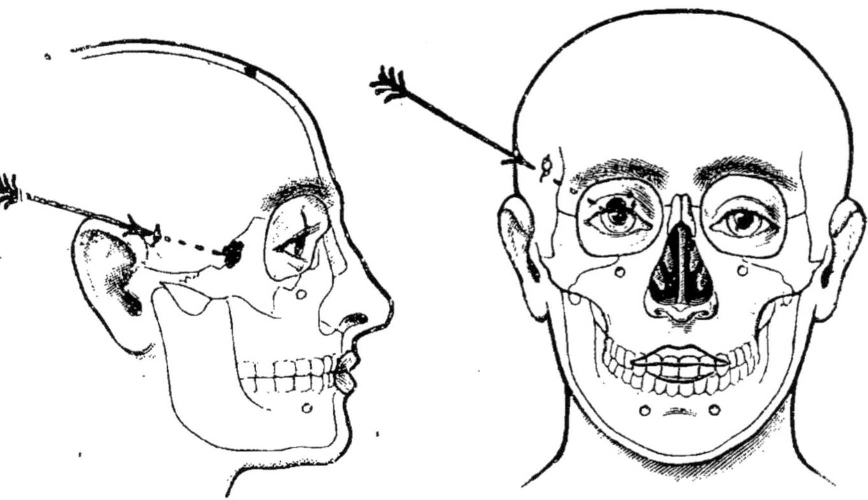

Fig. 21.

corps étranger assez volumineux dans la cavité orbitaire, très près du pôle postérieur du globe oculaire. La direction suivie par ce corps étranger paraît être de dehors en dedans et d'arrière en avant, pénétrant dans l'orbite à travers la grande aile du sphénoïde (fig. 21).

Une inflammation orbitaire très vive avec exophtalmie a suivi la blessure, mais ne laisse plus de trace au moment de notre examen.

Les mouvements des muscles extrinsèques sont conservés, sauf en ce qui concerne le releveur palpébral paralysé (ptosis de la paupière supérieure).

Le segment antérieur et les milieux transparents de l'œil droit sont en bon état, mais les membranes profondes présentent de graves désordres de chorio-rétinite cicatricielle et pigmentaire au niveau de la macula et dans la région équatoriale externe.

Quelques tractus de rétinite proliférante recouvrent par endroits ces placards atrophiques (hémorragies organisées de la choroïde avec déchirures rétiniennes).

$$\text{O. D.} \quad V = 0.$$
$$\text{O. G. normal } 0° - 2,50 + 1 : V = 9/10.$$

Le 21 janvier 1915, l'opération de Krönlein, suivant le procédé classique, permet l'extraction facile d'un éclat d'obus, à contours déchiquetés, de 1 centimètre de long sur 3 à 4 millimètres de large, qui se trouvait derrière le globe oculaire, contre le nerf optique, dans la pyramide des muscles droits.

Suites opératoires normales; cicatrisation *per primam*.

Deg... quitte l'hôpital le 20 février 1915. proposé pour la réforme n° 1. Il revient à nouveau nous voir le 25 mai 1916, se plaignant de souffrir beaucoup derrière l'œil, et présentant un peu de blépharospasme. Une radiographie nouvelle décèle quelques petits éclats disséminés dans le tissu graisseux de l'orbite. Le blessé insistant pour en être débarrassé, une seconde orbitotomie externe, avec réclinaison de l'apophyse orbitaire, est faite le 13 juin; on extrait de la poussière d'éclats, sans corps étranger évident. Consolidation rapide et guérison des symptômes accusés, du reste subjectifs pour une bonne part; Deg... est sorti de notre service le 20 juillet, l'état du globe oculaire n'ayant subi aucune modification.

Fracture du rebord orbitaire supéro-externe droit, corps étranger intra-orbitaire; chorio-rétinite très étendue O. D. (OBS. XX).

Capitaine R..., du N° d'infanterie, blessé le 25 septembre 1915, à J..., par un éclat d'obus dans la région orbitaire droite. A été évacué dès

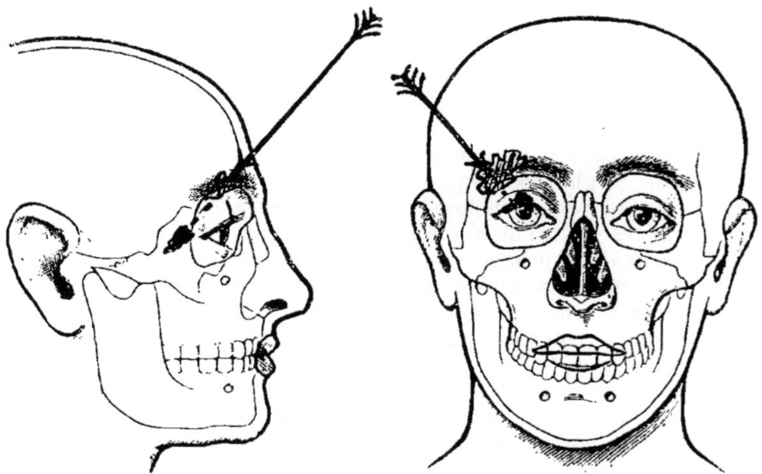

Fig. 22.

le troisième jour sur notre service où nous avons constaté ce qui suit :

État du blessé. — L'éclat d'obus a pénétré à la partie externe de la paupière supérieure droite, fracturant le rebord orbitaire supéro-externe. On sent, en effet, une encoche osseuse profonde, dans laquelle on peut, avec facilité, introduire la pulpe de l'index (fig. 22).

Il existe un ptosis presque total de la paupière supérieure: l'œil est en exophtalmie très prononcée, non réductible et due probablement à un hématome intra-orbitaire.

La pupille est dilatée au maximum; paralysie du sphincter irien. On ne constate' aucun épanchement dans le corps vitré; l'éclairage à l'ophtalmoscope révèle une papille à contours flous; elle est vue comme à travers un brouillard. Dans la région maculaire, on remarque une vaste hémorragie, qui se continue en haut et en dehors avec un lac sanguin choroïdien, résultant d'une rupture de cette membrane.

$$\text{O. D.} \quad V = 0; \qquad \text{O. G.} \quad V = 10/10.$$

La radiographie précise la situation du projectile (fig. 23); un volumineux éclat d'obus a pénétré dans l'entonnoir musculaire lésant le muscle

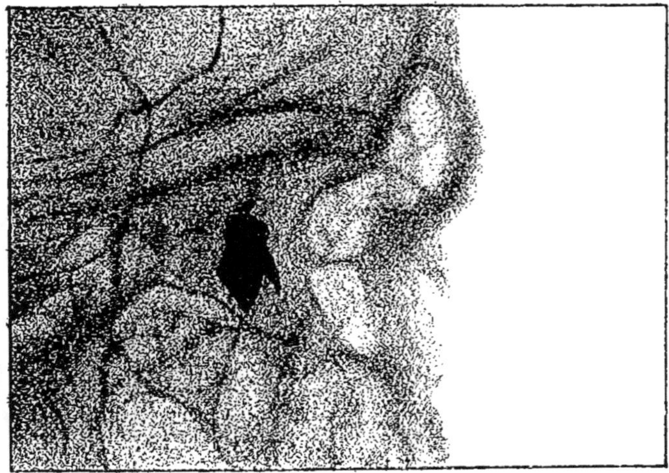

Fig. 23.

droit externe, et venant se loger derrière le pôle postérieur du globe oculaire qu'il a probablement contusionné directement.

Le 4 octobre 1915, opération de Krönlein; après incision curviligne des téguments à la partie externe de l'orbite, on fait sauter à la gouge l'apophyse orbitaire externe. Un stylet, introduit dans le trajet qu'a suivi le projectile, permet de le sentir et de l'extraire. La guérison opératoire a été lente par suite de plusieurs complications :

1° Dans les jours qui suivirent, il se produisit une kératite neuro-paralytique, longue à cicatriser et dont la guérison complète ne fut obtenue que par une occlusion prolongée du globe. A la sortie du blessé, il persistait une taie très légère de la cornée.

2° La brèche osseuse orbitaire fut le siège d'une ostéite suppurée, aboutissant à une fistule, qui durait encore en juin 1916 et qui ne se tarit que par une opération complémentaire, laquelle permit l'extraction d'un petit éclat d'obus et d'une esquille.

A la sortie du service, le 4 août 1916, l'exophtalmie n'était pas entièrement réduite, mais la paupière supérieure avait recouvré sa mobilité. Il subsistait une parésie totale du muscle droit externe droit. Papille optique toujours un peu floue; larges placards de chorio-rétinite atrophique et pigmentaire post-hémorragique dans la région maculaire, en haut, en dehors et en bas.

$$O.\ D.\qquad V = 1/100.$$
$$O.\ G.\qquad V = 10/10.$$

Fracture de l'orbite gauche; fragment de balle intra-orbitaire; atrophie optique et chorio-rétinite atrophique et pigmentaire (OBS. XXI).

Bod..., adjudant au N^e cuirassiers, blessé le 21 juin 1916, à M..., par une balle dans la région orbitaire droite, fut dirigé sur Ch..., et ensuite sur notre service où il est entré le 18 juillet 1916.

On constate que le projectile a pénétré au niveau de la paupière

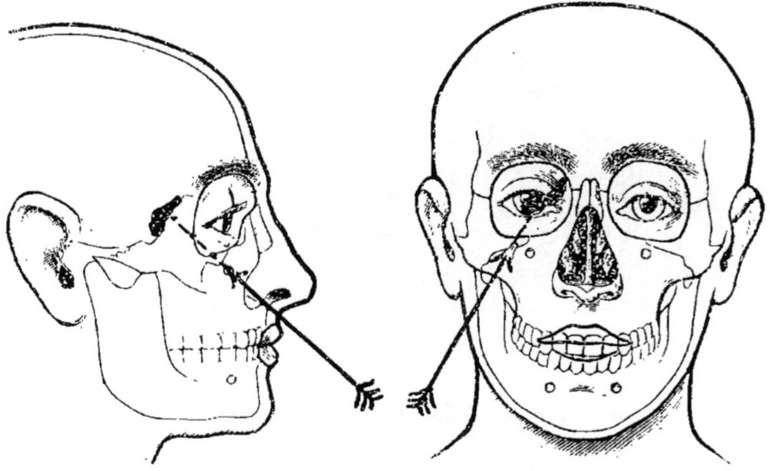

Fig. 21.

inférieure, à 1 centimètre et demi du bord libre. Il a fracturé le rebord orbitaire inférieur, où l'on sent, à la palpation, une profonde encoche. La radiographie indique sa présence dans l'orbite, à la partie postérieure, vers le sommet et plus rapproché de la voûte (fig. 24).

Dans les jours qui suivirent le traumatisme, une exophtalmie considérable se produisit, par épanchement sanguin et réaction inflammatoire. Cette exophtalmie a, le 18 juillet, presque disparu. Quelques filets de la 3e paire ont été intéressés : la pupille est moyennement dilatée, insensible aux réflexes; l'œil est en strabisme externe par paralysie du filet du muscle droit interne.

Le globe oculaire est extérieurement normal, les milieux très transparents.

La papille est atrophiée avec traces de périnévrite ancienne.

Le pôle postérieur, dans la zone maculaire et péri-maculaire, est le siège de nombreuses taches de chorio-rétinite cicatricielle et pigmentaire. La vision est réduite à une simple perception lumineuse.

L'œil gauche est normal.

Le 25 juillet, opération de Krönlein. Après résection de l'apophyse orbitaire et de la paroi externes, section du muscle droit externe, on arrive sur le trajet fibreux occasionné par le passage du corps étranger. Celui-ci se trouve au sommet de l'orbite, près de la fente sphénoïdale (fig. 25).

Il s'agit d'une chemise de balle en cuivre, très déformée, qui est

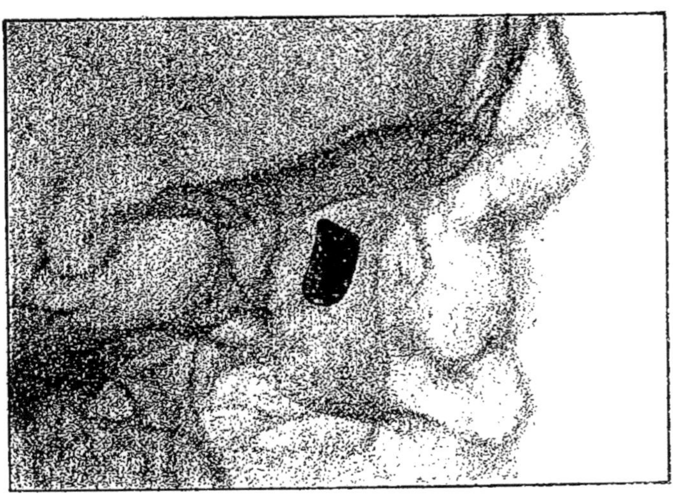

Fig. 25.

extraite sans difficulté. Suites opératoires normales. Il ne subsiste qu'une parésie légère du muscle droit externe, en voie de disparition. L'exophtalmie, qui s'est renouvelée après l'intervention, s'est effacée en huit à dix jours.

Le 7 septembre 1916, Bod... est parti en congé de convalescence de trois mois.

Fracture de l'orbite gauche par balle de shrapnell; atrophie optique (OBS. XXII).

Tr... Louis, N° d'infanterie, blessé le 16 septembre 1914, à V..., fut évacué deux jours après à Fimes, et de là à Casteljaloux. Envoyé en convalescence, sans qu'il soit procédé à une intervention quelconque, Tr... remarque une baisse assez rapide de la vision de l'œil gauche, et c'est la raison pour laquelle il entre à l'Hôpital complémentaire n° 18, le 26 novembre 1914.

État du blessé. — Au niveau du sinus frontal gauche, se voit une cicatrice cupuliforme à 1 centimètre et demi environ de l'angle supéro-interne de l'orbite. La base du sinus frontal a été vraisemblablement effondrée (fig. 26).

L'œil gauche est en léger strabisme externe par parésie à peine accusée du droit interne. La pupille réagit très faiblement à ses excitants natu-

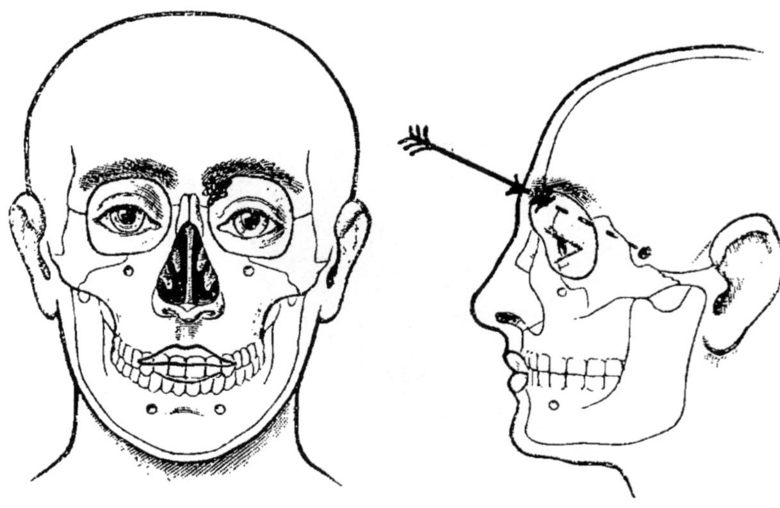

Fig. 26.

rels. Les milieux oculaires sont normaux, mais la papille optique est en voie d'atrophie blanche primitive, et non post-névritique.

$$\text{O. G.} \qquad V = 1/30.$$

Le champ.visuel est rétréci concentriquement; la couleur bleue et la couleur verte ne sont pas perçues.

La radiographie montre la présence, au sommet de l'orbite, d'une balle de shrapnell.

$$\text{O. D. normal} \qquad V = 10/10.$$

Le 3 décembre 1914, le projectile est extrait par une incision curvi-ligne, située au-dessus et en dedans du sac lacrymal. Il est trouvé dans une gangue osseuse de la paroi externe du sommet; l'extraction est assez pénible à cause de l'adhérence tenace du tissu néoformé.

Suites opératoires très normales.

A la sortie, le 17 janvier 1915, guérison complète, mais l'atrophie optique a évolué. La blancheur papillaire s'est accrue et l'acuité visuelle égale à peine 1/200.

En avril 1916, O. G. $\quad V = 0$.

*Fracture de l'orbite droite; corps étranger intra-orbitaire;
extraction par le procédé de Krönlein* (OBS. XXIII).

Lois... Henri, N° zouaves. Blessure par balle de revolver, le 9 juin 1911.
La balle a pénétré dans la région supéro-externe de l'orbite droite. Il

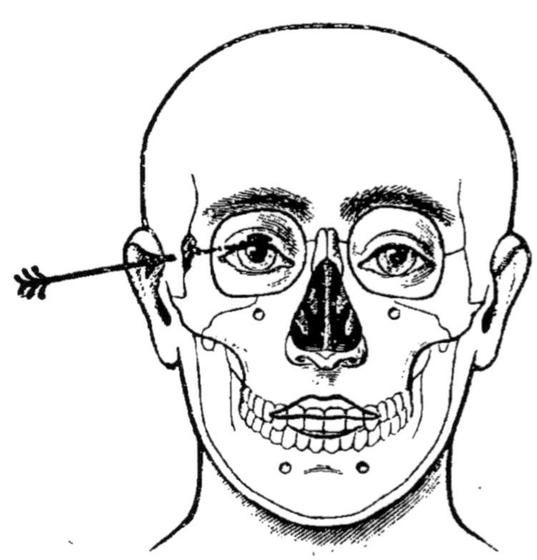

Fig. 27.

s'agit d'un projectile de 8 millimètres. Perte de connaissance immédiate
d'une demi-heure environ; les suites de la blessure furent des plus
simples et dans la suite, il ne persista qu'une diplopie, due à une
parésie du droit externe.

Lois... par habitude, grâce à une attitude vicieuse de la tête. put arriver
a supprimer cette diplopie, et il fit campagne pendant huit mois. Au
mois de novembre 1915, souffrant de céphalées assez violentes, ce soldat
fut hospitalisé dans notre service le 1er juin 1916 (fig. 27).

État du blessé. — On note dans la région supéro-externe et latérale de
l'orbite droite une cicatrice cupuliforme. porte d'entrée du projectile.
Cette cicatrice. se trouve à 1 centimètre et demi en arrière de la queue
du sourcil. La balle. suivant un trajet horizontal de dehors en dedans,
a perforé la paroi orbitaire externe en arrière du globe oculaire, et est
venue se loger dans l'entonnoir musculaire à 1 centimètre et demi du
pôle postérieur de l'œil. contre le nerf optique. qui n'a pas été lésé.

(Voir radiographie, fig. 28.)

Le globe oculaire droit est, en effet. normal. Les milieux oculaires
sont très transparents; la papille ne présente aucun signe d'atrophie.
L'acuité visuelle égale 10/10.

Le muscle droit externe est légèrement parésié, ayant probablement
été traversé par la balle.

Le 16 juin 1916, opération de Krönlein avec large incision curviligne des téguments au niveau de la paroi orbitaire externe. Le projectile se trouve au milieu des quatre muscles droits. engainé dans un tissu fibreux très dense. Extraction, des plus simples. Suites opératoires, normales. Il ne persiste qu'une paralysie très notable du muscle droit, accentuant la diplopie qu'accusait auparavant L....

Le 14 septembre 1916; on fait une ténotomie du droit interne et un avancement du droit externe droit. Ces opérations, jointes à des exer-

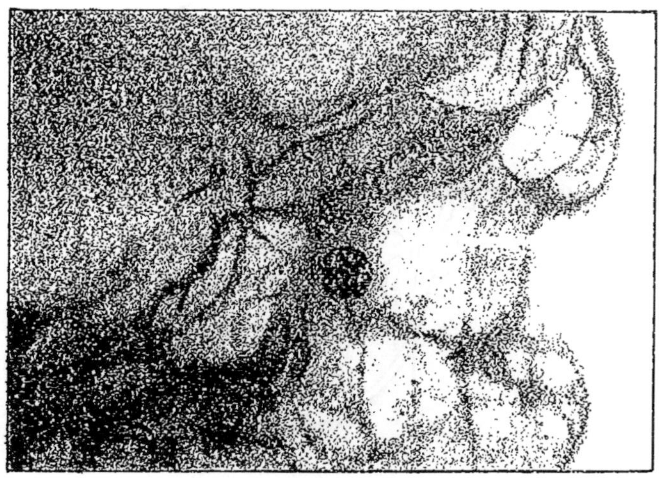

Fig. 28.

cices de fusionnement au diploscope. permettent une très grande amélioration de la diplopie. qui subsiste encore légère dans la sphère du muscle droit externe droit.

L'acuité de l'œil droit égale 10/10.

Blessure par éclat d'obus, avec corps étranger intra-orbitaire. Fracture de la paroi externe de l'orbite gauche. Décollements rétiniens multiples (Obs. XXIV).

Rous... Jules, soldat au Xe train des équipages. Blessé à la ferme de V...., le 13 mars 1916. il fut dirigé sur Bordeaux le 18 mars.

État actuel. — On remarque. dans la région orbito-frontale gauche, une cicatrice en forme d'Y. à fourche orientée vers l'oreille. cicatrice siégeant dans la région moyenne du sourcil gauche, au milieu de la fosse temporale (fig. 29).

La blessure a intéressé. à ses deux extrémités. les parties molles, Dans sa partie moyenne. la cicatrice est adhérente à l'arcade sourcilière. dans une dépression osseuse correspondant à l'apophyse externe de l'orbite. qui a été abrasée par le projectile.

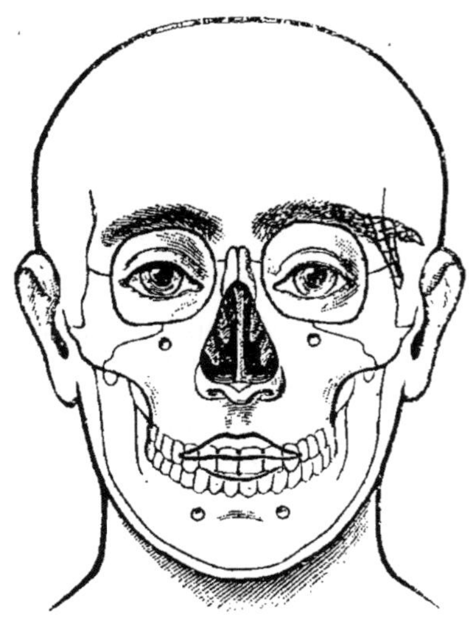 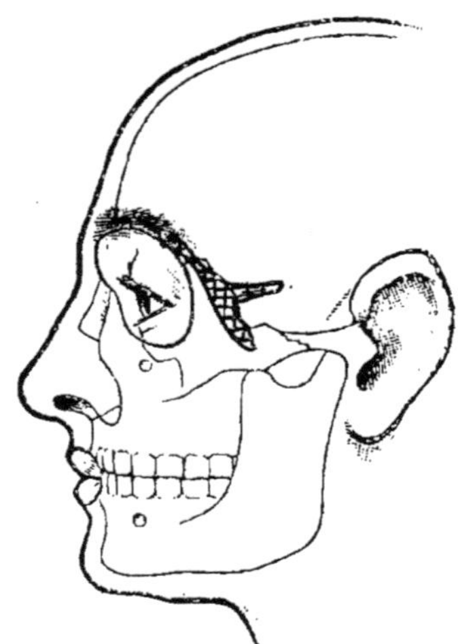

Fig. 29.

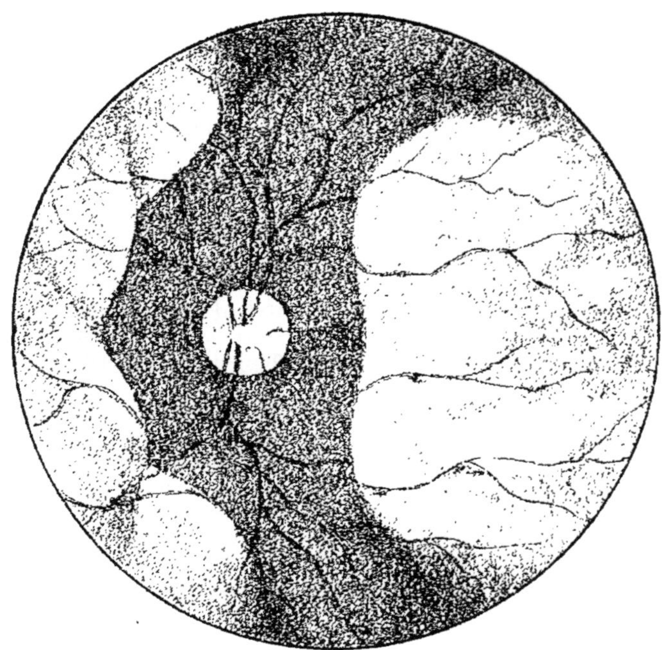

Fig. 30.

Lagrange. — Les fractures de l'orbite.

La radiographie nous révèle une perte de substance de la région orbitaire supérieure et externe, zone dans laquelle on a extrait plusieurs esquilles, ainsi qu'un éclat d'obus qui était intra-orbitaire et situé au-dessus du globe oculaire.

La contusion violente dont ce dernier a été atteint, a provoqué une hémorragie profuse du vitré de l'œil gauche, qui pendant le premier mois d'hospitalisation du blessé n'a point permis d'examiner le fond de l'œil. Œil hypotone : T — 2.

O. G.   V = 0.

Le 25 mai 1916, on constate à l'ophtalmoscope une disparition presque complète de l'hémorragie du corps vitré avec persistance seulement de quelques corps flottants. La rétine présente de larges décollements. l'un périphérique à la partie équatoriale interne. l'autre occupant la région maculaire et la portion externe des membranes profondes (lésion de contact). La papille est légèrement décolorée (fig. 30).

L'acuité visuelle égale 1/200.

Cet état ne paraît pas définitif, car les décollements rétiniens traumatiques s'améliorent et disparaissent avec le temps.

L'œil droit est normal : V = 10/10.

Fracture de l'orbite gauche : corps étranger intra-orbitaire ; choroïdite maculaire (OBS. XXV).

Ham... Jean, maréchal des logis d'artillerie coloniale. a été blessé le 1er septembre 1914, à A..., par des éclats d'obus au niveau de la région orbitaire gauche. Soigné à l'hôpital d'Orléans jusqu'au 20 septembre, il fut ensuite dirigé sur son dépôt. Se plaignant de ne pas y voir de l'œil traumatisé, il consulta alors un oculiste, qui le dirigea sur notre service le 15 novembre 1914.

État du blessé. — H... présente une blessure près de l'angle palpébral externe de l'œil gauche. Le projectile a pénétré dans l'orbite en fracturant le rebord orbitaire inféro-externe. où l'on constate une petite cicatrice avec symblépharon au point d'entrée. Immédiatement après le trauma, s'est produite une exophtalmie considérable provoquée par un épanchement sanguin intra-orbitaire. dont il ne subsiste aucune trace (fig. 31).

Il n'existe aucune lésion des annexes; les mouvements du globe sont bien conservés ; aucun désordre du segment antérieur, ou des milieux transparents. Mais. à l'ophtalmoscope, on note une lésion maculaire très nette, avec une zone d'atrophie, et au-dessous d'elle, une zone de pigmentation. De plus, l'on voit en regard, à la porte d'entrée. un placard étendu de chorio-rétinite atrophique et pigmentaire. indiquant que l'éclat, en pénétrant dans l'orbite. a frôlé le globe de l'œil.

L'examen périmétrique révèle l'existence d'un scotome central s'étendant au champ visuel supérieur.

OG + 0,50   V = Quantitative.
L'œil droit normal   V = 10/10.

La radiographie montre deux éclats d'obus. Le plus volumineux semble se trouver dans le sinus maxillaire. Le plus petit est dans l'orbite gauche, en arrière du globe oculaire.

Le 22 novembre 1914, orbitotomie externe, après incision curviligne, mais sans excision osseuse. L'œil, après section du muscle droit externe, est récliné en dedans. L'éclat, englobé dans une gangue fibreuse, est facilement extrait.

Suites opératoires sans complications inflammatoires: mais, dans les

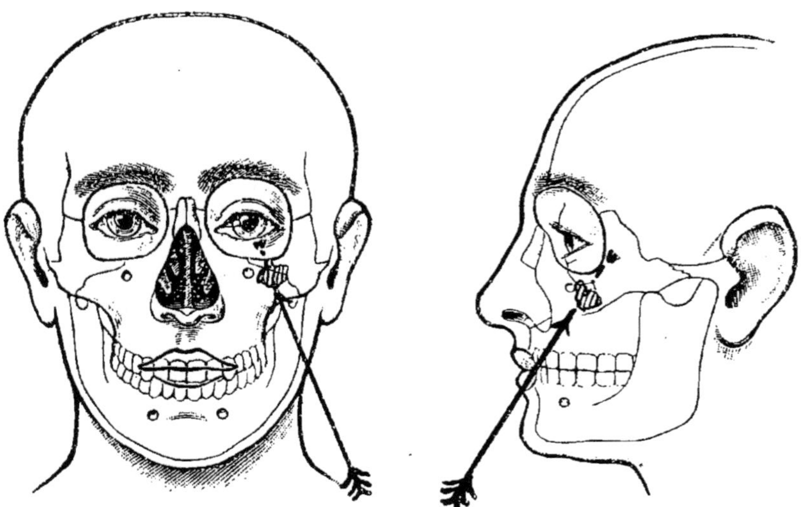

Fig. 31.

jours qui suivent, apparaît un blépharospasme, provoqué probablement par l'irritation du nerf sous-orbitaire, consécutive au traumatisme et au séjour passager, dans la région du nerf, des corps étrangers enlevés. Le nerf est réséqué dans l'orbite le 15 décembre 1915. Le blépharospasme disparut rapidement et H... quitta le service le 4 janvier 1915, présentant toujours la même vision à l'œil gauche.

§ II. — PATHOGÉNIE DES TROUBLES VISUELS

Premier groupe. — Les troubles visuels du premier groupe s'expliquent par les désordres des nerfs sensitifs (lacrymal, frontal) des divers nerfs moteurs et la lésion du nerf optique, conséquence de la propagation à ces organes des fractures irradiées ou par contre-coup de la voûte orbitaire.

L'atrophie du nerf optique, consécutive à la blessure du nerf, sur laquelle beaucoup d'auteurs et en particulier CHAUVEL et

Nimier ont insisté, s'explique d'elle-même ; il n'est pas aussi facile de se rendre compte des troubles trophiques et sensitifs présentés par nos malades, particulièrement par les enophtalmes (Obs. XXXIX et suiv.).

Il est probable que dans le cas où il se produit une enophtalmie, le grand sympathique a été lésé à son entrée dans l'orbite ou dans l'orbite elle-même. La section du grand sympathique ou, pour mieux dire, la suppression de l'action de ce nerf, explique bien l'enophtalmie. La déchirure des filets nerveux produit ce résultat, mais l'irritation, l'excitation continue des mêmes filets nerveux l'entraîne aussi, car l'excitabilité d'un nerf diminue à mesure que l'excitation se prolonge et augmente d'intensité, de telle sorte que l'irritation très prolongée aboutit au même résultat que la section, c'est-à-dire à l'enophtalmie.

Cette enophtalmie s'explique donc aussi bien par une déchirure complète, une section des filets nervéux trophiques, que par une irritation longtemps continuée de ces filets nerveux ; l'excitation continue, l'irritation prolongée, de même que la déchirure des nerfs s'expliquent elles-mêmes par l'irradiation de la fracture du crâne jusqu'à la fente sphénoïdale.

Deuxième groupe. — Les lésions maculaires, que nous constatons sur des yeux en apparence absolument intacts, ébranlés à distance par le traumatisme intéressant, loin de l'orbite, le massif facial, résultent de la propagation de l'ébranlement vibratoire au contenu orbitaire par l'intermédiaire de la fosse et de la fente ptérygo-maxillaire.

L'œil est soulevé, secoué comme doit l'être dans la mer un bateau immergé, assailli par une lame de fond, venant le prendre par-dessous ; il est probable que cet ébranlement de tout le système adipeux, ou, pour mieux dire, de toute la masse graisseuse presque liquide, à la température du corps, est la cause des ruptures qui se produisent dans les membranes profondes.

Comment comprendre que ces désordres soient souvent exclusivement maculaires et que, lorsqu'il existe des ruptures ailleurs, le maximum des lésions soit au pôle postérieur? Il est possible d'expliquer une pareille localisation : en premier lieu par ce fait, que la région maculaire est la plus fragile, la plus sensible aux injures et aux traumatismes ; en second lieu, et surtout, parce que l'œil ballotté, poussé en avant par l'onde oscillatoire qui s'agite dans les profondeurs de l'orbite derrière le globe, est retenu, tiraillé en quelque sorte par le nerf optique solidement attaché au sommet de l'orbite.

Ces tiraillements s'exercent sur tout le pôle postérieur et y localisent facilement les ruptures et les hémorragies. Quelquefois des sujets, dont la face a été fortement contusionnée, ont perdu la vision centrale sans que la macula présente de lésions visibles; il faut bien se garder de conclure à la simulation, le scotome central s'explique très bien par l'existence de désordres invisibles à l'ophtalmoscope.

Troisième groupe. — Les désordres du troisième groupe, qui sont consécutifs à la dépression, à l'enfoncement plus ou moins marqué de l'une des parois de l'orbite, sont justiciables du même mécanisme, et on comprend qu'ils soient encore plus marqués que lorsque le projectile a traversé le massif facial sans altérer la conformation de la cavité orbitaire; ici ce n'est pas l'infrastructure de la voûte qui est assaillie, ce sont ses piliers et ses côtés; on comprend bien que les organes qui sont contenus dans la cavité orbitaire sont plus largement impressionnés par les désordres qui lézardent ou perforent les murs mêmes et les piliers de l'édifice.

Il y a, dans ce troisième groupe, des lésions maculaires explicables par le mécanisme que nous avons exposé plus haut, mais existe aussi de vastes lésions choroïdiennes qui sont des déchirures consécutives à la violence du choc liquide. Ces dernières lésions correspondent par leur importance à la dépression des parois orbitaires et à la violence du choc.

Elles sont remarquables au point de vue de la localisation, par ce fait qu'elles sont toujours placées en regard de la fracture orbitaire; l'onde qui secoue les parties molles part de la région fracturée et va, d'un choc brusque, frapper l'œil qui est en face et en déchirer les membranes. Il convient de constater que la déchirure porte d'abord et surtout sur la choroïde qui saigne; le sang soulève la rétine et la décolle; quand cette dernière membrane est elle-même déchirée il se produit une chorio-rétinite proliférante dont nous avons observé un très grand nombre de beaux exemples.

Au total, dans le troisième groupe on trouve :

1° Une lésion maculaire distincte; 2° une déchirure choroïdienne, le plus souvent, quelquefois choroïdienne et rétinienne, en face de la paroi orbitaire fracturée.

Quatrième groupe. — Lorsque le projectile a traversé l'orbite sans toucher l'œil, il a pu produire évidemment des dégâts très variables selon les organes (muscles, nerfs moteurs, sensitifs et sensoriels) qu'il a touchés. Il arrive que la même balle traverse les deux orbites et coupe derrière le globe les deux nerfs optiques, nous en avons noté plusieurs cas; quand le nerf optique est sectionné ou qu'il a été fortement contusionné, on trouve, au pôle postérieur, de très gros délabrements qui sont dus à la traction imposée à l'hémisphère postérieur du globe par le choc que subit le nerf, choc qui, avant de le sectionner et en le contusionnant, le repousse fortement dans le sens où va le projectile et tend, en quelque sorte, à le désinsérer du globe.

Les observations IX et XI (voir fig. 1, Pl. III, et fig. 35, page 77) sont des exemples du genre. La pathogénie de pareilles lésions ne présente aucune obscurité.

Les déchirures des nerfs moteurs et sensitifs, celles des muscles, sont d'une interprétation tout aussi facile : il n'y a pas lieu de s'y arrêter.

Cinquième groupe. — Le cinquième groupe des désordres oculaires consiste dans une contusion directe du globe, sans rupture de la coque, par un projectile qui passe à côté de lui tangentiellement, en le frôlant en quelque sorte.

Dans ce cas, on trouve toujours des désordres exactement en face du point où la balle a touché l'œil : ce sont, en quelque sorte, des lésions par contact, qui consistent dans la déchirure de la choroïde et de la rétine.

Souvent les deux membranes sont déchirées simultanément, à cause de la violence du choc; les désordres sont très vastes, ont leur point d'élection au niveau du point touché et se propagent facilement au niveau de la région maculaire. La macula est, par conséquent, souvent intéressée en pareille circonstance, mais elle ne l'est pas isolément et séparément. Chez de pareils blessés une altération globale très étendue désorganise, sans le rompre, le globe oculaire; évidemment, si la balle passe trop près de l'œil, elle le détruit en le faisant éclater; nous ne parlons pas des ruptures du globe. Notre cinquième groupe comprend les cas où l'œil est directement contusionné par un projectile qui l'effleure en passant, sans le rompre. Il est évident qu'il faut s'attendre à trouver en pareilles circonstances les plus grands désordres dans les membranes profondes. Du point du globe contusionné, partent les déchirures qui se dirigent dans toutes les régions, y compris et surtout le pôle postérieur, toujours très sensible aux traumatismes.

Les troubles visuels qui se produisent dans les cas où la fracture de l'orbite est compliquée de corps étranger, s'expliquent comme dans les cas qui concernent les deux derniers groupes. Il est bien inutile d'y insister.

§ III. — DESCRIPTION DES TROUBLES VISUELS

Tels sont, au point de vue de leur mécanisme, les troubles qu'entraînent, dans l'appareil de la vision, les fractures de l'orbite dans lesquelles l'œil a été conservé.

Nous devons maintenant nous étendre sur la description de chacun d'eux en les étudiant successivement dans l'ordre suivant :

A) *Lésions des nerfs* : 1° moteurs ; 2° sensitifs ; 3° sympathiques ; 4° sensoriel.

B) *Lésions des vaisseaux* : artère et veine ophtalmiques. Hémorragie traumatique de l'orbite.

C) *Lésions des muscles* extrinsèques et intrinsèques.

D) *Désordres du globe de l'œil* : 1° des milieux transparents : cataractes, luxations du cristallin ; 2° des membranes : *a*) tractus uvéal ; *b*) rétine, son décollement traumatique.

E) *Enophtalmie traumatique.*

Nous allons étudier ces divers désordres dans autant de chapitres séparés.

A. — *Lésions des nerfs moteurs, sensitifs,*
sympathiques et sensoriel.

Pour bien comprendre l'évolution des troubles nerveux qu'entraînent dans l'appareil de la vision les traumatismes de l'orbite il faut, de toute nécessité, avoir bien présente à la mémoire la fente sphénoïdale que nous reproduisons ici d'après les classiques.

Nous ne ferons pas de description anatomique, la lecture de la légende qui accompagne la planche, suffira pour permettre à nos lecteurs de suivre l'exposé des faits cliniques que nous avons observés. ·

Il est facile de comprendre quels troncs nerveux seront le plus

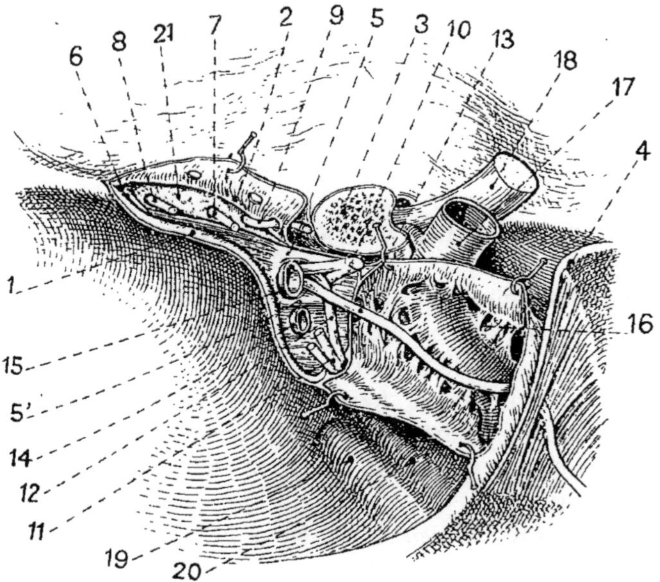

Fig. 32. — La fente sphénoïdale et les organes qui la traversent
(d'après Testut et Jacob).

La fente sphénoïdale est vue par l'intérieur du crâne. Le périoste et la dure-mère qui la ferment ont été incisés et les lambeaux réclinés. Le sinus caverneux a été ouvert.

1, Bord inférieur de la fente sphénoïdale. — 2, bord supérieur. — 3, apophyse clinoïde antérieure sectionnée à sa base. — 4, apophyse clinoïde postérieure. — 5, 5', anneau de Zinn. — 6, muscle droit externe. — 7, nerf lacrymal. — 8, nerf frontal. — 9, pathétique. — 10, moteur oculaire commun. — 11, tronc commun au lacrymal et au frontal. — 12, nasal. — 13, moteur oculaire externe. — 14, veine ophtalmique inférieure. — 15, veine inférieure. — 16, sinus caverneux. — 17, carotide interne. — 18, nerf optique. — 19, nerf maxillaire supérieur. — 20, ophtalmique de Willis. — 21, graisse de l'orbite.

facilement intéressés par une fracture irradiée de la voûte orbitaire ou un choc direct sur la paroi de l'orbite.

1° Nerfs moteurs.

Le nerf le plus souvent lésé, doit être le nerf moteur commun ; cette paralysie est due, dans la plupart des cas, à une fracture de la paroi supérieure de la fente sphénoïdale, particulièrement de l'apophyse clinoïde antérieure, en raison des rapports du nerf avec cette apophyse. Il coexiste fréquemment, pour la même raison, une amaurose traumatique. Il n'en est pas de même du moteur externe, qui est plus éloigné de la paroi supérieure de la fente sphénoïdale et dont la paralysie a surtout pour cause une fracture du rocher.

La paralysie du pathétique peut être due également à une fracture de la voûte de la fente sphénoïdale, car ce filet nerveux est tout près d'elle; la paralysie de la branche ophtalmique du trijumeau peut tenir à la même cause. Lorsque tout le trijumeau est intéressé, il faut chercher l'explication de sa paralysie dans une fracture du sommet du rocher; ce sont là les conclusions auxquelles arrive FERRON dans une excellente thèse qu'il a écrite sur ce sujet (Lyon, 1901); cet auteur fait d'ailleurs très justement remarquer que les paralysies des nerfs de l'orbite, quand elles n'ont pas une cause orbitaire, sont des symptômes de fractures de la base du crâne.

Ce n'est pas ici le lieu de montrer par quel mécanisme les fractures du crâne se propagent à la voûte orbitaire; nous renvoyons aux classiques qui ont traité cette question, notamment à l'article « Orbite, de ROLLET » dans l'*Encyclopédie d'ophtalmologie* (t. VIII); il nous suffit, pour bien comprendre la cause des lésions nerveuses que nous avons observées dans nos fractures orbitaires, de nous rappeler les données anatomiques résumées dans la figure 32.

Nous avons observé quatre fois la paralysie du moteur commun, deux fois la paralysie du moteur externe, une fois la paralysie du pathétique; un autre désordre que nous avons constaté dans l'action du grand oblique tient à la désinsertion de la poulie de ce muscle, et quant au moteur externe, il s'est agi le plus souvent de causes orbitaires; deux fois nous avons constaté la paralysie de l'abduction après des fractures par choc direct sur la paroi temporale de l'orbite.

2° **Nerf sensitif.**

Le trijumeau, dans les fractures de l'orbite, peut être lésé non seulement dans sa première branche, l'ophtalmique de WILLIS, mais il n'est pas rare de constater que la fracture du plancher de l'orbite intéresse le nerf maxillaire supérieur, sectionné rarement, plus souvent comprimé ; il en résulte de l'anesthésie dans la région correspondante, et souvent aussi des phénomènes d'irritation dont nous avons recueilli deux observations chez des blessés présentant un blépharospasme rebelle qui ne céda qu'à une intervention chirurgicale ; chez le premier un éclat d'obus, pénétrant à 1 centimètre au-dessous du rebord orbitaire inférieur, lésa probablement le nerf sous-orbitaire avant de se loger dans l'orbite d'où nous l'avons extrait ; le second fut atteint par un projectile qui provoqua un effondrement du plancher orbitaire sans pénétrer dans les tissus. Le blépharospasme était localisé à la paupière inférieure seulement. Nous pratiquâmes à nos deux sujets, une résection du tronc nerveux, dans l'orbite, selon le procédé classique, et les contractions palpébrales disparurent rapidement dans les jours qui suivirent l'intervention.

3° **Nerf sympathique.**

Les rameaux de la branche ophtalmique de WILLIS peuvent être lésés, y compris les vaso-moteurs qu'ils contiennent, et il n'est pas rare de voir apparaître, avec l'anesthésie de la cornée, des troubles neuro-paralytiques, d'autant plus explicables que les filets sympathiques peuvent être également touchés par le traumatisme.

Il n'est pas impossible, cependant, que le traumatisme intéresse tous les nerfs à la fois, à l'exception du sympathique, et nous avons recueilli une très belle observation qui mérite d'être retenue à ce point de vue.

Fracture de l'orbite gauche ; ophtalmoplégie totale ; atrophie optique O. G. (OBS. XXVI).

Arn... Jean, du N° régiment d'infanterie, blessé le 30 septembre 1914. près de R..., a été évacué de suite sur l'hôpital de Châlons où il est resté jusqu'au 4 décembre et de là. sur notre service, où il est arrivé le 8 décembre.

État du blessé. — Arn... a été atteint par une balle de shrapnell dans la région temporo-pariétale gauche, à deux travers de doigt au-dessus de l'insertion de l'oreille, à trois travers de doigt en arrière de la queue du sourcil.

La radiographie de profil montre le projectile situé immédiatement en avant de la selle turcique; et la radiographie de face indique sa présence contre la paroi supéro-interne de l'orbite gauche. Il a donc, dans son trajet, intéressé le sommet de l'orbite un peu en avant de la fente sphénoïdale qu'il a, sans doute, effondrée (fig. 33 et 34).

La paupière supérieure est en ptosis absolu. Le globe oculaire est en-état d'immobilité complète; tous les muscles extrinsèques sont para

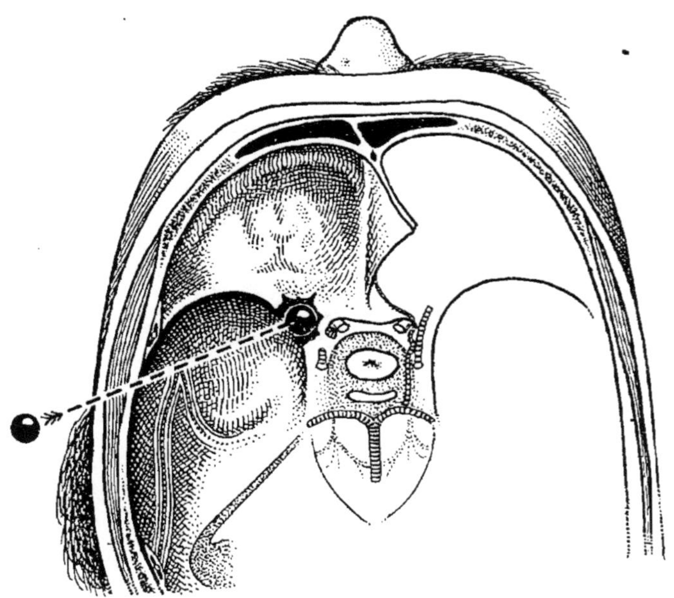

Fig. 33.

lysés. Il n'y a pas d'exophtalmie, mais l'œil est légèrement dévié en dehors dans l'axe de l'orbite.

Le segment antérieur est normal; la pupille, très dilatée, ne réagit plus ni directement ni consensuellement (fig. 34).

L'anesthésie s'étend à tout le domaine du trijumeau, totale pour la branche ophtalmique de Willis, partielle au niveau des dentaires et du bouquet sous-orbitaire.

L'examen ophtalmoscopique dénote une atrophie blanche du nerf optique, les veines sont normales, mais les artères sont très grêles.

$$\text{O. G.} \quad \text{V} = 0.$$

L'œil droit est intact. Aucune lésion des milieux transparents ou des membranes profondes. Avec un sphérique convexe de $+1$, l'acuité égale l'unité. Le champ visuel est normal.

$$\text{O. D.} + 1 \quad \text{V} = 1.$$

Vu la situation très profonde du projectile, les dangers inhérents à son extraction, et sa tolérance au point de vue du cerveau, parfaite, on sursoit à une intervention chirurgicale, et le blessé sort de l'hôpital le 9 mars 1915.

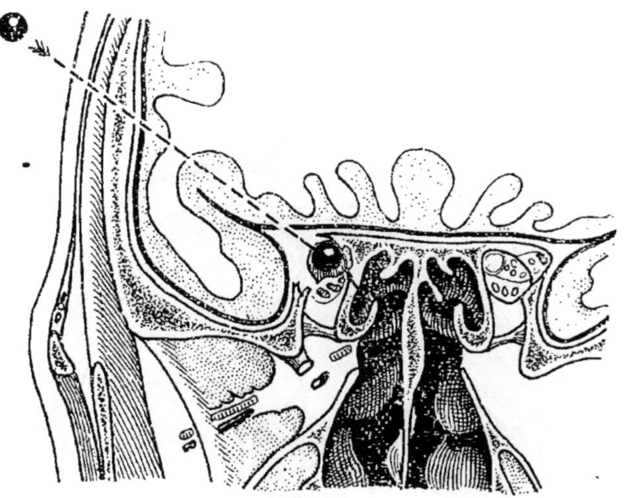

Fig. 34.

Dans cette observation si curieuse, tous les nerfs de l'œil, sans exception, étaient intéressés et cependant l'œil vivait ; c'est donc qu'il ne présentait pas de phénomènes neuro-paralytiques ; il faut expliquer le fait par la conservation du ganglion ophtalmique, petit cerveau de l'œil, qui continuait à gouverner sa nutrition.

De toutes les lésions que présente l'appareil nerveux de l'œil, celles du nerf optique sont celles qui doivent nous retenir le plus longuement.

4° Lésions du nerf optique.

Il convient de distinguer les lésions traumatiques du nerf optique par blessure de guerre selon trois localisations différentes :

a) La partie intra-oculaire ; *b)* la partie rétro-bulbaire qui contient l'artère et la veine centrales ; *c)* la partie non vasculaire qui va du trou optique à l'entrée de l'artère et de la veine centrales.

a) Partie intra-oculaire. Lésions traumatiques de la papille. — Ces désordres sont ceux que nous constatons lorsque la papille a été arrachée par une élongation subite du nerf

optique. Un agent contondant mousse, un fragment métallique
repousse brusquement le nerf, l'arrache pour ainsi dire et le
désinsère du globe; nous en avons observé plusieurs exemples
dans lesquels l'aspect ophtalmoscopique était semblable à celui
que GONIN donne dans l'*Encyclopédie française* (t. VII, p. 534).

Une vaste hémorragie suit immédiatement l'arrachement, et
quand la résorption de l'hémorragie a eu lieu, on constate des

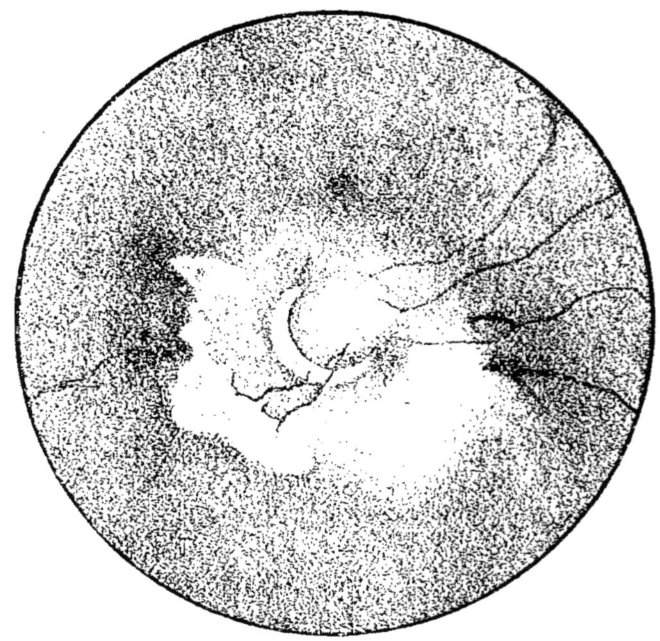

Fig. 35. — Arrachement du nerf optique.

débris de vaisseaux déchirés et quelquefois une excavation profonde due à la rupture de la sclérotique; dans un cas de PAGENS-
TECHER, le nerf avait été absolument arraché de l'anneau scléral,
et la rétine avait été entraînée dans l'ouverture.

Il existe ainsi une excavation traumatique de la papille, une
sorte de colobome ou de conus chirurgical, beaucoup plus prononcé que l'excavation glaucomateuse; GONIN rappelle un malade
de BIRSCH-HIRSCHFELD chez lequel la différence de niveau était
de 2 millimètres; il arrive d'ailleurs que cette excavation se

remplit de tissu conjonctif proliférant à la manière de la rétinite de ce nom.

Les coups de feu à la tempe, dans les tentatives de suicide, ont permis d'étudier ce genre de lésions que nous avons notées plusieurs fois chez nos blessés de guerre. Nous reproduisons ici plusieurs dessins recueillis sur nos blessés (fig. 35 et Pl. III, fig. 1 et 2).

On comprend, qu'à côté de l'arrachement total ou subtotal de la papille, on trouve des arrachements partiels plus ou moins prononcés et entre l'arrachement total le plus complet et l'arrachement partiel le plus modéré, il est facile de concevoir toutes les variétés dont la clinique de nos centres d'ophtalmologie militaire a démontré l'existence.

b) Lésions du nerf dans la partie rétro-bulbaire contenant l'artère et la veine centrales. — Un projectile, entrant dans l'orbite immédiatement derrière l'œil, peut sectionner plus ou moins complètement le nerf en le déchirant et en déchirant avec lui les vaisseaux qu'il contient; il en résulte une ischémie de l'artère centrale présentant l'aspect ophtalmoscopique de l'embolie; pour que cet aspect ophtalmoscopique se produise, il n'est même pas nécessaire que le nerf soit déchiré, il suffit que l'artère le soit, avec ou sans la veine. HIRSCHBERG a rapporté un cas de section transversale (DURSCHTRENNUNG) du nerf optique dans lequel, dans l'espace de deux mois, la circulation rétinienne se rétablit en même temps qu'une acuité de 1/20; il est fort possible qu'il n'y ait eu dans ce cas qu'une lésion de l'artère centrale et que la circulation rétinienne se soit reproduite plus tard par une circulation collatérale, allant des artères de la rétine à celles du corps ciliaire; car l'anatomie démontre en même temps la difficulté et la possibilité du rétablissement, par ce mécanisme, de la circulation rétinienne.

La gravité d'un pareil désordre n'est pas à démontrer; lorsque l'artère et la veine sont déchirées, la rétine perd son fonctionnement et quand le nerf optique est gravement contusionné, la déchirure des filets nerveux vient compliquer la situation et occasionner l'atrophie papillaire, conséquence fatale d'ailleurs de la seule destruction des vaisseaux.

Ce fait n'est pas aussi grave, si la contusion du nerf est assez superficielle, pour ne pas entraîner de trouble dans la circulation de l'artère et de la veine centrales; on sait que le nerf peut être

tiraillé assez fortement sans que les vaisseaux souffrent, il y a
même lieu de remarquer ici, que l'élongation du nerf optique a été
conseillée dans les cas d'atrophie par DE WECKER qui espérait
ainsi réveiller la nutrition du nerf en favorisant la circulation du
sang dans les vaisseaux qu'il contient.

Mais il est rare que le nerf optique soit, par un projectile,
tiraillé et contusionné avec assez de circonspection pour ne pas
entraîner de gros désordres, et l'atrophie papillaire consécutive
est la conséquence ordinaire du traumatisme. Quand le corps
étranger est d'ailleurs volumineux comme dans l'observation XX
en même temps que le nerf optique est contusionné, le pôle postérieur est le siège de vastes désordres (vaste hémorragie de la
région maculaire et véritable lac sanguin choroïdien résultant de
la déchirure d'un vaisseau), la radiographie et l'opération de
KRÖNLEIN nous ont montré que, dans ce cas, le projectile était
immédiatement derrière le globe et contre le nerf.

*c) Lésion du nerf en arrière du point d'entrée des vais-
seaux.* — En chirurgie d'armée, le nerf optique peut être blessé
directement par un agent vulnérant ou indirectement par une
fracture irradiée se dirigeant vers le trou optique et se compliquant, à ce niveau, d'une esquille capable de déchirer l'organe
dans le *foramen opticum.*

d) Blessures directes. — Ce sont celles qu'on trouve à la
suite de l'entrée dans l'orbite d'un corps étranger, shrapnell,
fragment d'obus, etc. ; en même temps que le nerf optique, le
projectile a plus ou moins touché et contusionné le globe de l'œil
qui peut, lui-même, présenter des lésions directes ; il peut se faire
que la vision ne soit que partiellement perdue et GONIN, dans son
article de l'*Encyclopédie française d'ophtalmologie* (t. VII,
p. 537) rapporte un fait dans lequel, à la suite de la blessure du
nerf par un grain de plomb, il y eut perte partielle de la
vision ; c'est là, une grande exception, la blessure du nerf optique
par un projectile est suivie tôt ou tard de l'atrophie complète du
nerf.

Il en a été ainsi dans notre observation où le projectile, une
chemise de balle, a été trouvé après le KRÖNLEIN dans le sommet
de l'orbite, près de la fente sphénoïdale (obs. XXI).

Quand le projectile est au sommet de l'orbite, contre le nerf,
ainsi que cela était dans les observations XXII et XXVI, il peut

agir par compression et entraîner une simple atrophie blanche primitive et non névritique.

Il peut arriver, d'ailleurs, qu'un gros projectile entre dans l'orbite, vienne même se loger dans l'entonnoir musculaire, sans intéresser le nerf optique et en laissant à l'œil une bonne vision. Il en a été ainsi dans l'observation XXIII, où la balle de shrapnell, suivant un trajet horizontal de dehors en dedans, ayant perforé la paroi orbitaire externe en arrière du globe oculaire, est venue se loger dans l'entonnoir musculaire à 1 cm. 1/2 du pôle postérieur de l'œil, à une très faible distance du nerf optique, resté intact ; à plus forte raison, lorsque le corps étranger intra-orbitaire est en dehors de l'entonnoir musculaire, est-il naturel que le nerf optique soit indemne ; c'est là, ce qui s'était passé dans l'observation XX où l'éclat d'obus s'était logé au-dessus du globe oculaire et avait provoqué, par contusion directe de l'œil, de graves désordres dans les membranes profondes : hémorragie dans le corps vitré, déchirure choroïdienne, décollement rétinien.

d) Blessures indirectes. — Ce sont celles qui sont consécutives aux fractures ; tous les oculistes qui s'occupent des accidents du travail, savent combien souvent les chutes sur la tête, les fractures du crâne s'accompagnent au bout d'un certain temps de perte de la vision d'un côté ; il s'agit de ces fractures irradiées qui vont, au niveau du trou optique et de la fente sphénoïdale, déchirer le bouquet vasculo-nerveux qui représente le hile de l'orbite et de l'œil ; il y a déjà longtemps que cette notion anatomo-clinique, entrevue par quelques cliniciens, a été introduite dans la science avec précision, par BERLIN. Nous avons montré que, chez nos blessés, ces irradiations avaient pour cause unique les traumatismes du frontal.

La lésion du nerf optique peut d'ailleurs n'être pas très grave, et la cécité absolue n'en est pas toujours la conséquence, WILBRAND et SAENGER, sur 100 cas de lésions optiques unilatérales par traumatisme crânien, ont signalé 50 cas de cécité complète et définitive, 4 cas de cécité totale au début, qui se terminèrent par une guérison complète, 17 par une guérison partielle avec limitation du champ visuel, 24 cas où la lésion du nerf avait été partielle d'emblée.

Il en résulte qu'il faut être assez circonspect au sujet de l'avenir de pareilles lésions, surtout en ce qui concerne les soldats candidats à la réforme et à une gratification, dont l'acuité visuelle n'est pas toujours facile à déterminer. Nous en avons observé un exemple récent (observation LX) dans lequel, après un gros traumatisme de la région temporale gauche, ayant nécessité une trépanation, l'acuité visuelle par lésion probable du nerf optique gauche était tombée à 1/10 ; le malade s'en tenait obstinément à ce chiffre lorsque, par l'épreuve de l'image renversée, nous avons pu nous convaincre que l'acuité était de 1/3 au moins.

Dans certains cas le traumatisme s'accuse seulement par un scotome central ; dans ce cas il convient de penser à la compression du nerf optique ; cette compression fait porter de préférence ses effets sur le faisceau maculaire dont le fonctionnement délicat est vite impressionné. Il s'agit, en pareille circonstance, du gonflement du nerf optique ou de sa compression par une hémorragie profuse intra-orbitaire ou mieux encore d'une hémorragie dans sa gaine.

Cet hématome dans les tuniques du nerf optique mérite une particulière attention.

Hématome des gaines du nerf optique. — L'épanchement sanguin dans les gaines du nerf optique est-il fréquent lorsque l'orbite a été traversé par un projectile ?

L'image ophtalmoscopique classique, consistant en un liséré brunâtre péripapillaire, est-elle souvent observée ? Ce sont les deux questions que doit se poser le médecin oculiste militaire, et nous devons y répondre dans la mesure où nous le permettent les faits observés et les documents recueillis.

D'abord quelques mots destinés à bien poser la question.

MAGNUS et DE WECKER, et quelques autres ont cherché à préciser les signes cliniques et anatomiques des hémorragies dans les gaines du nerf optique.

MAGNUS s'est appliqué à démontrer :

1° Que l'hémorragie du nerf est suivie, en quelques heures, d'un trouble caractéristique péripapillaire et maculaire.

2° Que l'hémorragie s'accompagne d'un amincissement plus ou moins marqué, avec hyperhémie des veines.

3° Que le champ visuel s'obscurcit du centre à la périphérie dans les hémorragies du nerf.

A tous ces signes, DE WECKER en ajoute un autre qu'il considère comme très important, c'est l'apparition d'une flammèche hémorragique péripapillaire et de petites hémorragies entourant la macula; il admet donc que les épanchements sanguins du nerf optique se font jour jusqu'à la rétine; il croit même que certaines hémorragies du corps vitré viennent des espaces vaginaux du nerf optique.

ROLLET, ABADIE ont appuyé cette manière de voir; ils décrivent une nappe sanguine péripapillaire bien visible à l'ophtalmoscope et on trouve des affirmations analogues dans les traités de SCHWEIGER et GREEF, de DIMMER, dans le manuel de SCHMIDT-RIMPLER, etc.

GONIN, qui a écrit sur ce sujet un très intéressant travail, développe une opinion contraire à celle de MAGNUS et de WECKER, il pense qu'aucun fait ne vient à l'appui de leurs doctrines concernant les signes ophtalmoscopiques des apoplexies du nerf optique : on ne connaît pas, dit-il, un seul fait « de cécité subite qui après avoir présenté le tableau d'une ischémie rétinienne ait permis de constater à l'autopsie un épanchement dans les parois ou dans la substance du nerf; d'autre part, il n'est pas un seul des cas avérés d'apoplexie vaginale qui se soit manifesté par les signes ophtalmoscopiques d'une obstruction de l'artère centrale ».

Dans le même ordre d'idées, en confirmation de l'opinion de GONIN, nous devons citer, d'une façon particulière, un travail très remarquable de DUPUY-DUTEMPS sur l'hématome des parois du nerf optique dans l'hémorragie méningée; dans une étude histologique de la plus haute valeur cet auteur montre que l'hémorragie du nerf optique d'origine traumatique est due à la pénétration, dans la cavité vaginale, du sang épanché dans l'espace sous-arachnoïdien crânien.

L'étude histologique établit dans une première observation que l'hématome intra-vaginal ne s'étend pas vers le globe au delà de l'extrémité antérieure de la cavité et ne franchit pas la barrière sclérale; le sang ne pénètre pas davantage dans le tronc du nerf optique; il y avait bien dans ce cas des petits îlots d'hémorragie rétinienne, mais ces hémorragies n'avaient aucune relation avec l'hématome vaginal du nerf sensoriel de l'œil.

Dans une deuxième observation ayant trait à une hémorragie méningée spontanée, DUPUY-DUTEMPS a constaté les mêmes faits anatomiques précis; l'hémorragie ne va pas jusqu'à la papille, elle s'infiltre dans les faisceaux les plus internes de la gaine durale et particulièrement jusqu'aux vaisseaux centraux qu'elle entoure d'un manchon continu ; dans ces cas les signes ophtalmoscopiques ne sont pas comme MAGNUS, DE WECKER et les classiques en général l'ont enseigné, ceux de l'ischémie rétinienne ; on constate simplement de l'œdème de la papille, avec dilatation des veines, et des hémorragies rétiniennes nées sur place, consécutives aux troubles de la circulation dus à la compression des vaisseaux centraux.

Telles sont les données anciennes concernant l'hématome du nerf optique (MAGNUS, DE WECKER, etc.), et les opinions récentes (GONIN, DUPUY-DUTEMPS). Nous n'avons pas eu la prétention de faire un historique, même incomplet, de la question, notre but a été simplement d'opposer les deux manières de voir qui sont encore en discussion.

Il ne nous reste plus qu'à dire ici de quel côté nous devons nous ranger après avoir observé un nombre considérable de traumatismes graves du nerf optique qui ont dû certainement s'accompagner, fréquemment, d'hémorragies dans les gaines. Nous disons, modestement, qui ont dû s'accompagner, parce qu'en somme nous n'avons pas d'examens histologiques à jeter dans le débat, n'ayant pas eu, fort heureusement, à faire l'autopsie de nos blessés, mais il n'est pas possible que les nerfs optiques contusionnés, déchirés par des balles, des shrapnells, des éclats d'obus irréguliers, que nous avons observés, n'aient pas saigné souvent dans leur gaine, et, en clinique, nous nous sommes maintes fois trouvé en face d'hématomes traumatiques vaginaux du nerf optique.

Nous devons à la vérité de dire que nous n'avons pas constaté une seule fois les désordres ophtalmoscopiques et les signes cliniques de l'ischémie rétinienne et que jamais nous n'avons observé l'épanchement sanguin papillaire sur lequel ABADIE a insisté ; dans l'ophtalmologie civile il en a été de même ; après avoir, comme tous les oculistes dont la pratique est étendue, examiné beaucoup de sujets traumatisés ayant perdu subitement la vue d'un ou des deux côtés, nous n'avons jamais vu sourdre le sang des gaines du nerf optique dans l'œil, et nous avons l'impression que GONIN et DUPUY-DUTEMPS sont dans le vrai. Certes les recherches anatomiques faites, notamment par ce dernier auteur, pèsent, dans le débat, beaucoup plus que nos impressions de clinicien, mais il n'est pas négligeable de constater que la clinique, telle qu'elle est tombée sous notre observation, et l'anatomie pathologique, telle qu'ils l'ont vue, sont dans un accord parfait.

Un point cependant mérite d'être mis en relief, je n'ai pas constaté l'hématome péripapillaire et les épanchements sanguins intra-oculaires consécutifs aux hémorragies du nerf optique, mais j'ai vu quelquefois, un assez long temps après le traumatisme, l'anneau brunâtre pigmenté dont tous les classiques parlent.

Nous l'avons observé encore très récemment sur des sujets atteints de graves commotions ayant entraîné d'abord, sans aucune lésion, une perte complète de l'acuité centrale qui se rétablit peu à peu sous l'influence du temps.

Fracture du rebord orbitaire supérieur droit; hémorragies des gaines du nerf optique (Obs. XXVII).

P..., du N° d'infanterie, blessé le 10 janvier 1916, par des éclats d'obus, dont un a provoqué un léger enfoncement du rebord orbitaire supérieur droit d'où il a été extrait. Au dire du blessé, l'obus aurait éclaté à la distance de 1 mètre, son éclatement fut suivi d'une perte totale de la vision des deux yeux. La vision de l'œil gauche est revenue douze heures après, mais l'œil droit n'a commencé à percevoir la lumière que trois semaines après le traumatisme.

A son arrivée dans notre service l'acuité est la suivante :

O. D.   perception lumineuse.
O. G.   V = 3/10.

Aucune lésion des milieux transparents ni des membranes profondes.

Le champ visuel, pris le 19 janvier, nous montre des contours irréguliers à gauche avec un rétrécissement périphérique et un scotome para-central semi-annulaire.

État actuel. — Le 3 mars 1916. la papille réagit faiblement à la lumière. Il existe une légère anisocorie O. D., O. G. Le réflexe accommodateur existe, mais affaibli; consensuel plus énergique sur l'O. G.

Le 3 mars.

O. D.   V = 1/20.
O. D.   V = 4/10.

Le 6 mars on constate, pour la première fois, sur le bord temporal des deux papilles une pigmentation rouge noirâtre, en bordure de l'anneau scléral, qui fait penser à une hémorragie des gaines; ces demi-anneaux péripapillaires ne peuvent être que du sang ou des débris sanguins qui ont mis plusieurs mois à venir jusqu'à la papille.

O. G.   V = 4/10.
O. D.   V = 5/10.

Le champ visuel pris à cette date montre un rétrécissement concentrique sans scotome central.

27 mars 1916. — O. D. G. Réflexes normaux, toujours pas de lésions du fond d'œil, sauf la pigmentation constatée à la date du 6 mars et qui reste stationnaire dans les deux yeux.

Champ visuel normal O. D. G.

Pas de rétrécissement. ni de scotome; pas de dyschromatopsie.

$$\text{O. D.} \quad V = 10/10.$$
$$\text{O. G.} \quad V = 10/10.$$

A cette date, on peut considérer le malade comme guéri. Il nous reste à voir la marche que prendra la pigmentation d'une partie de l'anneau scléral.

4 avril 1916. — La légère pigmentation rouge, en bordure de l'anneau scléral, persistait toujours, mais avec tendance à disparaître.

Évacué le 4 avril 1916.

Fracture de l'orbite gauche; chorio-rétinite maculaire droite
(Obs. XXVIII).

Berl... Jean, du Nᵉ d'infanterie, blessé à V..., le 29 février 1916, par éclat d'obus. Pansé aussitôt, il fut évacué sur B... et Limoges. Envoyé à son dépôt le 13 juillet 1916, il fut ensuite dirigé sur notre service, se plaignant d'un affaiblissement de l'acuité visuelle de l'œil droit.

État actuel. — On note l'existence d'une cicatrice mobile, non douloureuse, de 4 centimètres de longueur, en forme d'E, siégeant un peu au-dessous de l'angle supéro-externe de l'orbite gauche. On sent à la palpation un léger enfoncement du plan osseux sous-jacent (fosse frontale et apophyse orbitaire du frontal).

L'œil gauche correspondant au côté blessé est emmétrope : $V = 10/10$. Les milieux transparents et les membranes profondes sont intacts.

L'œil droit, qui n'a pas été contusionné, est, au contraire, le siège d'une mydriase légère avec paresse manifeste des réflexes photo-moteurs.

L'ophtalmoscope ne montre aucune lésion des milieux réfringents.

Mais, au niveau du bord externe de la papille, se trouve une bande hémorragique de 1 millimètre environ sur les deux tiers de la circonférence papillaire. Ce croissant hémorragique objective à ce niveau une hémorragie des gaines du nerf optique.

Dans la zone sous-maculaire, on note également une hémorragie rétinienne en forme de haricot, à hile supérieur. qui, à l'examen périmétrique, se traduit par un scotome demi-annulaire para-central et supérieur (fig. 1, Pl. I).

L'acuité visuelle de cet œil égale 1/10 faible.

Berl... est parti le 5 juin 1916 en convalescence.

A son retour, le 5 août, l'état demeurait stationnaire.

Chute sur la tête par explosion d'obus; lésion indirecte du nerf optique. Hématome des gaines. (Obs. XXIX).

Cal... Bernard, Nᵉ d'infanterie. Blessé à Fl..., le 6 septembre 1916, par l'explosion d'un obus qui l'a projeté à terre. est tombé à la renverse sur la nuque.

Quelques instants après, le malade raconte qu'il a présenté un hématome considérable des paupières et des conjonctives. Il a constaté que la vision de l'œil gauche a baissé immédiatement après le traumatisme. Il a été évacué huit jours après sur Bourges.

Le 26 octobre, le blessé a eu une permission de sept jours; il est ensuite rentré à son dépôt et, de là, il a été évacué sur Pau, puis à Bordeaux.

État actuel. — 12 décembre 1916, on constate, au niveau de la sclérotique, une pigmentation due au tatouage par la poudre, et sur le bord

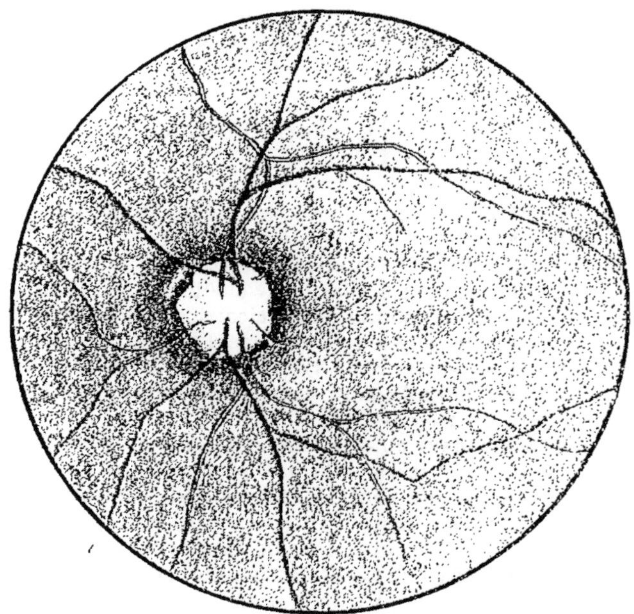

Fig. 36. — Pigmentation hématique péripapillaire, origine traumatique.

interne de sa cornée, vers onze heures, une taie qui probablement est consécutive à une kératite traumatique; la chambre antérieure est normale, les réflexes, quoique atténués, existent.

Le cristallin et le vitré sont normaux; la papille présente un aspect spécial; en effet dans la région péripapillaire on remarque une pigmentation anormale de coloration brunâtre, surtout accentuée sur le bord interne (image renversée) (fig. 36).

Dans la partie inféro-interne de la papille il existe une encoche; il semble qu'à ce niveau la pigmentation recouvre, en le surplombant, le bord papillaire.

Le reste de la papille semble normal, les vaisseaux ont leur calibre physiologique.

La macula présente un aspect légèrement congestif et se différencie

Images ophtalmoscopiques à l'image droite.

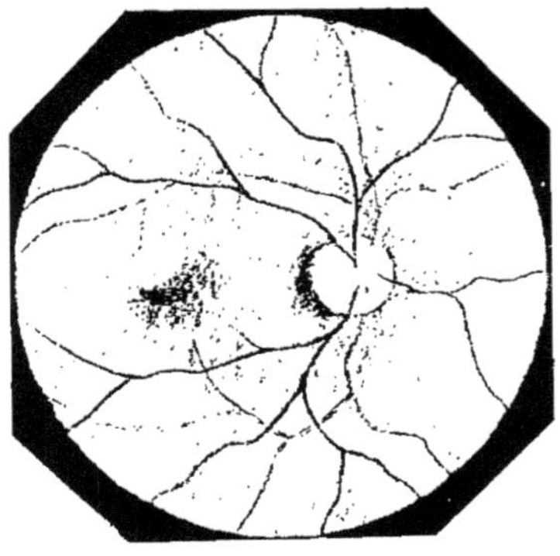

Fig. 1.

O. D. — Fracture de la région frontale gauche, gros ébranlement. hémorragies des gaines du nerf optique droit, hémorragie maculaire droite.

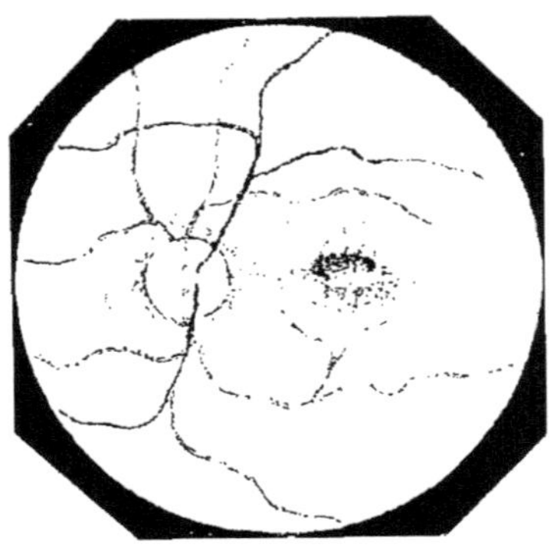

Fig. 2.

O. G. — Fracture de l'arcade orbitaire et du bord externe gauches, ébranlement des tissus de l'orbite, hémorragie maculaire. atrophie optique.

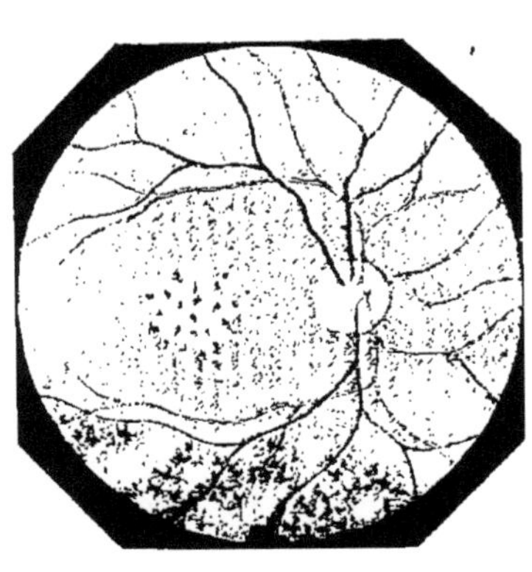

Fig. 3.

O. D. — Fracture du plancher de l'orbite et du rebord orbitaire inférieur droit; chorio-rétinite maculaire (lésion d'ébranlement); chorio-rétinite atrophique et pigmentaire (lésions de contact).

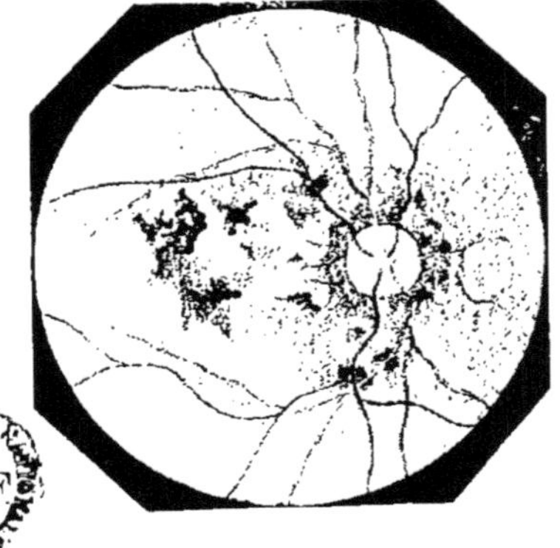

Fig. 4.

O. D. — Fracture du rebord orbitaire externe; chorio-rétinite maculaire et péri-papillaire (lésions d'ébranlement).

nettement du reste du fond de l'œil; il semble toutefois qu'il s'agit là d'une macula normale.

$$\text{O. D.} \quad \text{V} = 10/10.$$
$$\text{O. G.} \quad \text{V} = 2/10.$$

Dans ces cas nous croyons qu'une hémorragie traumatique du nerf optique a entraîné une compression des faisceaux maculaires et que, peu à peu, la compression a disparu à mesure que l'hémorragie s'est résorbée.

La formation de cet anneau pigmenté n'est pas due à la propagation de l'hémorragie, mais à la migration du pigment hématique, et dans la discussion, qui a eu lieu à la Société d'Ophtalmologie de Paris, en 1913, au sujet du travail de DUPUY-DUTEMPS, KALT a très justement fait remarquer que l'apparition de cet anneau pigmenté pouvait très bien s'accorder avec les constatations anatomiques de DUPUY-DUTEMPS; propagation d'un épanchement sanguin et migration du pigment après la résorption de l'hémorragie sont choses très différentes, la seconde peut se produire sans la première.

Il existe un courant nutritif qui va du nerf optique vers l'œil, ce courant est parfaitement capable d'entraîner le pigment d'arrière en avant et de le déposer à son entrée dans l'œil dans la lame criblée et dans la zone choroïdienne qui entoure immédiatement la papille. Cet anneau pigmenté nous paraît toujours devoir être considéré comme le signe d'un hématome ancien du nerf optique et plusieurs fois, sur nos blessés de guerre. nous avons pu lui donner cette signification (fig. 36 et fig. 1 et 2, Pl. I).

B. — *Lésions des vaisseaux.*
Hémorragies traumatiques de l'orbite.

Les épanchements traumatiques de l'orbite sont connus depuis CARRON DU VILLARDS qui a bien précisé l'exophtalmie consécutive en indiquant « une compression et une hernie de l'œil »; il signale le cas d'un malheureux confrère mort après une chute sur le pavé et à l'autopsie duquel il a constaté « une fracture de l'orbite près du trou optique, la veine et l'artère ophtalmiques ayant été rompues, l'œil était repoussé en avant par un énorme caillot de sang ».

Les accoucheurs ont depuis longtemps signalé les épanchements intra-orbitaires après l'application du forceps et dans tous les classiques de l'ophtalmologie nous trouvons des indications bien précises au sujet des hémorragies orbitaires. MACKENZIE signale une très intéressante observation d'hémorragie intra-orbitaire s'accompagnant d'une abondante épistaxis et terminée par la mort, et DESMARRES, dans son chapitre des affections de l'Orbite, parle des tumeurs produites par extravasation du sang dans le tissu cellulaire (*Tumeurs de l'Orbite*, t. 1, p. 230).

DEMARQUAY décrit dans son *Traité des Tumeurs de l'Orbite* en des paragraphes différents : A) Les épanchements sanguins, suite de fractures; B) Les épanchements sanguins. suite de plaies; C) Les épanchements sanguins, suite de contusion; D) Les épanchements sanguins spontanés.

Au sujet des épanchements sanguins traumatiques, les seuls qui nous intéressent, il rappelle les observations des auteurs que nous venons de signaler et nous fait connaître plusieurs faits personnels inédits, notamment le cas d'un jeune homme de seize ans qui, tombé du haut d'un mât de navire sur le pont, eut une telle hémorragie intra-orbitaire que l'œil sortait de l'orbite et pendait sur le nez, immédiatement après l'accident.

La fonction visuelle fut définitivement perdue, mais l'œil reprit complètement sa place, après quelque mois, sans intervention chirurgicale.

DE WECKER consacre un chapitre aux hémorragies de l'orbite et il distingue deux classes d'hémorragies traumatiques : celles qui sont produites par des lésions directes et celles qui résultent des lésions indirectes, il signale expressément les projectiles parmi les agents vulnérants.

Les auteurs qui ont écrit sur ce sujet sont en complet désaccord sur la fréquence relative de ce genre d'accident; pour CARRON DU VILLARDS il serait très fréquent dans les traumatismes de l'orbite, selon BERLIN il serait très rare: d'après nos observations c'est le premier auteur qui a raison, presque tous nos blessés orbitaires par projectile de guerre ont présenté, dans les premiers temps de leur blessure, une exophtalmie plus ou moins prononcée qu'il convient évidemment d'attribuer à un épanchement sanguin, dans beaucoup de cas très abondant.

La source de cet épanchement sanguin intra-orbitaire est

variable, elle peut être dans les vaisseaux de l'orbite ou de son pourtour, ou bien dans les vaisseaux intra-craniens.

Les hémorragies proviennent parfois d'une blessure de l'artère ophtalmique ou de la veine et c'est par ces blessures qu'on peut expliquer l'apparition consécutive d'un anévrisme ; habituellement le sang qui s'épanche derrière l'œil provient d'une lésion du tronc même ou d'une des branches importantes des vaisseaux au niveau de la loge postérieure de l'orbite ; mais quelquefois l'extravasation sanguine se fait d'abord dans les tisssus cellulaires des paupières et fuse en arrière, secondairement, passant ainsi de la loge superficielle dans la loge profonde de la cavité orbitaire ; d'ailleurs, dans la plupart des cas, la cause de l'hémorragie ne peut être précisée, et c'est là exactement la situation dans laquelle nous nous sommes trouvé vis-à-vis de nos malades, pour cette raison bien simple, qu'ils ont tous guéri et que nous n'avons par conséquent pas pu étudier en détail le désordre anatomique.

Il faut rapprocher de ces hémorragies intra-orbitaires traumatiques, celles qui se produisent quelquefois après une ténotomie trop largement faite et aussi celles qui surviennent après une opération de KRÖNLEIN ou simplement après une énucléation pendant laquelle le ciseau de l'opérateur se sera égaré derrière la capsule de TENON.

Quelquefois le sang vient des os fracturés ; les os de l'orbite sont en certains endroits épais et richement vascularisés par des vaisseaux qui se rendent, soit dans le diploé, soit dans le tissu compact ; ainsi rompus ils saignent dans l'orbite et doivent être souvent la cause de l'hématome présenté par les malades ; les hématomes de l'orbite des nouveau-nés, venus au monde au moyen du forceps, ont généralement pour cause une hémorragie d'origine osseuse.

Quand le sang vient des vaisseaux intra-craniens, il peut rentrer dans l'orbite, d'après J. ROLLET, qui a laissé à ce sujet une excellente description, de plusieurs manières ; il passe quelquefois à travers une solution de continuité de la voûte orbitaire fracturée et faisant ainsi communiquer le sang extravasé sous la pie-mère avec la loge orbitaire ; ce ne sont pas, dans ce cas, seulement les vaisseaux de la pie-mère qui saignent, ce sont aussi les vaisseaux du cerveau ; dans certaines fractures de l'orbite, dont nous rapportons plus loin l'observation, le lobe frontal est en bouillie, au-dessus de l'orbite une large brèche établit une libre communication entre les cavités cranienne et orbitaire et l'on trouve, derrière l'œil, un amas noirâtre qui se continue avec la masse encéphalique.

Dans d'autres cas l'extravasation sanguine se produit sous la dure-mère décollée et fait irruption dans les gaines du nerf optique ; signalons encore les faits dans lesquels une esquille, détachée de la voûte orbitaire, a été l'agent vulnérant d'une branche méningée. MACKENZIE cite encore le cas d'une fracture esquilleuse de la voûte orbitaire qui est allée jusqu'à déchirer le sinus caverneux et produire, par conséquent, un très volumineux épanchement.

Le sang peut donc arriver dans l'orbite à travers un orifice naturel, par le trou optique, suivre les gaines du nerf et produire une hémorragie intra-orbitaire en même temps que l'hématome des gaines au sujet duquel nous nous sommes expliqué plus haut.

C'est d'ailleurs à J. ROLLET que revient le mérite d'avoir insisté le premier sur l'hémorragie orbitaire par contre-coup.

Enfin le sang peut encore provenir des cavités nasales et sinusiennes ; il n'est pas rare que dans les fractures orbitaires la paroi ethmoïdale soit défoncée ; le tissu muqueux du nez, très richement vascularisé, presque érectile, saigne à la fois dans les fosses nasales et dans l'orbite ; le sinus frontal est moins vascularisé mais lorsqu'il communique accidentellement avec l'orbite, il peut aussi le remplir de sang et de même le sinus maxillaire, gravement injurié par un traumatisme, après s'être rempli de sang, déverse ce liquide dans la cavité orbitaire.

Symptômes. — Le symptôme capital est l'exophtalmie ; les symptômes accessoires sont l'ecchymose sous-conjonctivale et l'infiltration des paupières.

L'exophtalmie est remarquable par la rapidité de son apparition : elle est directe, c'est-à-dire que le globe oculaire est repoussé en avant à peu près comme lorsqu'il s'agit d'une tumeur du nerf optique, elle est assez facilement réductible et s'accuse lorsque le sujet penche la tête en avant. D'ailleurs les circonstances dans lesquelles elle apparaît ne permettent guère au diagnostic de s'égarer.

L'ecchymose sous-conjonctivale peut survenir, même lorsqu'il n'y a pas d'exophtalmie, c'est-à-dire quand l'hémorragie intra-orbitaire très modérée n'est qu'à l'état de suffusion ; le liquide sanguin s'épand lentement dans les tissus orbitaires jusqu'à la conjonctive qui devient ecchymotique seulement au bout de quelque temps, vingt-quatre, quarante-huit heures, quelquefois plus tard; c'est là un des signes classiques des fractures de la loge du crâne, étudié par QUESNAY dans les *Mémoires de l'Académie de Chirurgie* et mis en évidence par VELPEAU; son apparition tardive dans les fractures de l'orbite par les projectiles de guerre indique une fracture de la base du crâne.

Il convient d'ailleurs de bien distinguer l'épanchement de sang qui résulte d'une fracture de l'orbite de celui qu'entraîne une contusion directe des parties molles et nous devons encore à J. ROLLET une bonne étude dans laquelle il a établi : 1° que l'ecchymose due à une fracture se fait peu à peu, qu'elle se limite à la conjonctive et aux replis palpébraux, qu'elle ne produit qu'une tuméfaction médiocre tandis que celle qu'entraîne la contusion est très rapide, se propage aux parties molles de la face et prend facilement de grandes proportions.

Par conséquent, lorsque nous trouvons comme dans nos observations XVII, XX, XXI, etc.) une exophtalmie très marquée et une ecchymose profuse, il faut en accuser les lésions des parties molles, la déchirure des vaisseaux orbitaires.

Lorsqu'il n'y a pas d'infection de la plaie, l'hémorragie se résorbe souvent assez vite, l'exophtalmie disparaît et les fonctions visuelles reprennent leur valeur dans la proportion où le nerf optique et l'appareil sensitivo-moteur sont restés intacts, mais il arrive que la plaie orbitaire s'infecte; et il survient ainsi un phlegmon de l'orbite qui n'est pas une complication négligeable; mais nous devons dire que cette infection est vraiment rare; peut-être les blessés qui en ont été atteints ne sont pas venus jusqu'à nos hôpitaux de l'arrière et ont été soignés à l'avant, il est remarquable pourtant de constater que parmi les centaines de fractures de l'orbite que nous avons observées, un nombre infime se sont compliquées de cellulite orbitaire infectieuse; nous n'en avons observé que deux faits qu'on peut ainsi résumer :

Chez le premier blessé, une balle pénétra au niveau de l'arcade zygomatique gauche et sortit par l'orbite gauche, provoquant l'éclatement du globe oculaire qui fut énucléé le lendemain du traumatisme; à son entrée dans notre service, six jours après, il présentait tous les signes d'un phlegmon orbitaire (œdème pal-

pébral énorme, volumineux chémosis, suppuration conjonctivale);
de plus, on constatait des signes de réaction méningée (signe de
KERNIG, pouls lent, température 38°,6, vomissements). Une
ponction lombaire fut négative, l'incision et le drainage de la
cavité orbitaire, un abcès de fixation et l'application de glace sur
la tête permirent de juguler l'infection, et la guérison survint très
rapidement.

Le second blessé fut atteint par un éclat d'obus qui pénétra au
niveau de la racine du nez, du côté droit, traversa le sac lacrymal
droit, les fosses nasales, l'orbite gauche et vint se loger dans la
région temporale gauche. L'œil était en exophtalmie, et l'examen
ophtalmoscopique montrait un arrachement de la région papillo-
maculaire. Trois semaines après son entrée dans notre service, il
se déclare un phlegmon orbitaire ; une incision au niveau de la
paroi externe permit l'écoulement d'une grande quantité de pus
fétide ; il existait alors une ostéo-périostite de la paroi orbitaire.
La guérison se fit très lente, mais le 31 décembre, le blessé présenta des signes d'ethmoïdite suppurée qui nécessitèrent son envoi
dans un service de rhinologie. Le 13 janvier, il fut de nouveau
évacué d'urgence sur notre service, l'infection orbitaire se réveillant à nouveau ; nous constatons alors des signes de réaction
méningée (signe de KERNIG, vomissements, température 38°,4).

Les symptômes généraux s'aggravèrent rapidement et nous
fîmes une ponction lombaire qui ramena du pus presque pur.
Le 22 janvier, le blessé mourut, probablement à la suite d'un
abcès cérébral resté latent jusque-là, puis ouvert secondairement
dans les méninges et consécutif à l'infection de l'encéphale par la
brèche orbitaire.

C'est donc une complication vraiment exceptionnelle et nous
expliquons sa rareté parce que la balle, ou l'éclat d'obus, qui rentre
dans l'orbite par effraction, n'entraîne pas avec lui de pièces de
vêtements souillés et que l'orifice d'entrée, habituellement très
petit, se referme assez vite spontanément pour échapper aux
dangers qui peuvent assaillir un blessé ne recevant pas de soins
immédiats.

Quand l'agent vulnérant n'est pas infecté et infectant pour la
cavité orbitaire, il peut se faire quelquefois que l'infection pro-
vienne des fosses nasales fracturées ouvertes, communiquant librement avec le foyer sanguin ; nous en avons récemment observé

un exemple qui, pour ne pas être un fait de guerre, n'en mérite
pas moins d'être ici rapporté.

Il s'agit d'un jeune garçon de onze ans qui, en courant, fit une
chute brusque sur le nez; très vite il se produisit une épistaxis
légère et une exophtalmie très marquée annonçant une hémorragie intra-orbitaire par déchirure de quelques vaisseaux importants; six jours après apparaissaient des accidents inflammatoires
(fièvre, douleurs vives, tuméfaction marquée et douloureuse au
niveau du grand angle de l'œil, au-dessus du sac lacrymal), bientôt
il devint évident qu'une vaste collection purulente s'était formée
derrière l'œil et il fut nécessaire d'en pratiquer l'ouverture et le
drainage qui aboutirent d'ailleurs à une guérison rapide et régulière; il est tout à fait probable que l'infection de la poche de sang
orbitaire s'est produite à la suite de la fracture de l'os planum et
de la déchirure de la muqueuse des fosses nasales. Les agents
infectieux du nez ont ainsi pénétré dans l'orbite.

Nous aurions pu nous attendre à ce que, dans les fractures de
l'orbite par projectiles de guerre, dans lesquelles les fosses nasales
et le nez sont largement intéressés et en communication avec la
loge orbitaire, une pareille infection se produise souvent, nous
devons à la vérité de dire qu'il n'en est rien et que, dans la pratique, cette complication est très rare.

Ce que nous avons observé, en ce qui concerne les hémorragies
intra-obitaires chez nos blessés consiste, presque toujours, en une
exophtalmie rapide et très accusée qui a cédé, peu à peu, sous
l'influence du temps, sans entraîner de désordres définitifs.

Lorsque la fracture intéressait la voûte orbitaire et faisait communiquer largement la loge de l'orbite avec le cerveau, il est survenu des accidents dus à la lésion cérébrale elle-même; on en
trouvera plus loin de curieuses observations.

C. — *Lésions traumatiques des muscles extrinsèques et intrinsèques.*

On a rapporté un certain nombre d'observations de paralysies
des muscles des yeux dues à des contusions et à des blessures
orbitaires. Tous les agents vulnérants, qu'il s'agisse d'armes
blanches ou de projectiles, peuvent intéresser plus ou moins gra-

vement les muscles droits ou obliques de l'œil; le muscle projeté
sur la paroi orbitaire est pris et écrasé entre la puissance et la
résistance, BERNHEIM cite le cas d'un enfant qui. lancé contre une
porte, se déchira complètement le droit interne près de son insertion bulbaire.

PANAS, en 1902, a recherché les cas publiés de traumatisme des
muscles oculaires et remarqué qu'il s'agit surtout de contusions,
coups de fleuret, corne de vache, contusions contre des corps
durs, porte, bâton, etc.

L'anatomie pathologique de ces ruptures musculaires n'est pas
connue exactement, car, habituellement, le chirurgien intervient
trop tard lorsque la réparation est déjà faite; deux fois seulement,
dans un cas de PANAS et dans un autre de GRAEFE, la désinsertion
a lieu au niveau même de la sclérotique; il est probable que dans
d'autres cas la rupture a dû avoir lieu au niveau même du muscle.
Il y a à cela une raison capitale, c'est que la paralysie traumatique
musculaire est d'habitude directe, c'est-à-dire que le muscle est
lui-même contusionné ou écrasé, c'est là que doit se faire la solution de continuité. D'ailleurs les ruptures musculaires se produisent, cela est démontré par les chirurgiens généraux, tantôt au
niveau du corps charnu, tantôt au niveau du tendon, selon que le
muscle est traumatisé au moment de sa contraction ou au moment
de son relâchement. MALGAIGNE, reprenant une idée de DELPECH,
a fait sur ce sujet des expériences mémorables. « La rupture musculaire n'a lieu, dit-il, que quand le muscle est tendu et allongé,
la rupture des tendons quand le muscle est raccourci et contracté. »
Il n'y a pas de raison pour ne pas accepter en ce qui concerne les
muscles des yeux cette opinion des chirurgiens généraux.

Après le travail de PANAS, GARIPUY et DEMICHERI ont publié
des observations de paralysie du grand oblique et TERRIEN a rapporté une observation de paralysie partielle due à un épanchement sanguin ayant rempli la cavité du sinus maxillaire gauche.

TERSON, COSMETATOS ont publié des cas semblables.

Quelquefois le traumatisme détermine un épanchement sanguin dans la gaine du muscle; il se produit ainsi des paralysies
par hémorragie intra-musculaire (DE LAPERSONNE); nous n'insisterons pas, car nous n'avons pas le désir de passer en revue tous les
faits publiés; il nous suffira de faire connaître ici ceux que nous
avons observés et qui sont les suivants :

Nous avons noté 17 cas de ce genre. La fracture orbitaire siégeait en regard du muscle atteint; nous attirons en particulier l'attention sur les fractures de la voûte qui s'accompagnaient 9 fois de paralysie, ou du releveur palpébral, ou du droit supérieur, ou des deux réunis. Chez quatre de nos blessés, la paralysie du muscle droit inférieur coexistait seule avec un enfoncement de la partie moyenne du rebord orbitaire inférieur; un autre, à la suite de plaie inféro-interne de l'orbite, était atteint d'une diplopie témoignant d'une parésie du petit oblique. Dans une observation le muscle droit externe fut traversé par une balle de revolver. Enfin, citons deux cas d'arrachement de la poulie du grand oblique à la suite d'effondrement du sinus frontal correspondant.

Plus vraisemblable est d'admettre l'hypothèse d'une fracture orbitaire irradiée au sommet chez quatre autres blessés qui, à la suite d'un enfoncement osseux du frontal ou de l'angle supéro-externe de l'orbite, avaient plusieurs muscles extrinsèques parésiés en même temps; il y avait lieu de supposer une lésion des filets nerveux eux-mêmes, à leur entrée dans l'orbite, pour expliquer la multiplicité des désordres constatés. Ces quatre cas se résument ainsi :

a) Paralysie du droit supérieur, du releveur palpébral et ophtalmoplégie interne.

b) Paralysie du droit supérieur, du releveur palpébral, du droit interne et ophtalmoplégie interne.

c) Paralysie du droit supérieur, du droit interne et du petit oblique.

d) Paralysie du droit supérieur, du droit inférieur et du grand oblique.

Mentionnons, en terminant, deux cas de parésie, l'un du droit supérieur et l'autre du grand oblique, consécutives, la première à une balle passant au sommet de l'orbite, la seconde à une fracture de la région fronto-temporale, suite de chute sur le crâne dans lesquels le tronc nerveux semble seul devoir être mis en cause.

Muscles intrinsèques. — Si nous passons maintenant en revue l'action des gros traumatismes de l'orbite sur les muscles intrinsèques de l'œil, personne ne sera surpris que nous en constations un grand nombre d'exemples. Nous avons très souvent observé la paralysie du sphincter et la mydriase qui en résulte, mydriase très réelle, imputable à la rupture des fibres musculaires et ne s'accompagnant que très rarement de la paralysie de l'accommodation.

Le mécanisme de ces mydriases traumatiques, par choc direct sur l'œil, est bien connu, et lorsque le projectile a tangentiellement touché le globe de l'œil, il n'y a rien d'étonnant à ce qu'un pareil phénomène se produise; quand le projectile n'a pas touché l'œil le fait est plus intéressant et mérite de nous arrêter.

Nous avons observé deux cas de ce genre chez des blessés qui étaient atteints de fracture du rebord orbitaire supérieur; ils ne présentaient aucune lésion des membranes oculaires, l'acuité visuelle était conservée; aussi faut-il attribuer cette parésie des muscles pupillaires et ciliaires à un ébranlement de voisinage.

Arrivons maintenant aux désordres qui intéressent le globe de l'œil lui-même. Nous étudierons successivement ce qui se passe :

1° Dans les milieux transparents;

2° Dans les membranes profondes où nous distinguerons deux paragraphes : *a*) Lésions du tractus uvéal; — *b*) Lésions de la rétine.

D. — *Lésions du globe de l'œil.*

1° ***Désordres des milieux transparents*** : *cataractes par contusion et par commotion du cristallin, subluxations et luxations du cristallin.*

L'opacification du cristallin, consécutive à des contusions de la lentille sans rupture de la capsule n'est pas contestable; elle n'est même pas rare et c'est bien à tort que ARLT, LIEBREICH, DESMARRES et WARLOMONT la mettait en doute; DE WECKER, BERLIN, BECKER, FUCHS en ont démontré l'existence par la clinique et par l'expérimentation. Ce dernier auteur a écrit sur ce sujet un travail remarquable; il décrit trois types de lésions polaires antérieures.

1° Forme étoilée à rayons disposés en secteur augmentant d'épaisseur vers la périphérie.

2° Rayons se terminant en pointe vers la périphérie.

3° Disposition en forme de feuilles.

Ce sont là des troubles épithéliaux superficiels, capables de disparaître. Les lésions du pôle postérieur sont plus graves et se dissipent difficilement ; existe-t-il dans ce cas une déchirure fine, invisible de la capsule dans la fossette hyaloïdienne ?

Le fait n'est pas absolument impossible et c'est l'opinion vers laquelle incline BONNEFON qui a fait une étude intéressante de la question.

Cet auteur pense que dans les troubles du pôle antérieur dont parle FUCHS, il s'agit de désordres épithéliaux n'intéressant pas la fibre cristallinienne ; les soudures normales des diverses parties du cristallin s'écartent, mais il n'y a pas de cataracte à proprement parler, si les stries persistent, elles siègent au niveau de la dislocation des fibres et il croit que, lorsqu'à la suite d'une contusion il se produit une cataracte à évolution rapide, il existe une rupture de la capsule.

Nous avons observé des faits cliniques qui s'accordent très bien avec l'opinion de BONNEFON ; nous avons le souvenir très net d'un malade qui, à la suite d'une contusion du globe de l'œil, présentait au pôle postérieur une cataracte étoilée paraissant devoir marcher vite et chez lequel nous avons commis une erreur de pronostic ; l'opacification polaire et stellaire se résorba. Il est fort possible en effet, comme le pense BONNEFON, que la cataracte du pôle postérieur se résorbe lorsqu'il n'y a pas de rupture de la capsule et, au contraire, se complète lorsqu'il existe une rupture, aussi petite qu'elle soit, et nous ne nous laisserons pas troubler par l'objection de ceux qui donnent comme argument en faveur de la cataracte sans rupture ce qui se passe dans la cataracte naphtalinique expérimentale ; il s'agit là d'un trouble du cristallin analogue à celui de la cataracte spontanée qui dépend évidemment d'un désordre de la nutrition, plus ou moins inconnu, et n'a rien à voir avec la cataracte traumatique.

Mais plus intéressantes encore sont les observations consécutives à l'ébranlement de l'air, à ce que les anciens auteurs appelaient le vent du boulet.

Nous avons observé plusieurs cas typiques, notamment deux faits recueillis par notre assistant le D<r> HARRIET, et qui méritent d'être retenus car ils sont deux exemples bien nets d'opacifications cristalliniennes, de cataractes véritables, dues au choc des ondes aériennes sur le globe oculaire.

Ces deux faits concernent deux hommes qui, marchant côte à côte et sur le même plan, furent violemment projetés à terre par l'éclatement d'un obus; avec des blessures superficielles et de légères contusions, tous deux accusèrent immédiatement une brûlure à l'œil et une diminution légère de la vue.

Neuf jours après le traumatisme, ces blessés présentaient, outre une mydriase traumatique, une cataracte étoilée au pôle postérieur de l'œil; les branches, au nombre de six, très irrégulières pour l'un d'eux, un peu plus marquées dans la partie inférieure pour l'autre, occupaient le pôle postérieur du cristallin; trois mois après, les cataractes, évoluant normalement, étaient presque complètes.

L'agent vulnérant a été ici l'ébranlement des ondes aériennes produit par l'éclatement de l'obus, et il est probable que la capsule postérieure a été le siège d'une petite déchirure.

Nous n'insisterons pas sur ces deux faits qui ne rentrent pas directement dans le cadre des fractures de l'orbite; nous les avons signalés à cause de l'analogie qu'ils présentent avec les cataractes produites par l'ébranlement que les projectiles imposent aux parties voisines de l'œil.

De ces cataractes par ébranlement, dues à des traumatismes du voisinage de l'œil, nous pouvons rapporter trois exemples dont voici la substance :

L'un des blessés était atteint d'une fracture de l'os temporal droit, avec perception des battements encéphaliques; l'œil droit présentait une cataracte intumescente et les réflexes lumineux excellents permettaient de supposer l'intégrité des membranes profondes.

Le second était porteur également d'une cataracte intumescente de l'œil droit, avec conservation du globe, sans lésion des milieux, affection consécutive à une fracture du rebord orbitaire supérieur par éclat d'obus.

Chez le troisième, atteint d'une fracture de l'angle supéro-externe de l'orbite, on remarquait une dialyse de l'iris en regard de l'enfoncement osseux, et une cataracte totale. Mais l'étude des réflexes laissait entrevoir l'existence de graves désordres de la chorio-rétine (hémorragie ou décollement).

Il résulte de ce qui précède, et en particulier de nos observations, que nous ne pouvons accepter la conclusion d'EGNER admise par DOR (*Encyclopédie française d'ophtalmologie*,

t. VII, page 113). « Les cataractes par simple contusion ne peuvant plus être considérées comme une rareté, tandis que les cas de rupture de la capsule par simple contusion sont rares. »

Qu'en savent ces auteurs et sur quoi basent-ils leur affirmation touchant la rareté de la déchirure capsulaire?

Dans les cas d'ébranlement par déplacement, comme ceux que nous rapportons, où il semble au premier abord que la capsule a dû être respectée, rien n'est moins sûr, car nous savons que le choc d'une onde aérienne est capable de luxer un cristallin, de déchirer le tractus uvéal, pourquoi dès lors ne pourrait-il rompre la capsule cristallinienne?

Nous croyons, avec BONNEFON, que les désordres épithéliaux antérieurs, que les troubles des divers segments disloqués en arrière sont susceptibles de résorption lorsque la capsule n'est pas rompue; il n'y a pas, en pareils cas, de vraie cataracte; quand la cataracte progresse et se complète, il est probable que la cristalloïde est déchirée quelque part, en face du point primitivement opaque.

Subluxation et luxation du cristallin. — Nous avons observé plusieurs cas qui ne présentent pas de différences essentielles avec les lésions du même ordre qu'on observe assez communément dans la pratique civile, notamment dans celle des accidents du travail.

Nous citerons seulement un fait, concernant une luxation du cristallin en haut, qui reste depuis quelques mois suspendu, sans choir dans le corps vitré, par une étroite bande zonulaire; en disant que de pareils cristallins ne sont pas cataractés nous ne dirons rien que de banal, car, dans ce cas, la force qui a luxé le cristallin n'a pas rencontré de résistance devant elle, la lentille s'est échappée sans être contusionnée.

Un fait plus intéressant au point de vue de l'oculistique militaire, c'est la tolérance de l'œil pour le cristallin luxé; même dans le cas où cette luxation a été complète, nous l'avons vue la plupart du temps n'entraîner aucun accident; à plus forte raison en a-t-il été ainsi dans les deux cas de subluxation que nous avons observés chez des sujets atteints de fractures de l'orbite.

Dans le premier cas il s'agissait d'une fracture de l'os frontal gauche et de la voûte orbitaire, avec perception de battements cérébraux; à l'œil gauche, on notait, outre une atrophie optique et une chorio-rétinite pigmentaire de la région maculaire, une subluxation, en bas et en dehors, du cristallin encore transparent. Dans le second cas, la paupière supérieure gauche avait été partiellement détruite par un éclat d'obus; il existait une encoche du rebord orbitaire supérieur; l'œil gauche présentait une atrophie optique complète, une irido-dialyse à la partie supéro-externe, et une subluxation cristallinienne en bas et en dehors également.

2° *Désordres des membranes. — a. Lésions traumatiques du tractus uvéal.*

Dans l'étude des complications portant sur la sclérotique, nous n'avons aucun fait à rapporter parce que, lorsque le projectile, ayant fracturé l'orbite, a intéressé l'œil directement, le globe a éclaté, non pas sur un point de sa périphérie, mais sur une très large étendue; il a été détruit.

Il n'y a pas place, semble-t-il, en chirurgie d'armée, pour les ruptures sclérales limitées; sur 609 cas de fractures de l'orbite, 212 fois le globe a été détruit par éclatement, 105 fois le globe a été épargné complètement, 292 fois il a été atteint dans ses membranes profondes; pas une fois la sclérotique n'a été rompue sur un point circonscrit.

Nous en sommes en vérité surpris, mais il n'y a qu'à s'incliner devant 'a clinique et dans notre ouvrage il n'y a pas lieu de parler des ruptures partielles de la coque de l'œil.

Nous arrivons, par conséquent, aux lésions traumatiques du tractus uvéal.

Dans les contusions graves que subit l'œil, à l'occasion des fractures de l'orbite. nous avons constaté en premier lieu les déchirures du bord pupillaire de l'iris et la dialyse du bord adhérent, en deuxième lieu les ruptures de la choroïde et le décollement de cette membrane. Nous passerons successivement en revue toutes les particularités que ces désordres ont présentées chez nos blessés de guerre.

Lésions de l'iris.

Déchirure du bord pupillaire. — On sait que les déchirures, plus ou moins visibles, rarement visibles même à l'éclairage oblique, sont la cause commune de la mydriase traumatique après les contusions de l'œil ; il nous est arrivé de constater des entailles linéaires en forme de fente triangulaire ; un de nos malades, observé récemment, présentait ainsi, en même temps qu'une mydriase très accusée, deux petites fentes radiaires placées sur six et sept heures ; c'est à la loupe cornéenne qu'il faut examiner ces déchirures ; elles sont visibles, avec le fort grossissement que donne cet instrument, alors que l'examen le plus attentif avec la loupe ordinaire les laisse inaperçues.

Il s'agit là, comme nous l'avons dit plus haut, d'une paralysie traumatique portant directement sur le muscle et dans laquelle il n'y a aucune lésion du système nerveux : il est probable que ces lésions sphinctériennes se réalisent lorsque la contusion irienne se produit à travers une cornée frappée perpendiculairement à son plan basal ; les fibres musculaires de l'iris sont elles-mêmes comprimées, écrasées entre la cornée et le cristallin qui résiste dans la mesure où peut le soutenir la fossette hyaloïdienne ; il nous a été impossible de savoir chez nos malades dans quelle direction prépondérante avait pu frapper la force contondante.

Dialyse de l'iris. — On sait qu'il existe plusieurs théories pour expliquer la dialyse de l'iris.

Pour Schmidt Rimpler l'irido-dialyse traumatique est due à la dépression de la sclérotique par l'objet contondant. L'insertion de l'iris subit une traction d'autant plus grande que le traumatisme produit en même temps une contraction pupillaire, ainsi que l'a montré Berlin. Il s'ensuit un arrachement de l'iris près de sa racine.

Forster, se basant sur des recherches expérimentales, admet que l'humeur aqueuse est refoulée vers le centre de l'œil par l'agent contondant. L'iris s'applique sur le cristallin, fermant ainsi la communication entre la chambre antérieure et la chambre postérieure ; la pression distant l'iris, d'avant en arrière, et finit par le faire céder dans le point où il n'est pas soutenu par le cristallin, vers sa périphérie.

Sattler admet l'action simultanée de la dépression scléroticale et de l'humeur aqueuse.

Mais Ballaban fait remarquer que, le globe étant plein de liquide, il ne peut exister de différence notable de pression entre l'humeur aqueuse et le vitré. L'iris ne peut donc être refoulé contre le cristallin ; pour cet auteur, la sclérotique est déprimée en même temps que la pupille se contracte, puis la coque oculaire, très élastique, revient sur elle-même, dépassant les limites de sa position initiale. L'iris ne peut la suivre et se déchire au niveau de sa base qui est moins résistante et se trouve au niveau du maximum de tiraillement.

Il faut donc que la force qui frappe l'œil soit brusque, instantanée, et qu'elle atteigne la limite scléro-cornéenne. Le jeune âge des patients est une condition favorable, car la sclérotique est encore très élastique chez les jeunes sujets.

La plus vraisemblable de ces théories nous paraît celle qui explique la déchirure irienne par la compression de l'humeur aqueuse refoulée dans l'angle de filtration, il est possible que ce soit par ce mécanisme que la séparation du tractus uvéal et de la sclérotique se produise ; mais il est bien difficile d'admettre que le mécanisme pathogénique doive être essentiellement toujours le même.

Nous n'avons pas observé de dialyse irienne comme complication des fractures de l'orbite, mais nous croyons devoir rapporter ici un fait concernant cette lésion chez un sujet qui fut atteint d'une double dialyse de l'iris (voir fig. 37) ; après avoir été violemment renversé par un obus et frappé aux deux yeux par des éclats qui avaient atteint les deux cornées au centre. Il semble bien que, dans ce fait, la chambre antérieure ait été aplatie par le choc et que la cornée soit allée jusqu'à toucher le cristallin en chassant ainsi l'humeur aqueuse du côté de la rigole de Fontana ; l'espace de l'angle irien a été distendu à l'excès et l'iris a été détaché de sa base par le trop-plein de l'humeur aqueuse qui s'est accumulée dans l'angle irido-cornéen ; la déchirure irienne a eu lieu d'autant plus aisément qu'au niveau de son attache l'iris n'est pas soutenu par le cristallin. En somme c'est la théorie de Forster qui nous paraît donner la meilleure explication du cas représenté par la figure 37.

Les traumatismes iriens, déchirure du sphincter ou dialyse, peuvent s'accompagner d'hémorragies et d'accidents inflammatoires. L'hémorragie s'explique d'elle-même dans la dialyse, car le plexus vasculaire de la base de l'iris peut être rompu et saigner abondamment ; sur nos blessés nous n'avons pas observé ces hémorragies parce que les malades sont venus nous voir, à l'arrière, habituellement plusieurs semaines après leurs blessures et qu'évidemment l'épanchement sanguin avait eu le temps de se résorber; les déchirures de la région sphinctérienne ne saignent pas; tout se borne à l'extravasation de quelques globules rouges dans le tissu musculaire du sphincter irien.

Nous n'avons pas davantage observé de complications inflammatoires; sans doute, après un pareil traumatisme, le sang qui charrie toutes sortes de toxines peut en déposer dans le tissu déchiré, et peut produire ainsi une inflammation d'origine endogène, que cette inflammation résulte de toxines chimiquement

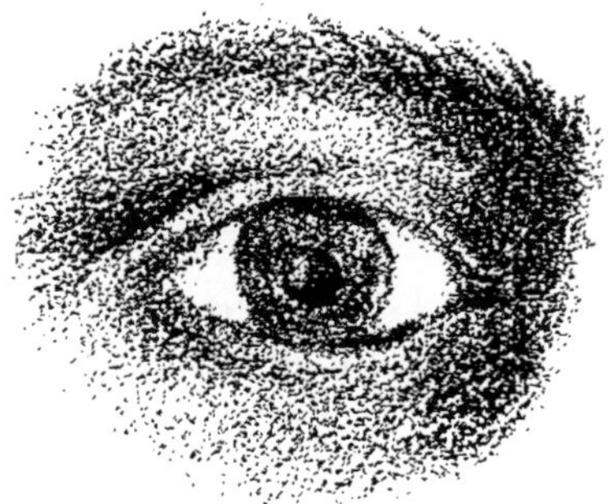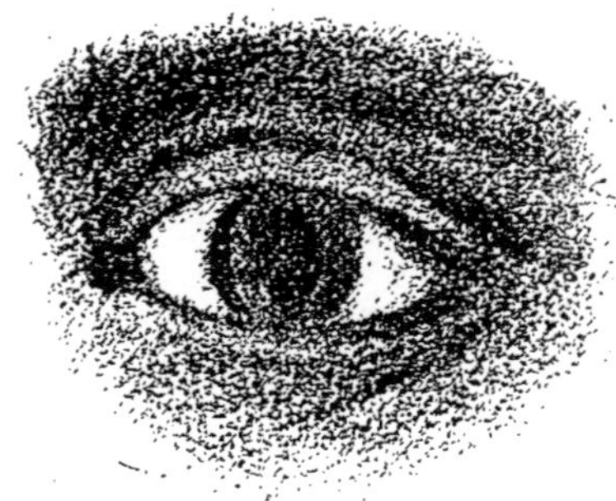

Fig. 37.

irritantes, ou de microbes directement déposés dans la plaie par le torrent circulatoire.

Nous croyons fermement, à l'encontre de certains ophtalmologistes, aux infections d'origine interne, mais nous n'en avons pas observé chez nos blessés.

Nous expliquons ce fait par l'âge de nos soldats, généralement dépourvus de tares; ce sont les sujets usés qui font de l'inflammation d'origine interne, à tout propos; ce sont en particulier les vieux sclérosés; les opérés de cataracte âgés, cardiaques, hypertendus font de l'iritis avec une asepsie parfaite, avec une opération à lambeau conjonctival, parce qu'ils se défendent mal contre les poisons que charrie leur vieil organisme; nos soldats, habituellement très vigoureux, ont des vaisseaux souples et des tissus qui se défendent bien; c'est pour cela que le traumatisme de l'iris ne se complique pas de désordres inflammatoires.

Après les déchirures traumatiques du sphincter et la dialyse irienne, nous devons ici signaler les cas de renversement de l'iris.

Cet accident se produit lorsque, par l'effet du traumatisme, la tension intra-oculaire dans la chambre antérieure s'élève très brusquement ; le sphincter de l'iris est alors refoulé dans l'espace triangulaire qui sépare la membrane irienne du cristallin : le bord pupillaire se retourne en arrière et toute la largeur de la membrane irienne suit le renversement de son bord ; il en résulte que l'iris tout entier est finalement rabattu contre le corps ciliaire ; il se produit ainsi une véritable luxation de la pupille.

Nous n'avons jamais observé pareil désordre.

Lésions de la choroïde.

Les lésions choroïdiennes présentent à étudier : 1° Les ruptures de la choroïde ; 2° Les hémorragies et le décollement de cette membrane.

Ces divers désordres se rencontrent, soit que l'œil ait été touché directement, soit qu'un ébranlement de voisinage ait suffisamment secoué l'organe pour rompre l'une de ses membranes.

1° **Ruptures choroïdiennes.** — Elles peuvent se produire d'une façon directe par des traumatismes intéressant le globe de l'œil lui-même ou bien être le résultat de lésions indirectes par ébranlement.

Nous étudierons d'abord la première variété.

A) *Ruptures choroïdiennes directes par choc sur l'œil.* — Il existe pour les expliquer beaucoup de théories :

1° La théorie de la pression directe (de AMMON) applicable aux déchirures de la région antérieure de la choroïde et exceptionnellement à quelques déchirures du pôle postérieur.

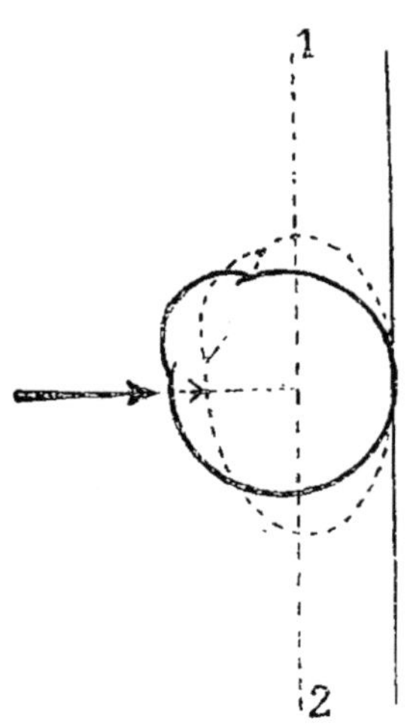

Fig. 38. — Équateur de dépression (Arlt).

2° La théorie du contre-coup de KNAPP, de BERLIN, de SEIDLITZ, dans laquelle on invoque le mécanisme de certaines fractures du crâne.

3° BECKER pense que les ruptures de la choroïde au pôle postérieur sont dues à la pression ou traction concentrique du nerf optique, exercée sur le pôle postérieur du globe au moment du traumatisme.

4° FAGE croit, qu'au moment d'une contusion. le globe oculaire se trouve pris entre deux résistances, la paroi orbitaire d'un côté, l'insertion du nerf optique de l'autre; entre les deux la choroïde, distendue et peu extensible en raison des vaisseaux qui la relient à la sclérotique, se déchire dans un sens perpendiculaire à celui de la traction.

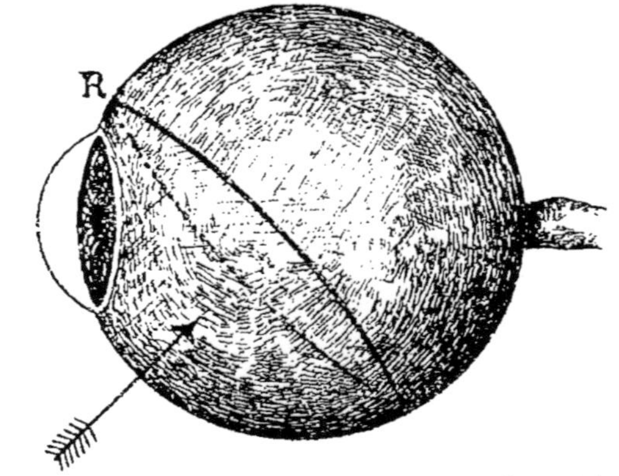

Fig. 39. — Traumatisme portant sur la partie inférieure du globe. Rupture en R dans l'espace intercalaire aminci.

5° SOEMISCH pense que la choroïde, subissant un choc, se déchire à l'endroit où elle est le mieux fixée, soit en arrière du côté de la papille, soit en avant du côté de l'ora serrata.

6° DE WECKER fait jouer un grand rôle à la contraction brusque des muscles de l'œil au moment du traumatisme : il pense que cette

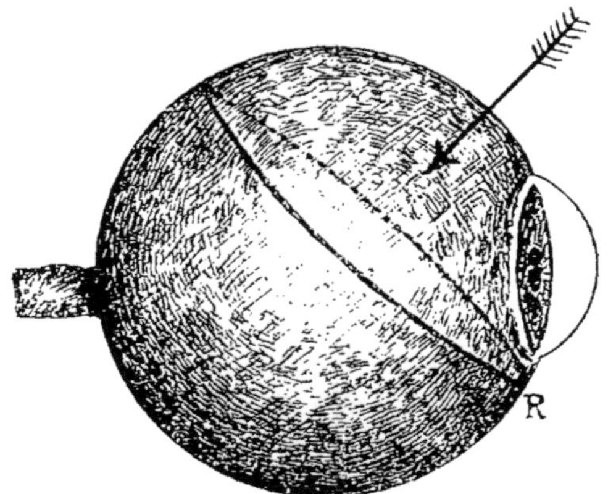

Fig. 40. — Traumatisme portant sur la partie supérieure du globe. Rupture en R au niveau de l'espace intercalaire, partie la plus mince de la coque oculaire.

contraction déforme le globe et contribue à la rupture choroïdienne.

ARLT défend la théorie qu'il a judicieusement émise au sujet des ruptures de la sclérotique. Une force étant appliquée sur le globe de l'œil, il s'établit un équateur de dépression perpendiculaire à la direction de cette force (fig. 38) et c'est sur cet équateur que la rupture se produit.

Nous avons complété cette théorie de AHLT dans un travail concernant les ruptures de la sclérotique (*Bulletin médical*, 1905. p. 201), en montrant que les ruptures sclérales se produisent toujours à l'endroit aminci de la coque de l'œil, c'est-à-dire entre l'insertion des muscles droits et la cornée, parce que dans les traumatismes ordinaires oculaires, œil frappé en bas (fig. 39), ou frappé en haut (fig. 40), l'équateur de dépression passe toujours par cette partie amincie.

Ces théories gardent toute leur valeur pour ce qui concerne les

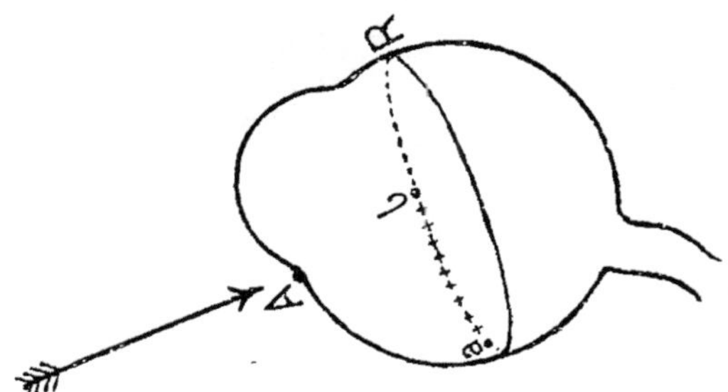

Fig. 41.

ruptures de la choroïde par choc direct ; la membrane uvéale est tiraillée dans les mêmes conditions que la membrane fibreuse, elle doit se rompre selon une ligne passant par l'équateur de dépression.

Nous avons eu l'occasion de démontrer la justesse de cette explication à propos d'une observation dans laquelle il s'agissait d'une jeune personne qui, regardant un feu d'artifice. reçut exactement dans la position de la figure 41 la baguette d'une fusée tombant sur son œil, de très haut, par conséquent avec une grande force.

La lésion produite dans son œil est représentée figure 42, et, dans ce cas, l'explication de la rupture choroïdienne nous paraît bien être la suivante :

La baguette de fusée, tombée avec violence sur l'œil blessé. l'a frappé très fortement dans le sens de la flèche, au point A (fig. 41) : il en est résulté un équateur de dépression au niveau duquel la sclérotique et la choroïde ont été fortement tiraillées, et la rupture s'est faite de *a* en *b* ; cette ligne de rupture correspond très bien à

la région déchirée sur la figure 42. La rupture choroïdienne se fait
là d'autant mieux que, dans ce point, la choroïde n'est pas adhérente ; plus en arrière, vers la papille, elle adhère à la sclérotique ;
plus en avant elle est attachée également à la coque fibreuse de
l'œil par les vasa-vorticosa. Au contraire, dans la région déchirée,
de *a* en *b*, elle glisse facilement sur la coque sclérale et se déchire
quand sa distension est trop marquée.

Si la sclérotique de la malade s'était rompue, elle se serait
rompue en R, parce que là l'équateur de dépression rencontre la
zone de moindre résistance
de la sclérotique, ainsi que
je l'ai établi dans un travail publié par le *Bulletin
médical* (1905) ; la rup-
ture de la sclérotique, entre
la cornée et l'insertion des
muscles, s'explique parce
que c'est là que l'équa-
teur de dépression ren-
contre la partie amincie de
la coque de l'œil.

De même, quand la sclé-
rotique résiste et que la
choroïde se déchire, celle-
ci cède à la partie postérieure de l'équateur de

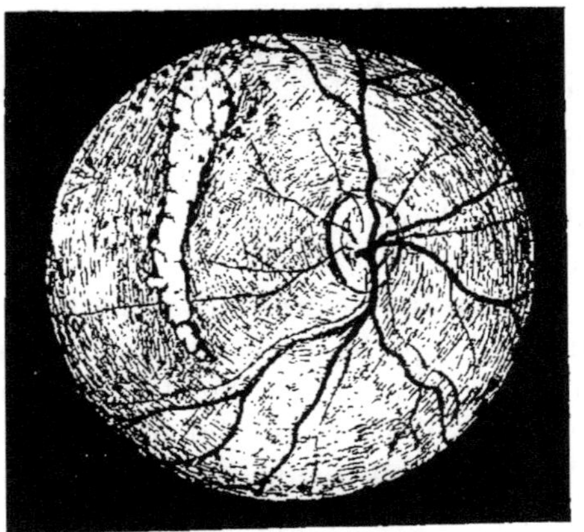

Fig. 42. — Rupture choroïdienne produite
selon la ligne de l'équateur de dépression.

dépression, en *ab* par exemple, parce que c'est là qu'elle est le
moins solidement fixée, le moins attachée à la coque sclérale.

C'est donc la théorie de l'équateur de dépression qui me paraît
devoir être appliquée lorsque l'œil est contusionné. Loin de nous
la pensée que cette théorie explique tous les cas, car nous
croyons qu'il y a une grande diversité dans la pathogénie des
ruptures de la choroïde ; il est peu d'observations d'ailleurs dans
lesquelles on reconnaisse le siège exact du traumatisme initial et
la direction de la force qui a blessé l'œil.

C'est par ce mécanisme que se sont produites peut-être un
certain nombre des déchirures choroïdiennes que nous avons con-
statées, le choc du projectile sur l'œil a porté sur un point de la
sclérotique éloigné de la rupture choroïdienne qui a eu lieu sur le

trajet de l'équateur de dépression. Mais le plus souvent le choc a entraîné des désordres à l'endroit même où le globe a été touché, si bien que les lésions choroïdiennes, par choc direct, sont d'habitude au point contusionné, beaucoup plus rarement à un endroit éloigné de ce point.

Il convient ici de faire une distinction attentive entre les traumatismes du globe de l'œil par un corps contondant, coup de poing, pierre lancée avec force, etc. (sorte de contusion qu'on rencontre assez souvent dans la vie civile) et les blessures de guerre qui intéressent l'œil.

Un coup de poing entraîne la formation de l'équateur de dépression de ARLT et la déchirure choroïdienne se produit loin du point frappé; un projectile de guerre, un éclat d'obus qui frappe l'œil directement, de plein fouet, ne produit pas l'équateur de dépression; il détruit l'organe en le mettant, en quelque sorte, en morceaux.

En chirurgie d'armée l'œil n'est lésé, sans être détruit, que par une balle qui le frôle tangentiellement, ou un petit éclat qui, fatigué par sa course, vient le frapper sur un point très circonscrit; alors il n'y a pas d'équateur de dépression, mais une blessure à l'endroit contusionné.

Chez nos blessés il se produit en somme, pour la choroïde, ce qui se produit pour la sclérotique; il n'y a pas, ou il y a très rarement les ruptures commandées par l'équateur de dépression, parce que tous les projectiles, arrivant avec force sur l'œil, perpendiculairement à lui, le détruisent purement et simplement.

Nous avons tenu à rappeler la théorie de ARLT et à montrer sa valeur, mais en réalité elle s'applique peu à la chirurgie d'armée : en trente mois d'observation dans un hôpital militaire, bien pourvu de blessés, nous n'avons pas observé une seule rupture sclérale relevant de cette théorie : nous sommes moins affirmatif pour les ruptures choroïdiennes; il en existe peut-être quelques exemples, ainsi dans la figure 44 se trouve représentée une rupture longitudinale, chez un sujet qui avait reçu un éclat d'obus, exactement au niveau du sinus frontal gauche, dont la paroi inférieure écrasée a dû contusionner directement le globe de l'œil, il est possible qu'il se soit produit là un équateur selon la théorie de ARLT et que la ligne de rupture rétino-choroïdienne en fasse partie. Les observations des figures 1, 3 et 4 (planche IV), figures 1 et 2 (planche VI) appellent les mêmes réflexions, mais nous croyons que les ruptures des membranes profondes relèvent rarement de ce mécanisme ; les lésions du tractus uvéal qui résultent d'un choc sur l'œil siègent au niveau du point frappé.

La lésion ainsi produite est d'ailleurs grave : il y a une hémorragie abondante, en nappe, envahissant le corps vitré, ce sont ces cas qui entraînent la rétinite proliférante. Nous en avons noté un nombre considérable d'observations qui risqueraient d'encombrer notre ouvrage si nous les produisions ici.

B. *Ruptures choroïdiennes médiates ou indirectes.* — Les cas que j'ai à faire connaître maintenant sont des *désordres intra-oculaires, consécutifs à un ébranlement de voisinage.*

Ces cas sont rares et peu étudiés ; ce ne sont cependant pas les seuls qui aient été relatés dans nos annales scientifiques et, sans prétendre faire ici une bibliographie complète, nous pouvons signaler une observation de VON AMMON qui paraît être le premier fait de rupture de la choroïde par commotion, CARL GENTH, à l'Institut Ophtalmologique de PAGENSTECHER, a observé trois faits dans lesquels les lésions des membranes oculaires étaient survenues sans que l'œil ait été touché, à la suite de blessures concernant le squelette de l'orbite.

JOY JEFFRIES, de Boston, rapporte un cas de rupture de la choroïde, sans lésion directe de l'œil, qui ressemble tout à fait aux observations que le lecteur trouvera plus loin.

Un jeune homme (quinze ans) était en train de pénétrer dans une grange ; il heurte du front une poutre et le choc l'étourdit. Il ne fut pas, semblait-il, bien gravement atteint, l'effet du coup ayant aussitôt disparu, mais trois jours après il voyait des taches noires devant l'œil gauche. A l'image droite on constate deux déchirures en croissant de la choroïde.

Ce sont encore deux cas semblables que ceux rapportés avec beaucoup de détails par MANNHARDT.

Le premier concerne un jeune homme de trente-cinq ans qui portait, avec un camarade, un lourd fardeau que ce dernier laissa tomber brusquement. Il se produisit une déchirure de la choroïde que l'auteur n'hésite pas à attribuer à la commotion.

Dans la seconde observation, la rupture de la choroïde est due à une chute de la hauteur d'une quarantaine de pieds.

Ajoutons que PARISOTTI et HAAS ont publié des faits analogues ;

le cas de ce dernier auteur concernait un enfant de neuf ans, atteint à la tête, dans les environs de l'œil droit, par un coup de bâton violent. Il montra, après résorption, des hémorragies propres du vitré, une déchirure de la rétine et de la choroïde située immédiatement au-dessus de la papille, en forme de croissant.

Les désordres choroïdiens par choc vibratoire indirect sont donc bien connus et c'est certainement à tort que NORMAN-HANSEN nie leur possibilité, dans un travail intitulé : « Dans quelles conditions se produit une déchirure choroïdienne dans les coups de feu de la région temporale? » L'auteur croit pouvoir conclure de l'étude de huit observations que la déchirure choroïdienne ne survient que lorsque le projectile frappe directement le globe oculaire ou lorsqu'il se produit une distension du globe, comme dans le cas de déchirure violente du nerf optique.

NORMAN-HANSEN a raison en ce qui concerne les blessures du nerf optique : il est certain qu'une balle, frappant ce nerf derrière l'œil, distend les membranes oculaires d'une façon immédiate, et lorsque le projectile a traversé l'orbite, derrière le globe oculaire, le traumatisme est en quelque sorte directement transmis aux membranes intra-oculaires par le nerf optique distendu ; nous en rapportons plusieurs cas très nets, mais NORMAN-HANSEN est dans l'erreur quand il nie la possibilité des ruptures choroïdiennes consécutives à des lésions de voisinage, dans lesquelles aucune des parties contenues dans l'orbite n'a été intéressée.

DE WECKER a été mieux inspiré quand il a écrit : « Tous ceux qui, pendant la triste guerre de 1870, ont eu occasion d'examiner beaucoup de blessures de la tête en soumettant les blessés à l'examen ophtalmoscopique, ont pu se convaincre que les ruptures de la choroïde accompagnent en quelque sorte constamment toutes les commotions et ébranlements de la charpente osseuse de la partie supérieure de la face. »

La possibilité des lésions que nous allons étudier est donc généralement acceptée par les oculistes, mais nous ne pensons pas que jusqu'ici de pareils désordres aient été relatés avec quelques détails et c'est la raison pour laquelle nous croyons devoir publier les observations qui suivent; elles ont déjà été le sujet d'un travail communiqué le 15 mai 1915 à l'Académie de Médecine; avant ce travail YARR, LÈGUES, CHARLES LEE, HARMAN, cités par le

Images ophtalmoscopiques à l'image droite.

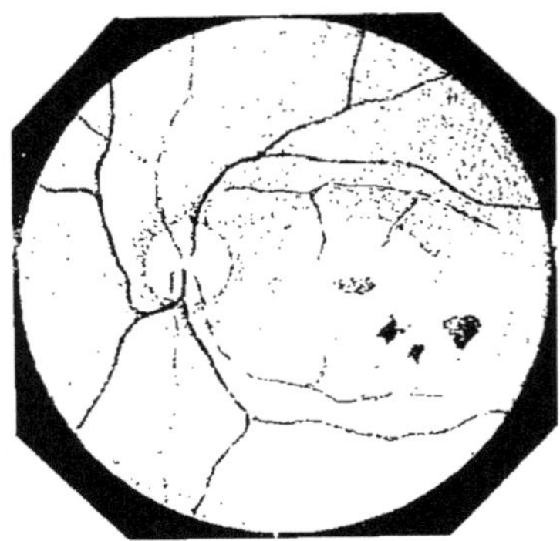

Fig. 1.

O. G. — Fracture de l'apophyse montante
de l'os malaire et du rebord orbitaire
inféro-externe; hémorragie et chorio-
rétinite maculaires (lésions d'ébranlement).

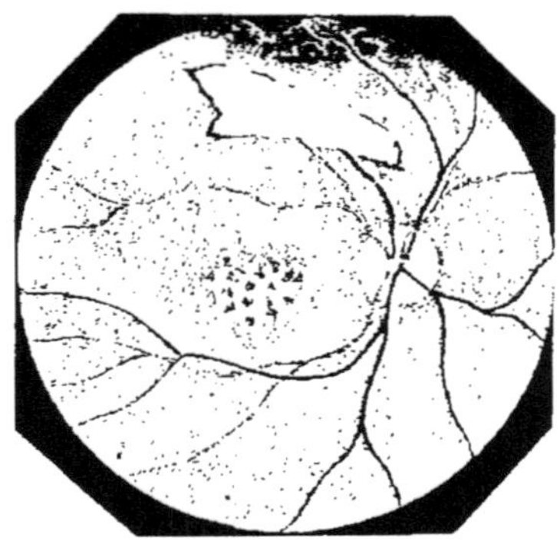

Fig. 2.

O. D. — Fracture avec effondrement du
sinus frontal. Choroïdite maculaire (lésions d'ébranlement); chorio-rétinite
en haut et en dedans (lésions de
contact).

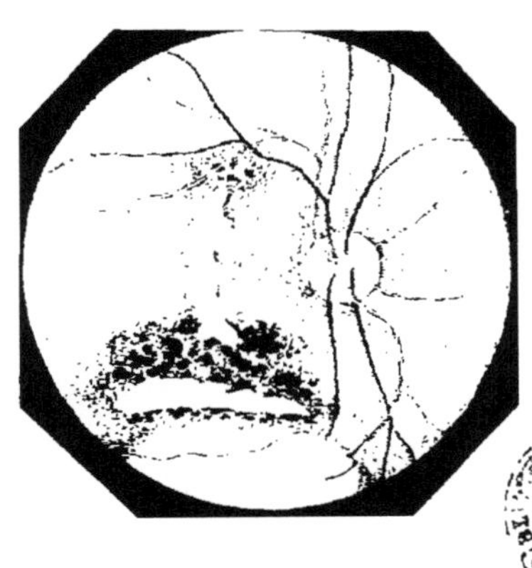

Fig. 3.

O. D. — Fracture de l'os malaire et du
rebord orbitaire inférieur; chorio-rétinite maculaire, déchirure (lésion d'é-
branlement); chorio-rétinite et décollement de la rétine (lésions de contact).

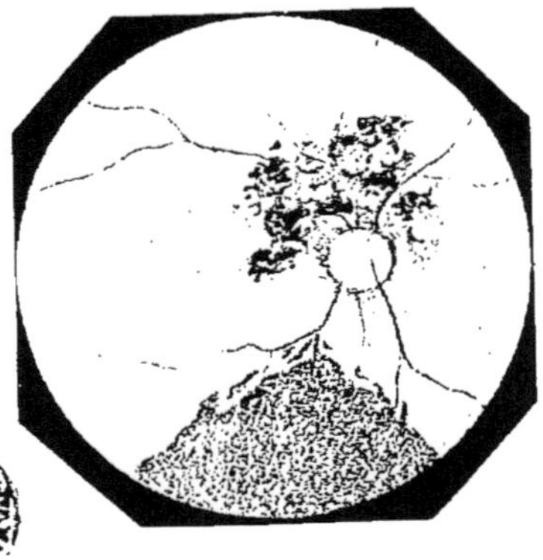

Fig. 4.

O. D. — Fracture du plancher de l'orbite:
choroïdite péripapillaire (lésion d'é-
branlement); hémorragie et chorio-
rétinite pigmentaire à la partie inférieure (lésions de contact).

Professeur BAUDRY (*Traumatismes de l'œil au point de vue médico-légal*, p. 168) avaient rapporté des cas de perte de la vision à la suite d'explosion d'obus par commotion indirecte, mais, pas plus que les auteurs cités plus haut, ils n'avaient décrit les lésions du fond de l'œil; notre publication du 15 mai 1915 est la première où les lésions maculaires, les déchirures choroïdiennes aient été étudiées et représentées en détail. Un peu plus tard, notre collègue TERRIEN, dans les *Archives d'ophtalmologie* parues à la fin de juin 1915, a cité des cas qui sont tout à fait superposables aux nôtres et qui corroborent absolument nos conclusions relatives aux lésions maculaires par ébranlement; nous les reproduirions ici, si l'exiguïté de ce volume, dans lequel nous ne publions pas même le quart de nos propres observations, ne s'y opposait; nous en dirons autant de celles de DANTRELLE (septembre-octobre 1915, *Archives d'ophtalmologie*) qui a publié des fonds d'yeux analogues aux nôtres, quelques mois après nous et qui n'a peut-être pas assez remarqué que notre travail contenait des cas, semblables aux siens, de lésions maculaires par ébranlement, à la suite d'un traumatisme violent porté sur les os de la face.

De pareils faits, d'ailleurs, sont communément observés; au Centre secondaire d'Angers, GINESTOUS a pu en recueillir un assez grand nombre (*Gazette hebdomadaire de Bordeaux*, nov. 1916).

Toutes les observations personnelles qu'on va lire auraient trouvé leur place naturelle (p. 30 et suiv.) dans les groupes II, III, IV, des observations rapportées pour démontrer la vérité des lois qui régissent les lésions de l'œil dans les traumatismes intéressant la région orbitaire; nous avons cru devoir les relater ici parce qu'elles nous permettent de décrire en détail les lésions de la choroïde et de la rétine avec leurs multiples variétés ophtalmoscopiques.

Les observations en cinq groupes rapportées plus haut (p. 35 et suiv.) sont là d'ailleurs, elles-mêmes, en quelque sorte à titre d'exemples, nous n'en avons groupé que quelques-unes pour chaque catégorie, nous aurions pu en doubler, en tripler le nombre, car sur cette matière nous avons à notre disposition une grande abondance de preuves.

Il en est de même d'ailleurs pour les observations qui vont suivre, elles sont choisies parmi beaucoup d'autres semblables et d'une égale valeur clinique.

Blessure de la fosse temporale droite; décollement de la rétine, œil droit (OBS. XXX).

C... est blessé le 29 octobre par une balle de fusil qui pénètre au-dessus de la queue du sourcil droit (au niveau du tiers externe), trace un profond sillon dans le muscle temporal et sort à un travers de doigt en avant du tragus droit.

Le rebord orbitaire externe est fracturé, ainsi que l'apophyse malaire du maxillaire supérieur; cette dernière fracture entraîne une déformation du plancher de l'orbite, aussi le globe est-il dévié légèrement en bas. Il ne présente du reste aucune trace de traumatisme.

L'examen oculaire montre que l'œil droit n'a plus qu'une acuité quantitative. Il présente un vaste décollement de la rétine.

L'œil gauche, normal, jouit de l'acuité 1 avec + 0,75.

Plaie en séton de la fosse temporale droite. Déchirure de la choroïde O. D. (OBS. XXXI).

L... est blessé à Ypres, le 5 novembre. Une balle pénètre au niveau de la queue du sourcil droit, tout contre le rebord orbitaire qu'elle ne

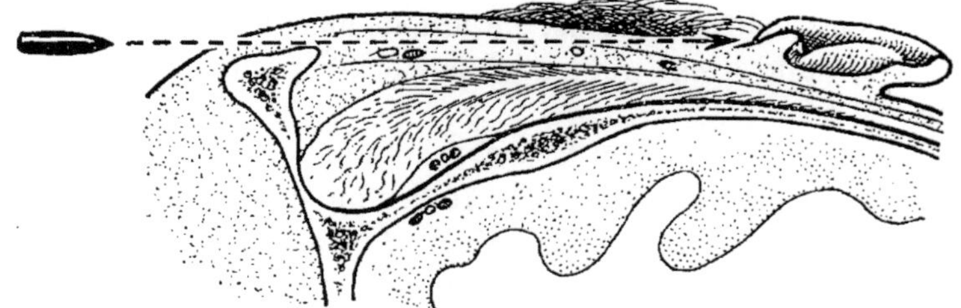

Fig. 13.

lèse pourtant pas; elle sort dans la fosse temporale après un trajet de deux travers de doigt dans le tissu cellulaire, trajet parfaitement horizontal; la radiographie ne montre aucune lésion du squelette.

L'œil droit ne présente extérieurement aucune trace de traumatisme, il n'a pourtant qu'une vision quantitative. L'étude du champ visuel montre que la vision centrale est abolie, et l'examen ophtalmoscopique découvre de graves lésions. Tout le pôle postérieur est recouvert d'une pigmentation abondante à travers laquelle il est possible de deviner, près de la macula, une forte déchirure de la choroïde en forme de croissant, dont la convexité est tournée vers la papille. L'œil gauche est normal (fig. 1, Pl. V).

Contusions du pourtour orbitaire gauche. Déchirure de la choroïde O. G. (OBS. XXXII).

P... a été blessé le 6 octobre, près d'Arras. Il a été frappé par un éclat d'obus volumineux qui atteint à la fois la région sus-orbitaire et le dos du nez, produisant à ce niveau des plaies contuses, mais laissant tout à fait intactes les paupières et le globe lui-même.

O. D. a une acuité de 9/10 avec 4,50; le champ visuel est normal, on ne constate aucune lésion.

O. G. : acuité = 1/100 non améliorable; à l'ophtalmoscope on aperçoit de nombreux flottants du vitré et de graves lésions des membranes. Une vaste déchirure de la choroïde, de forme irrégulière, occupe le pôle postérieur tout près de la région maculaire.

Elle s'entoure d'une zone inflammatoire, caractérisée par une épaisse pigmentation mélanique surajoutée.

Un vaste décollement de la rétine siège en bas. Cette dernière lésion disparaît après quelques semaines de traitement, mais l'état de la vision ne s'est pas amélioré.

Les lésions de cet œil sont manifestement et surtout des lésions choroïdiennes; sur la déchirure placée le plus près de la papille, on voit cinq vaisseaux rétiniens passant sur la solution de continuité choroïdienne; de même deux vaisseaux très évidents traversent perpendiculairement la rupture choroïdienne placée le plus loin de la papille. Un autre vaisseau paraît avoir disparu, mais en réalité il a été recouvert par une rétinite proliférante (fig. 2, pl. V).

Traumatisme de la région malaire; névrite optique, déchirure de la choroïde O. D. (Obs. XXXIII).

R... a été atteint par une balle. le 6 septembre. Le projectile pénètre à 1 centimètre en arrière de l'angle droit du maxillaire inférieur et sort par une vaste plaie, au niveau de l'apophyse malaire du maxillaire supérieur du même côté. Le sinus maxillaire a été largement ouvert et le blessé a eu une sinusite, guérie lorsqu'il vient consulter pour ses yeux. Il a perdu la vue de l'œil droit après sa blessure.

$$\text{O. D.} - 2 \quad V = 0.$$

La papille a l'aspect classique de l'atrophie post-névritique. De plus la région maculaire est recouverte par une abondante pigmentation qui cache sans doute des lésions de la choroïde, probablement de petites déchirures suivies d'hémorragies (fig. 3, pl. V). L'œil gauche, également myope, a l'acuité 1 avec — 2 et ne présente aucune lésion.

Traumatisme perforant de l'orbite droite; déchirure de la choroïde O. D. (Obs. XXXIV).

S... est blessé à Lunéville, le 22 août. Un éclat d'obus pénètre dans la région temporale droite, à un travers de doigt en arrière de la queue du sourcil; il traverse l'orbite de haut en bas et d'arrière en avant et vient se loger dans la voûte palatine.

L'étude attentive du trajet de la balle montre qu'elle a passé en dehors du nerf optique et derrière le globe de l'œil et il nous paraît certain que le globe n'a pas été touché pour deux raisons : 1° Parce que le trajet rectiligne du projectile tracé d'après l'ouverture d'entrée et celle de sortie passe derrière l'œil; 2° Parce qu'un pareil projectile, capable de perforer plusieurs voûtes osseuses. aurait certainement ouvert l'œil s'il l'avait rencontré: de plus le nerf optique lui-même a été épargné, car les déchirures du nerf optique. dont nous avons observé plusieurs faits, s'accompagnent de désordres infiniment plus marqués dans les membranes profondes.

L'œil gauche est absolument normal. L'œil droit (côté atteint) n'a plus qu'une acuité de 1/200 non améliorable. L'ophtalmoscope montre, près de la macula, deux déchirures de la choroïde parallèles et fusiformes. La rétine est intacte à leur niveau. comme en témoignent de fins vaisseaux rétiniens qui passent par-dessus la déchirure choroïdienne (fig. 4, Pl. V).

Plaie perforante par balle traversant les os malaires et les fosses nasales. Chorio-rétinite O. G. (OBS. XXXV).

P... est blessé le 15 septembre 1914. Une balle entre sous l'œil gauche, sort sous l'œil droit après avoir traversé les fosses nasales.

Le blessé est examiné le 10 novembre. Il ne présente alors aucune lésion des segments antérieurs; les plaies cutanées sont depuis longtemps cicatrisées, conjonctives et sclérotiques sont intactes, pas de lésions ophtalmoscopiques; pourtant l'acuité visuelle est, à droite, 1/10 non améliorable, à gauche vision égale 0.

Le blessé est pris pour un simulateur et examiné en conséquence, mais il est impossible de le mettre en défaut. On se borne à l'observer. Quinze jours plus tard apparaît, dans la portion inférieure de la rétine de l'œil gauche, une pigmentation pathologique.

Cette pigmentation est la conséquence, vraisemblablement, de petites hémorragies choroïdiennes coïncidant elles-mêmes avec de légères déchirures disséminées dans le tractus uvéal.

Traumatisme de la région malaire. Déchirure de la choroïde. Rétinite proliférante O. G. (Obs XXXVI).

Q..., blessé le 4 octobre, a été fait prisonnier et revient de captivité. Il a été atteint à la face par de nombreux éclats d'obus. L'un d'eux a sectionné l'œil droit, qui n'est plus qu'un moignon. Un autre éclat a pénétré au niveau de l'os malaire gauche qu'il a fracturé. L'œil gauche ne présente aucune trace extérieure de traumatisme, il n'a pas été touché par l'éclat d'obus. Néanmoins il porte de grands désordres. La papille n'est plus reconnaissable que par la présence de deux veines, recouvertes en partie par des traces de rétinite proliférante. En bas et en dehors on voit une vaste déchirure de la choroïde, avec pigmentation sur ses bords. C'est une grande plaque blanche, nacrée, sur laquelle passent les vaisseaux rétiniens. La cécité est complète.

De ces observations nous allons rapprocher la suivante qui est un très bel exemple des lésions que peuvent produire, dans le fond de l'œil, les projectiles ébranlant fortement le massif facial.

Traumatisme des os de la face. Déchirure de la choroïde de l'œil gauche (Obs. XXXVII).

H... a été blessé le 22 août 1914. La balle pénètre en arrière de la branche montante du malaire, à 2 centimètres au-dessous du plancher de l'orbite droit. Elle traverse le sinus maxillaire supérieur, la voûte palatine, et ressort au niveau de la joue gauche, un peu au-dessus de l'angle du maxillaire inférieur. Le blessé pense que le coup de feu a été tiré à 400 mètres environ.

La perte de la vision de l'œil gauche est presque immédiate, en même temps apparaît une forte ecchymose conjonctivale qui persistera longtemps.

L'examen à l'ophtalmoscope montre une vaste déchirure de la choroïde siégeant dans la région maculaire (fig. 3, Pl. VI). Aussi l'œil gauche a-t-il perdu la vision centrale. L'œil droit est normal, son acuité visuelle égale l'unité.

De ces désordres, dus à l'ébranlement des parties molles retentissant sur l'œil, on peut rapprocher une très curieuse observation se rapportant à des lésions produites sur un myope par l'ébranlement de l'air.

Myopie progressive chorio-rétinite maculaire O. D. (Obs. XXXVIII).

Le 25 août, C... est projeté en l'air par l'éclatement d'un obus qui tombe à côté de lui. Il reste dix minutes environ sans connaissance. Lorsqu'il revient à lui, il constate qu'il n'a pas une égratignure et continue de combattre. Le lendemain, il ressent quelques douleurs dans l'œil droit; cependant il continue à se battre et à tirer comme auparavant. Le 25 septembre, il est blessé légèrement au bras droit et évacué sur Bordeaux. C'est là qu'il constate que l'acuité visuelle de l'œil droit baisse rapidement.

Il faut noter que C... était tailleur sur verre, qu'il exerçait sa profession sans avoir besoin de porter de lunettes, il avait fait son service militaire, avait quitté le régiment avec le grade de caporal; il était très bon tireur et ne se servait que de l'œil droit.

O. D., 30° — 2-13. V = Q, non améliorable par les verres, le segment antérieur et les milieux transparents sont normaux. A l'examen ophtalmoscopique on constate la présence d'un staphylôme postérieur myopique et une chorio-rétinite maculaire, avec de grosses déchirures uvéales.

O. G. est légèrement hypermétrope; avec + 0,50 V = 4/10.

Cet œil présente un léger staphylôme débutant, en tout semblable au staphylôme myopique, en croissant, classique (fig. 4, Pl. VI).

Le 20 janvier, l'état du blessé est stationnaire; il est impossible de statuer encore sur son cas; il est envoyé en convalescence de façon qu'on puisse, dans quelques mois, apprécier définitivement l'état de l'œil et conclure. Il ne me paraît pas probable que la myopie soit tout entière consécutive à l'ébranlement des membranes profondes, mais il est certain que les déchirures choroïdiennes maculaires et périmaculaires, qui ont supprimé la vision de cet œil myope, ont été le résultat du traumatisme par déplacement d'air; on doit également tenir pour probable que le plancher de l'œil a perdu une partie de sa résistance sous l'influence de ces déchirures et que par là l'œil s'est allongé, de façon à atteindre le chiffre de 13 dioptries de myopie; il existait peut-être de la myopie avant la guerre, mais elle devait être minime, puisque C... était considéré comme un excellent tireur, et que, pour tirer il se servait uniquement de l'œil droit.

Telles sont les observations précises choisies parmi beaucoup d'autres que nous avons pu recueillir; elles nous paraissent dignes d'être retenues et je considère qu'elles nous permettent d'établir ici, en un résumé synthétique, les quatre conclusions suivantes :

1° Les projectiles sont susceptibles. quand ils pénètrent dans l'organisme, de produire à distance, dans les centres nerveux, dans les nerfs périphériques, dans les organes des sens (œil, oreilles, nez) des désordres graves, irréparables.

2° Il n'est pas nécessaire, pour produire ces désordres, que les projectiles atteignent directement le blessé, le déplacement de l'air produit par l'éclatement d'un obus suffit à faire apparaître les mêmes lésions.

3° Dans les blessures qui atteignent la face ou le crâne, il sera toujours nécessaire de pratiquer l'examen complet de l'appareil visuel.

4° Les désordres sont surtout des lésions du pôle postérieur, maculaires et péri-maculaires.

Que la choroïde soit intéressée seule ou que la rétine soit déchirée avec elle, quand le globe de l'œil n'est pas touché, c'est la région maculaire et ses alentours plus ou moins immédiats qui souffrent plus ou moins, selon la force du traumatisme, et l'on peut transcrire ici une loi clinique en disant : *Ébranlement de l'œil sans choc direct = lésion maculaire et péri-maculaire.*

2° **Hémorragies et décollement de la choroïde.** — Après les ruptures de la choroïde et avec elles, car elles sont étroitement liées, il faut citer les hémorragies de cette membrane; le type de ces désordres est l'hémorragie expulsive (Albert TERSON) qui survient quelquefois après l'opération de la cataracte; à un degré moindre, on rencontre cet accident dans les contusions graves du globe de l'œil. Le sang s'extravase dans l'espace supra-choroïdien ouvert devant lui et la choroïde est soulevée en même temps que la rétine ; on distingue ce décollement du décollement rétinien à ce qu'il a une teinte plus sombre, qu'il est figé et n'ondule pas avec le mouvement du globe ; on est en présence, en somme, de l'image ophtalmoscopique que donnent certains sarcomes de la choroïde ; la notion du traumatisme originel et l'éclairage de contact serviront à faire le diagnostic.

Le sang, épanché d'abord dans l'espace supra-choroïdien, ne tarde pas d'ailleurs à diffuser dans les couches plus antérieures de la choroïde et il faut s'attendre à voir les caillots hémorragiques s'organiser ; des cellules conjonctives apparaissent à la périphérie du caillot et bientôt l'envahissent ; il se forme même de nombreux capillaires pénétrant tous les tissus voisins, y compris la rétine qui fait bientôt partie du processus, et tout se termine par ce que nous décrivons plus loin sous le nom de chorio-rétinite proliférante.

Beaucoup de traumatismes oculaires, consécutifs aux fractures de l'orbite, ont cette destinée, car la contusion violente que subit le globe en pareil cas s'accompagne très souvent d'hémorragie avec ou sans déchirures évidentes des deux membranes choroïdiennes et rétiniennes ; nous en donnons plusieurs exemples sur les figures publiées dans cet ouvrage, au sujet desquelles, dans notre service, nous n'avons eu que l'embarras du choix.

b. Lésions traumatiques de la rétine.

Il est très vrai, et Mangini a déjà dans sa thèse insisté sur ce point, que les lésions choroïdiennes et les lésions rétiniennes pures sont relativement rares, et que le plus souvent elles sont associées ; à côté d'une déchirure choroïdienne ou péri-maculaire en arc de cercle, par exemple, on peut constater une lésion rétinienne maculaire typique, et il est fréquent de rencontrer une déchirure qui porte à la fois sur la choroïde et la rétine, mais il y a des types purs assez nombreux, à cause de l'indépendance anatomique de la choroïde (y compris l'épithèle pigmentée) et de la rétine proprement dite (feuillet distal de la vésicule optique secondaire).

C'est à tort, selon nous, que quelques auteurs ont nié la localisation de la rupture à la choroïde. Wennemann, dans l'*Encyclopédie française d'ophtalmologie* (t. VI, p. 486), a écrit que « la

choroïde ne peut guère se déchirer tant que la sclérotique résiste
a u choc de la contusion violente et que nous prenons souvent
pour des déchirures de la choroïde de simples plicatures de la
rétine ». Les faits cliniques infirment cette opinion et nous sommes
convaincus du contraire; les fig. 2 et 4 de la Pl. V sont, en
vérité, démonstratives et leur valeur augmentera encore si nous
disons qu'elles représentent des photographies de peinture à
l'huile, faites au Thorner par un artiste de grand talent, n'ayant
aucune connaissance ophtalmoscopique et qui s'est appliqué à
peindre ce qu'il a vu et rien que ce qu'il a vu.

Les vaisseaux rétiniens qui, sur ces figures, passent sur la
déchirure choroïdienne, appartiennent à une rétine intacte.

De même, il existe des lésions pures de la rétine sans désordres
choroïdiens; ils sont représentés sur la Pl. 1 (fig. 1 et 2).

Au point de vue anatomo-clinique nous décrirons trois variétés
de lésions rétiniennes : *a*) la rétinite proliférante; *b*) la chorio-
rétinite proliférante; *c*) le décollement traumatique de la rétine.

La première et la troisième de ces affections sont bien connues
et décrites dans tous les classiques; nous n'avons à indiquer ici
que les particularités qu'elles ont présentées chez nos blessés.
La deuxième n'est pas connue; nous y insisterons.

α. Rétine proliférante.

La rétinite proliférante est souvent d'origine traumatique,
22 fois sur 100, d'après SCHIÖTZ, et l'on ne peut en être surpris
si l'on place, avec la grande majorité des auteurs, son origine
dans des hémorragies rétiniennes; GOLDZIEHER a soutenu que la
rétinite proliférante pouvait se développer sans hémorragie et que
c'était une affection *sui generis*, aboutissant à la formation des
masses connectives par la prolifération des fibres de MULLER.
MANZ, qui a le premier décrit l'affection, donne une grande importance aux épanchements de sang, mais il ne pense pas cependant
que les hémorragies soient nécessaires à la prolifération du tissu
rétinien. C'est LEBER qui a insisté sur le rôle capital des extrava-
sations sanguines dans la pathogénie de l'affection; et nous croyons
qu'il est dans le vrai; il y en avait à la base de toutes les rétinites
proliférantes que nous avons observées et, dans une statistique

de Schiötz portant sur 121 observations, ces hémorragies n'ont manqué que 4 fois. Il suffit d'ailleurs d'injecter du sang dans le corps vitré des animaux, comme l'a fait Probsting, pour voir proliférer, à côté de l'hémorragie, le tissu de soutien de la rétine; le développement de la rétine atteint, en quelques semaines, trois ou quatre fois l'épaisseur normale de la membrane; trois ou quatre mois après l'injection, la rétine est, par places, transformée en cordons connectifs contenant, dans l'épaisseur des masses fibrillaires, des globules rouges plus ou moins altérés.

Ces examens anatomiques, portant sur des faits expérimentaux, s'accordent d'ailleurs avec les résultats qu'ont donnés les quelques examens faits sur l'œil humain, atteint de rétinite proliférante; les examens de Massy, ceux de Purtscher et de Verkli ont montré l'existence d'une membrane à tissu conjonctif fibrillaire, adhérant en certains points à la papille optique et à la rétine. Manz, dont le cas était vieux de quatre ans, n'a pas trouvé de débris hémorragiques, probablement à cause de l'ancienneté de l'affection. Denig, Purtscher et Verkli ont observé, dans des masses de formation plus récente, de nombreux reliquats sanguins (lymphocytes, globules rouges désagrégés, leucocytes nombreux); les couches externes de la rétine ont souvent conservé leur structure; ce sont les feuillets internes, les fibres de Muller qui ont proliféré; l'épithèle pigmenté est intact, si bien que l'affection n'établit pas, entre les deux feuillets issus de la vésicule optique secondaire, c'est-à-dire entre l'épithèle pigmenté et la rétine proprement dite, d'adhérences artificielles; il en résulte que la rétraction fibreuse des brides connectives, dont nous venons de parler, sépare facilement ces deux feuillets, adossés seulement l'un à l'autre, et produit ce que nous appelons en clinique le décollement rétinien, c'est-à-dire le dédoublement des deux feuillets de la vésicule optique.

Le décollement rétinien est, en conséquence, fréquent dans la rétinite proliférante.

Telles sont les données générales qui s'appliquent à cette affection; elle survient souvent dans les hémorragies spontanées récidivantes de la rétine; elle est également commune, et il fallait s'y attendre, après les lésions du globe de l'œil qui s'accompagnent d'hémorragies choroïdiennes et rétiniennes, ainsi que d'épanchement de sang dans le corps vitré

Nous l'avons donc constatée un grand nombre de fois et nous allons nous attacher à rendre la physionomie des cas que nous avons observés.

Symptomatologie. — Les symptômes du début de la rétinite proliférante sont ceux des hémorragies, et, comme dans les cas traumatiques les désordres sont très marqués, nous constatons la plupart du temps non des photopsies, des scotomes, mais la perte complète de la vision ; peu à peu l'hémorragie se résorbant, la vision peut revenir, quelquefois même relativement bonne, avec des lésions très étendues ; cela dépend évidemment du siège des désordres rétiniens visibles à l'ophtalmoscope et aussi du siège des désordres qu'on ne voit pas, car il suffit d'une légère altération de la région maculaire pour abaisser ou supprimer l'acuité visuelle centrale chez un sujet dont les lésions paraissent peu étendues.

D'ailleurs il n'est pas rare que les diathèses, ou les infections dont le sujet peut être atteint, viennent compliquer les accidents en versant des toxines ou des agents infectieux sur la déchirure rétinienne. Les soldats que nous avons examinés, en général sains et vigoureux, ont peut-être été, moins que la généralité des malades, exposés à de pareilles complications, mais il nous a paru évident, plusieurs fois, que la syphilis devait se mettre en travers de l'évolution normale des désordres anatomiques.

La marche naturelle de ces désordres les conduit à l'organisation connective, et par le fait même, étant données les lois de l'anatomie pathologique générale, à la rétraction : cette rétraction a le gros inconvénient de tirailler la rétine et de la décoller ; quelquefois même elle peut entraîner, dans le voile membraneux néoformé, une déchirure qui met à nu une portion saine de la rétine et lui permet de fonctionner. GONIN, dans son excellent article de l'*Encyclopédie*, rapporte l'histoire d'un sujet chez lequel l'acuité centrale se trouvait remontée à 5/10 à la faveur d'une déchirure survenue dans la membrane au niveau de la région maculaire ; le malade racontait qu'il avait vu, dans l'espace de très peu de jours, comme une fenêtre s'ouvrir au centre du voile épais qui couvrait son œil.

Après avoir décrit la rétinite proliférante classique que nous avons toujours eue bien présente à l'esprit dans l'examen de nos blessés, nous croyons devoir appeler tout particulièrement l'attention sur une variété que nous avons constatée à la suite de fractures de l'orbite. Il s'agit d'une affection en somme très différente de celles que décrivent les auteurs. Nous proposerons de l'appeler « chorio-rétinite proliférante » et nous allons en donner la description.

β. Chorio-rétinite proliférante traumatique.

La chorio-rétinite succède, non pas à des hémorragies dans le corps vitré, comme les hémorragies récidivantes des adolescents, mais à des hémorragies de la chorio-rétine dues à des déchirures. Cette rétinite proliférante traumatique résulte de l'organisation des épanchements qui siègent hors du vitré. C'est là un caractère qui distingue cette affection de la rétinite proliférante compliquant les hémorragies récidivantes du vitré des adolescents. Là, les désordres sont vitréens ; un vaisseau rétinien saigne dans l'œil, la première épistaxis intra-oculaire se résorbe, la seconde laisse subsister quelques reliquats et après la troisième ou quatrième récidive, le sang épanché finit par s'organiser, à l'aide des éléments de la couche la plus interne de la rétine (fibres de MULLER, tissu mésodermique péri-vasculaire), qui, irritée, prolifère et donne naissance à ces gros tractus fibreux que les classiques nous ont appris à connaître et qui empiètent non seulement sur les parties de la rétine les plus internes, mais aussi sur les couches périphériques du corps vitré.

Les conditions de la chorio-rétinite proliférante de nos blessés sont tout autres ; chez eux point de récidive, les vaisseaux qui saignent ne proviennent pas de la rétine, non plus d'ailleurs que la prolifération et l'organisation post-hémorragique du tissu conjonctif ; le siège n'est pas rétino-vitréen.

Sous l'influence du choc ou de l'ébranlement oculaire, a lieu une déchirure du tractus uvéal et de la rétine ; un épanchement plus ou moins étendu se produit dans les mailles de ces membranes. Est-il peu abondant ? il se résorbe et la cicatrice chorio-rétinienne prend l'aspect si connu de la chorio-rétinite atrophique et pigmentaire. La quantité de sang est-elle plus considérable ? le vitré peut alors être intéressé, mais les caillots qui sont dans ses mailles disparaissent rapidement. Au contraire l'hémorragie, qui dans ces cas ne manque pas de se produire dans toute l'épaisseur de la chorio-rétine et dans l'espace rétino-vitréen, éprouve beaucoup de difficulté à se résorber; et elle s'organise en provoquant l'irritation du tissu conjonctif du tractus uvéal, au niveau de la rupture. La prolifération connective s'effectue à ses dépens et aboutit à la formation des tractus fibreux, qui, au premier abord, peuvent être confondus avec la rétinite proliférante proprement dite. Nous voyons ainsi que la rétinite proliférante traumatique diffère beaucoup du type classique quant au siège. Nous avons affaire chez nos soldats à une *chorio-rétinite proliférante*, la choroïde participant en effet à sa formation autant et même plus que la rétine elle-même.

Il s'agit donc d'un processus cicatriciel chorio-rétinien secondaire à la rupture ou à la déchirure de ces membranes, et cette constatation explique que la région papillo-maculaire en soit le siège habituel, puisque c'est aussi celui des désordres chorio-rétiniens traumatiques à la suite des fractures orbitaires.

Un des aspects les plus démonstratifs est celui qu'offre la papille lorsqu'un projectile a provoqué l'arrachement du nerf optique. Le trou papillaire qui succède à cet arrachement est comblé peu à peu par une néoformation conjonctivale proliférante à laquelle participe, avec la papille, le tractus uvéal péripapillaire, infiltré de gros placards hémorragiques (voir nos Pl. III et IV).

Tissu de cicatrice, il en résulte que la chorio-rétinite proliférante traumatique ne saurait se modifier, une fois organisée. La perte plus ou moins complète de la vision, les modifications du champ visuel qui en découlent sont définitives. Les décollements rétiniens, qui reconnaissent pour cause l'attraction secondaire de la rétine vers le vitré par la rétraction des cordons fibreux vitréo-rétiniens, sont communs dans la rétinite proliférante, puisque dans cette affection les désordres respectent les couches profondes de la rétine et surtout le tractus uvéal auquel cette membrane est simplement accolée. Mais chez nos soldats la cicatrice englobe rétine et choroïde; les placards organisés soudent intimement la rétine aux membranes oculaires sus-jacentes et lui évitent ainsi son décollement tardif.

Aspect ophtalmoscopique. — Au point de vue ophtalmoscopique ses caractères sont les suivants : masse blanche grisâtre entourée d'une zone plus ou moins étendue, quelquefois très large, noirâtre, pigmentée (fig. 44); cette masse est surélevée, ce

Images ophtalmoscopiques à l'image droite.

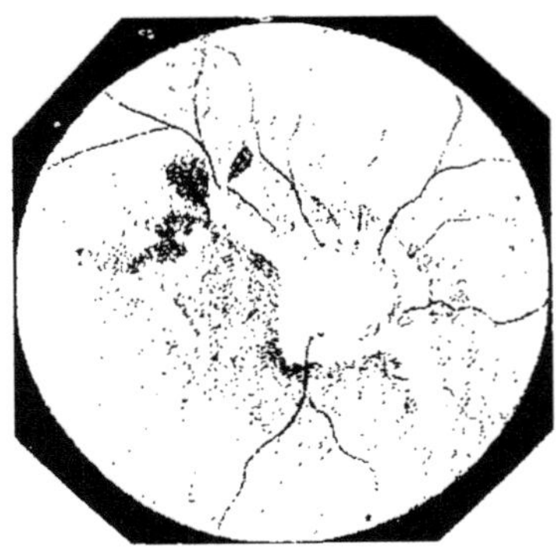

Fig. 1.

O. D. — Fracture de l'apophyse orbitaire
et de la paroi externes de l'orbite : arrachement du nerf optique, excavation
profonde.

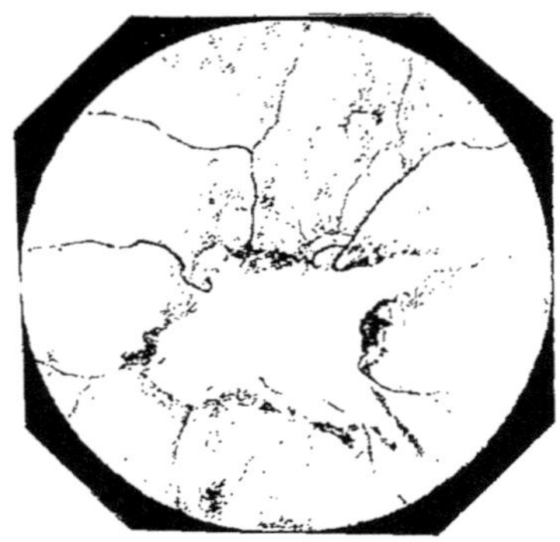

Fig. 2.

O. G. — Fracture de la paroi orbitaire
externe ; balle ayant traversé l'orbite ;
arrachement partiel du nerf optique ;
en bas, chorio-rétinite proliférante
traumatique.

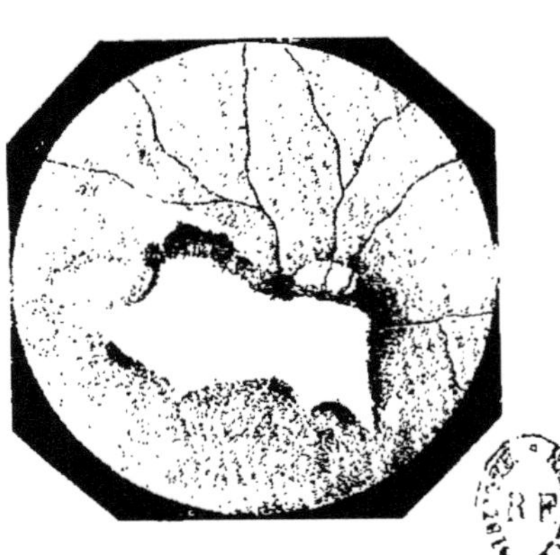

Fig. 3.

O. D. — Fracture du massif facial ; chorio-
rétinite proliférante traumatique.

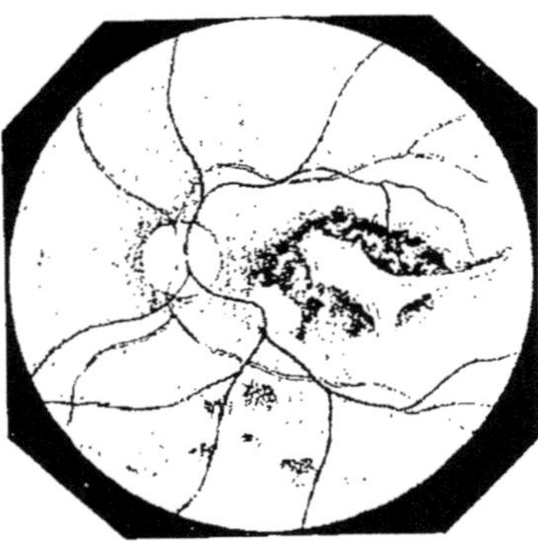

Fig. 4.

O. G. — Fracture de la paroi orbitaire externe et du rebord inférieur ; déchirure de la chorio-rétinite dans la région
maculaire (lésion d'ébranlement) ; chorio-rétinite proliférante ; chorio-rétinite atrophique et pigmentaire, en bas,
(lésion de contact).

Images ophtalmoscopiques à l'image droite.

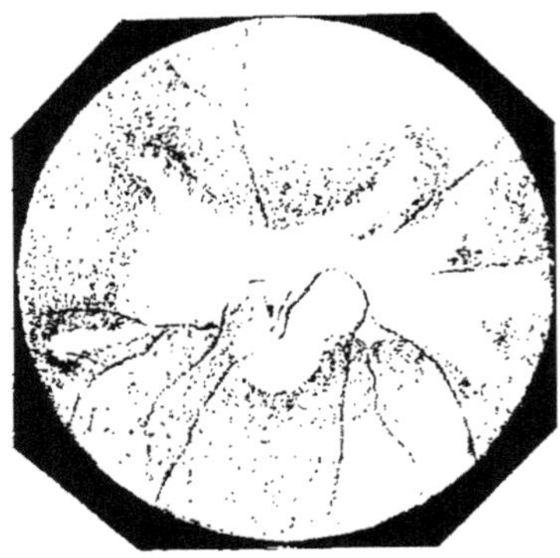

Fig. 1.

O. G. — Fracture du rebord orbitaire supérieur; corps étranger intra-orbitaire. section du nerf optique; choriorétinite proliférante de la région papillo-maculaire supérieure.

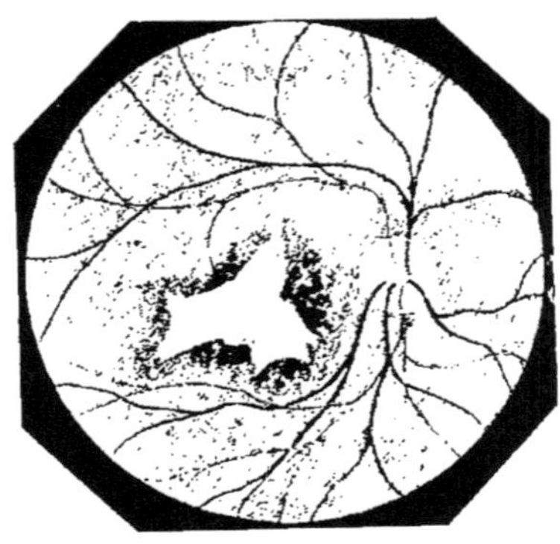

Fig. 2.

O. D. — Projectile ayant traversé le massif facial ; sans toucher l'œil droit : déchirure de la chorio-rétine maculaire droite ; chorio-rétinite proliférante (lésion d'ébranlement).

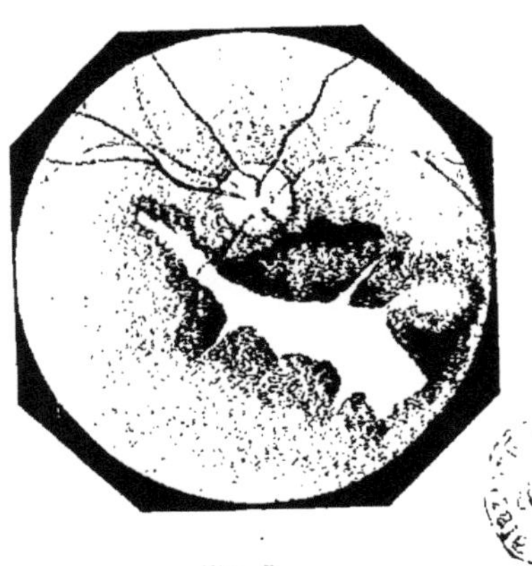

Fig. 3.

O. G. — Fracture de la paroi inférieure de l'orbite, avec propulsion du fragment osseux vers l'œil; large déchirure de la chorio-rétine (lésion de contact).

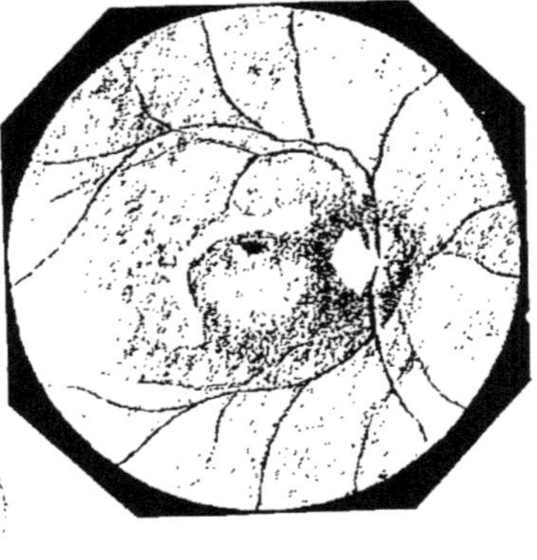

Fig. 4.

O. D. — Fracture de la paroi orbitaire externe; rupture de la choroïde dans la région maculaire (lésion d'ébranlement); chorio-rétinite proliférante.

qui témoigne de la prolifération du tissu conjonctif; on voit des vaisseaux rétiniens passer par-dessus en faisant un crochet (fig. 3, Pl. IV); les vaisseaux d'ailleurs passent souvent dessous, on en voit même qui traversent, comme en la perforant, une bride saillante (fig. 2, Pl. III).

Dans la figure 1, planche IV, on distingue au-dessous de la

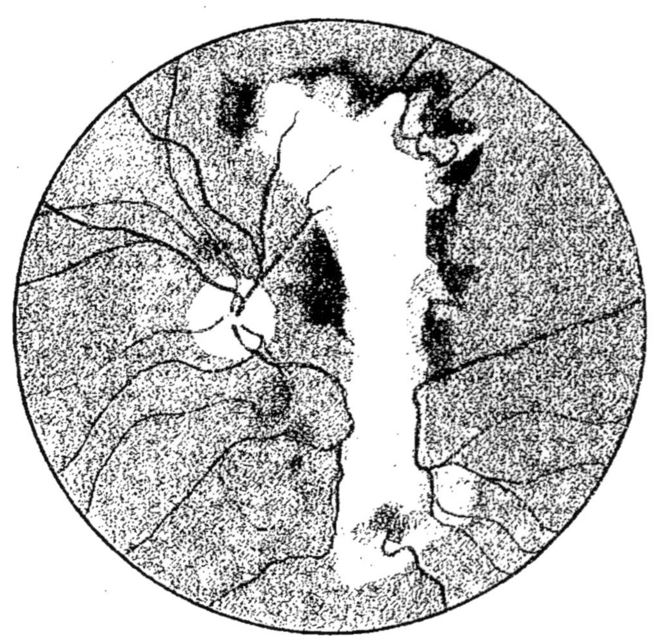

Fig. 44. — Fracture du sinus frontal gauche; globe oculaire contusionné par la paroi inférieure du sinus repoussée en bas. Chorio-rétinite proliférante du pôle postérieur intéressant la région maculaire.

papille atrophiée un placard blanc, saillant, sur lequel montent es vaisseaux sortis de la papille et faisant un coude plus visible, précisément au moment où ils montent sur cette saillie; pendant que ces vaisseaux rétiniens sont manifestement situés au-dessus et au-devant de la plaque proliférante néoformée, d'autres vaisseaux traversent la plaque dans le milieu de son épaisseur, et d'autres passent au-dessous.

Les deux figures (fig. 35 et fig. 1, Pl. III, arrachement papil-

laire) sont parmi les plus intéressantes de notre collection; elles
se rapportent à un arrachement total ou subtotal de la papille.

Dans la première il s'agit d'un arrachement partiel portant sur
la partie supérieure de la papille (image renversée); la moitié du
disque papillaire arraché est recouverte par la néoformation, d'où
partent les vaisseaux ; il est remarquable que cette masse fibroïde
n'est pas partout assez saillante pour avoir comblé complètement
le fossé créé par l'arrachement papillaire; elle n'est exubérante
que dans sa partie inférieure, à la partie supérieure elle est encore
sur un plan plus profond que le reste du fond de l'œil; l'autre
figure est un exemple vraiment admirable d'arrachement total de
la papille. arrachement papillaire qui s'est accompagné de deux
déchirures partant de la macula, l'une en haut et en dehors,
l'autre en bas et en dedans; une troisième déchirure est dans la
région maculaire. Tout autour de la papille, les déchirures
chorio-rétiniennes ont proliféré, mais l'excavation n'a pas été
comblée; il reste une cavité rappelant l'image ophtalmoscopique
de certains cas de glaucome chronique sénile; il y a vraiment
désinsertion de la papille au sens propre du mot.

Souvent la déchirure de la chorio-rétine, qui entraîne la prolifération, siège exclusivement dans les régions maculaires (fig. 2.
Pl. IV); alors la masse de nouvelle formation est sans rapport avec
les gros vaisseaux ; elle prend la forme d'un gâteau fibreux irrégulièrement étoilé (fig. 2, Pl. III); ou d'un arc de cercle (fig 4.
Pl. IV); souvent autour de ce gâteau fibreux se trouve une zone
pigmentée indiquant dans la prolifération la large participation du
tractus uvéal.

Les figures qui représentent cette chorio-rétinite proliférante,
comme toutes celles des planches I, II, III et IV, ont été dessinées
d'après nature par M. Pesme, étudiant en médecine, infirmier du
service, que nous tenons à remercier ici publiquement.

Tableau comparatif montrant les différences de la rétinite proliférante classique et de la chorio-rétinite proliférante traumatique.

Rétinite proliférante classique.	*Chorio-rétinite proliférante traumatique.*
Prolifération due à l'organisation du sang épanché ; peut se produire sans hémorragie préalable.	Toujours consécutive à une hémorragie et à une rupture des membranes profondes.
Membranes avec prolongements multiples ; aspect de toile d'araignée étendue sur une grande partie du fond de l'œil.	Plaque fibreuse, d'une épaisseur plus régulière, plus localisée.
Membranes translucides en certains points.	Partout opaque.
Renflements se terminant librement dans le corps vitré.	Simple relation de voisinage avec le corps vitré.
Masses pédiculées, polymorphes, surface inégale, saillie très marquée.	Pas de mases très proéminentes dans le corps vitré ; surface égale, saillie modérée.
Siège dans toutes les parties de la rétine.	Beaucoup plus commune dans la macula, la papille et son pourtour.
Foyer de pigmentation assez fréquent autour des membranes.	Foyers de pigmentation tres fréquents.
Se compliquent souvent de décollement rétinien par les tiraillements des tractus vitréens.	Ne s'accompagne pas de décollement consécutif à la prolifération qui attache au contraire la rétine à la choroïde.

γ. Décollement traumatique de la rétine.

On peut admettre dans cette classe de décollement rétinien plusieurs variétés qui peuvent être ainsi succintement énumérées.

1° Le décollement par hémorragie sous-rétinienne.

2° Le décollement par rétraction post-traumatique du corps vitré.

3° Le décollement qui résulte de la rétraction cicatricielle d'une plaie.

4° Celui qui vient après une perte du corps vitré.

5° Celui qui résulte d'un ébranlement à distance du globe oculaire, avec ou sans déchirure de la rétine.

Nous avons rencontré toutes ces variétés et, sur les malades hospitalisés, nous pouvons signaler 40 décollements rétiniens ; une forme assez fréquente est le décollement par ébranlement.

Le choc sur l'œil entraîne une hémorragie sous-rétinienne et une déchirure de la chorio-rétine, trois mois après on constate une large plaque d'atrophie et pas de décollement de la membrane.

Nous avons rarement rencontré ce désordre dans les corps étrangers de l'orbite; parmi nos observations nous n'en trouvons qu'une (obs. XXIV, fig. 30) dans laquelle un éclat d'obus ayant intéressé l'apophyse orbitaire externe, il en résulta une hémorragie profuse du vitré qui laissa voir au bout d'un certain temps de larges décollements, l'un périphérique à la partie équatoriale externe, l'autre à la région maculaire ; il existait un éclat d'obus au-dessous de l'œil, cet éclat d'obus a dû contusionner l'organe et on doit certainement attribuer au choc direct une grande part des désordres ; mais il faut remarquer aussi que la violente contusion, la fracture de l'apophyse orbitaire externe, a dû entraîner dans l'œil un ébranlement capable à lui seul de produire le décollement de la rétine.

Le chiffre de décollements rétiniens produits par simple ébranlement à distance n'est pas très considérable, mais nous croyons cependant devoir appeler l'attention sur ce genre de désordres à cause de cette pathogénie spéciale.

Nous avons à citer quatre cas : les deux premiers se rapportent aux observations XV et XVI, dans lesquelles le projectile a traversé, de part en part, le massif facial sans lésion du globe oculaire et a provoqué, chez le premier, un décollement rétinien à la partie inférieure des deux yeux, chez l'autre un décollement à la partie inféro-externe d'un œil. Les deux autres cas sont sensiblement identiques comme pathogénie, bien qu'il s'agisse de deux fractures de la paroi externe de l'orbite, ayant entraîné le décollement total de la rétine en regard de la fracture.

De ces quatre cas, d'ailleurs, nous pouvons rapprocher deux observations dans lesquelles il n'y avait pas de fracture de l'orbite, mais à la suite d'un simple déplacement d'air, provoqué par l'explosion rapprochée d'un obus, les deux blessés furent atteints, l'un à l'œil droit, l'autre à l'œil gauche, d'un décollement limité à la portion inférieure de la rétine, sans choc direct du globe oculaire.

Nous avons cru devoir signaler ici, avec quelques détails, cette variété de décollements traumatiques ; car ils sont moins connus que les autres formes de cette affection.

Les figures sont vues à l'image renversée.

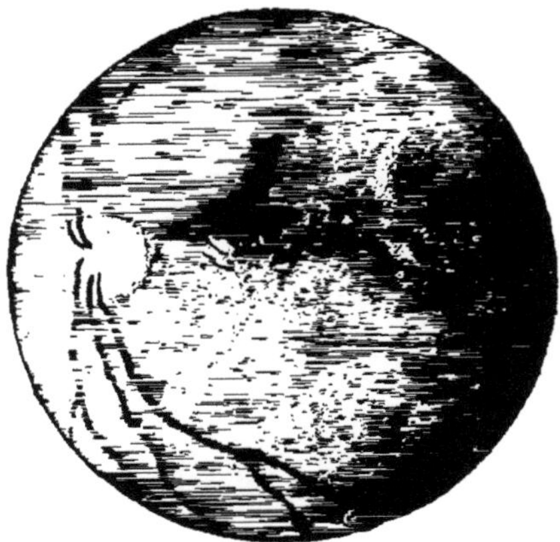

Fig. 1.

Obs. XXXI. — La déchirure en croissant de la choroïde se devine au milieu de la pigmentation abondante qui recouvre la région maculaire (lésion d'ébranlement).

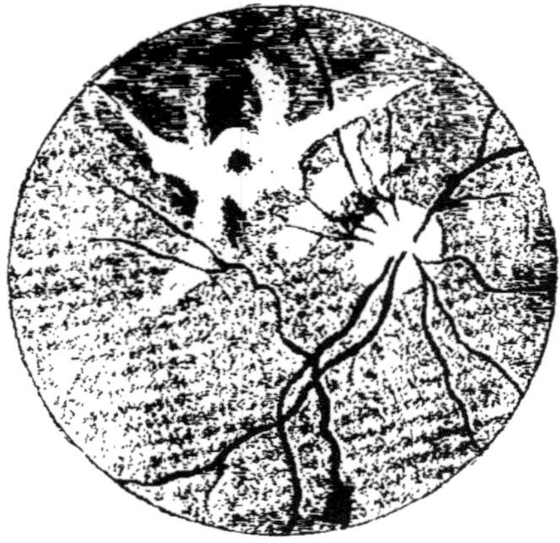

Fig. 2

Obs. XXXII. — Remarquer les vaisseaux rétiniens passant au-dessus des déchirures choroïdiennes. Un seul est interrompu en un point, il est recouvert par un tractus de rétinite proliférante (lésion d'ébranlement).

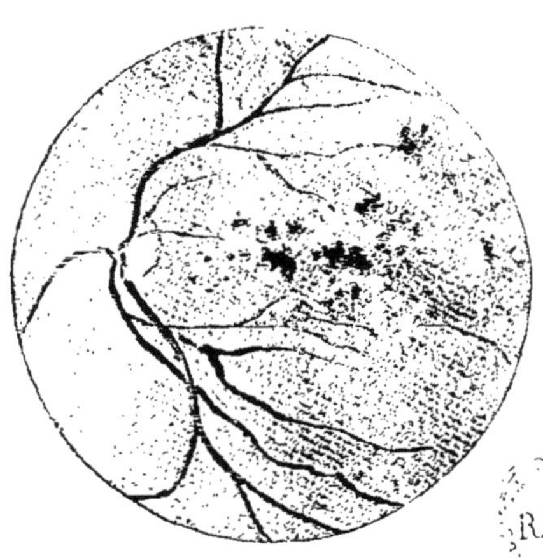

Fig. 3.

Obs. XXXIII. — Le pigment cache très probablement ici de fines déchirures choroïdiennes (lésion d'ébranlement).

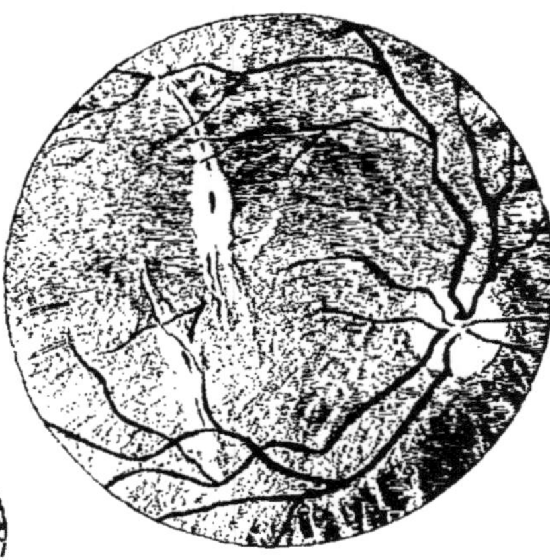

Fig. 4.

Obs. XXXIV. — La rétine est intacte au niveau des déchirures choroïdiennes comme en témoignent les vaisseaux (lésion d'ébranlement).

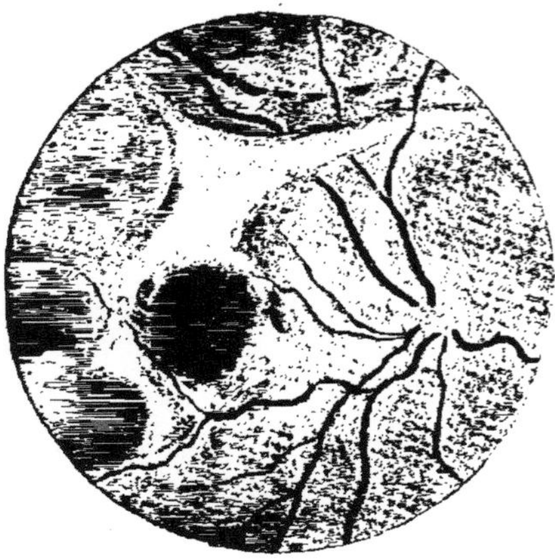

Fig. 1.

Obs. XVI. — La rétine elle-même a été déchirée, comme la choroïde. L'examen des vaisseaux en fournit la preuve.

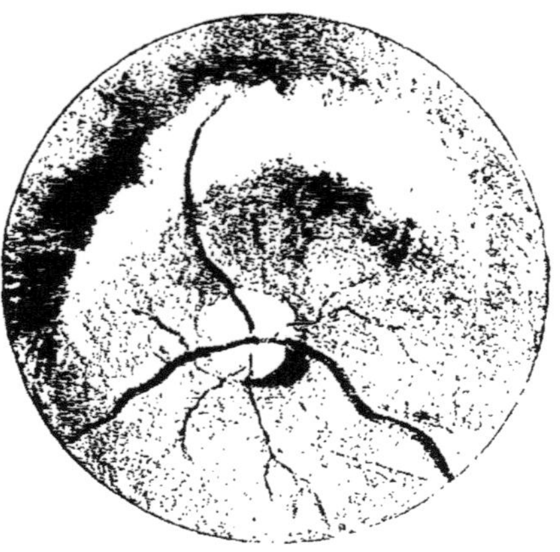

Fig. 2.

La papille est atrophiée, une vaste déchirure de la choroïde a détruit la région maculaire ; la balle a sectionné le nerf optique, traversant l'orbite sans toucher l'œil (lésion d'ébranlement).

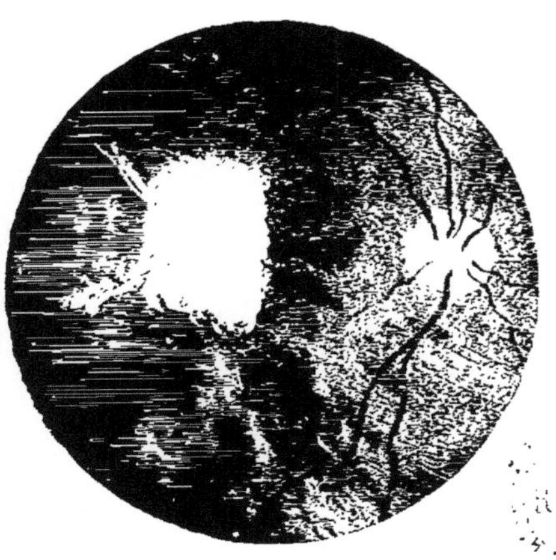

Fig. 3.

Obs. XXXVII. — La région maculaire est le siège d'une vaste déchirure choroïdienne entourée de pigment. Lésion d'ébranlement.

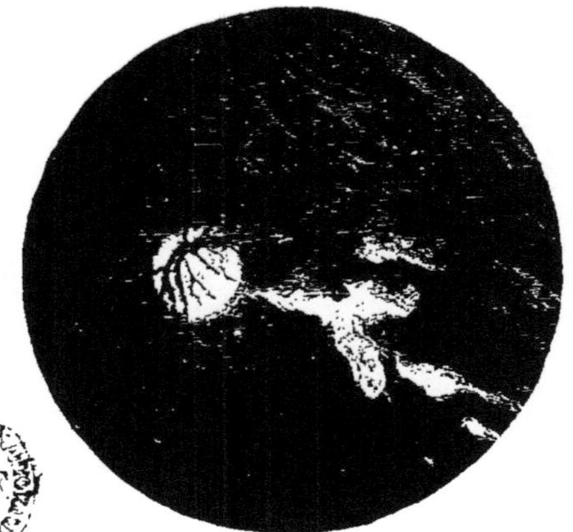

Fig. 4.

Obs. XXXVIII. — Le staphylome postérieur myopique est sans doute une lésion ancienne. Mais la déchirure choroïdienne dans la région maculaire est due au traumatisme (lésion d'ébranlement).

Nous ne pensons pas qu'il soit utile d'insister sur les variétés qui résultent des hémorragies traumatiques sous-rétiniennes, ni sur les décollements consécutifs à l'organisation fibreuse du corps vitré; ce que nous avons dit de la rétinite proliférante et tout ce qu'enseignent les classiques à ce sujet est certainement bien présent à l'esprit du lecteur.

On trouvera plus loin des considérations pratiques sur le pronostic et le traitement de ce genre de lésion (voir Traitement des fractures de l'orbite et de leurs complications).

E. — *Enophtalmie traumatique*.

L'enophtalmie est un symptôme qui se produit dans un certain nombre d'affections variées, et beaucoup trop d'auteurs ont cherché à lui donner une pathogénie unique, comme s'il s'agissait d'une affection toujours la même et bien définie.

L'enfoncement de l'œil dans l'orbite peut se produire dans un grand nombre de cas, tous différents :

1° Quand les moyens de suspension passifs ou actifs de l'œil sont déchirés ou paralysés; capsule de Tenon rompue; muscles obliques paralysés; ou lorsque les muscles droits sont rétractés.

2° Lorsque le grand sympathique est paralysé par une action ou par une excitation trop prolongée.

3° Lorsque après une hémorragie profuse de l'orbite, ou une inflammation chronique du tissu cellulo-adipeux, il survient une rétraction cicatricielle du tissu rétro-bulbaire.

4° Lorsqu'il se produit des troubles trophiques entraînant la résorption du tissu cellulo-adipeux.

5° Lorsque la cavité orbitaire est agrandie par une fracture entraînant une dépression de l'une quelconque des parois.

C'est, qu'en effet, il peut y avoir enophtalmie toutes les fois qu'est défaillante l'une des forces qui maintiennent l'œil dans le juste équilibre qui lui appartient. Ces forces sont les suivantes : 1° la traction en arrière des muscles droits ou la traction en avant des muscles obliques; 2° la capsule de TENON et le muscle à fibres lisses de MULLER qui représentent un élément actif susceptible d'être immédiatement modifié par l'excitation ou la paralysie du sympathique; 3° le coussinet cellulo-adipeux sur lequel l'œil repose ; 4° enfin la cavité osseuse dont les parois rigides donnent à l'appareil de la vision sa stabilité et sa fixité.

On voit que ces diverses conditions de l'équilibre oculaire, lorsqu'elles sont modifiées, peuvent entraîner l'enophtalmie et chaque variété étiologique répond aux variétés cliniques que nous avons rencontrées chez nos blessés de guerre.

Nous allons passer en revue chacune de ces variétés en mettant à contribution ce qu'en ont dit les différents auteurs qui se sont occupés de la question et en utilisant les observations que nous avons recueillies.

1° L'enophtalmie qui résulte d'un défaut d'équilibre entre la traction des muscles droits en arrière et des obliques en avant est la forme la plus rare ; nous ne croyons pas qu'il en existe dans la science de faits précis ; *a priori*, il est évident que la paralysie des deux obliques doit être suivie d'un retrait en arrière du globe oculaire ; mais, en clinique, la paralysie du pathétique et de la branche du moteur commun destinée au petit oblique, ne peut être que très rare et cette variété doit être considérée comme une telle exception qu'en pratique ordinaire il n'y a pas lieu d'en faire état.

Mais il n'y a pas que les muscles, ligaments actifs, qui maintiennent l'œil, il y a aussi un jeu d'aponévroses et de ligaments passifs dans l'énarthrose oculaire ; les moyens de suspension peuvent être déchirés, disloqués par le traumatisme. PICHLER admet dans l'étiologie de l'affection la rupture du *septum orbitale*, KILBRUN (*Archives d'ophtalmologie*, 1902) rapporte l'observation d'un sujet qui, dix jours après être tombé d'un traîneau, présenta un ptosis par enophtalmie et il explique son cas par la déchirure de la capsule de TENON ou des ailerons ligamenteux.

De pareilles conditions étiologiques doivent être très rares ; nous n'en avons pas observé sur nos blessés de guerre, et dans la grande majorité des cas c'est dans les autres mécanismes, précédemment énumérés, qu'il faut chercher le processus capable d'expliquer l'enophtalmie.

2° La paralysie du muscle à fibres lisses de MULLER est une cause d'enophtalmie et il convient de donner ici quelques détails anatomiques et physiologiques.

Ce muscle, sur lequel SAPPEY a insisté après MULLER, est une lame, d'apparence fibreuse, mais en réalité musculaire, transversalement étendue de la partie interne à la partie externe de l'orbite, se continuant en bas avec le bord adhérent du cartilage tarse et donnant insertion en haut au releveur et au prolongement sous-jacent de l'aponévrose orbitaire. Il a une insertion fixe et une insertion mobile comme tous les muscles; son insertion fixe, par ses attaches avec le releveur, répond au sommet de l'orbite; son insertion mobile est sur le bord adhérent du cartilage tarse.

Dans sa constitution rentrent un grand nombre de fibres lamineuses et de fibres élastiques, mais ce sont seulement ses éléments accessoires; les éléments fondamentaux sont des fibres musculaires lisses.

Les faisceaux qui occupent la partie moyenne se dirigent de haut en bas, en échangeant des divisions et en faisant une sorte de réseau à mailles irrégulièrement elliptiques. Ce muscle représente un segment de sphère creuse qui entoure l'œil sur une grande étendue.

Il existe également un muscle de MULLER à la paupière inférieure; ses insertions se font, d'une part à la face profonde de l'expansion palpébrale du tendon du muscle droit inférieur, d'autre part au bord convexe du tarse; au niveau du fornix conjonctival inférieur, il se dédouble en deux couches, l'une palpébrale qui va au tarse, l'autre qui passe entre la conjonctive bulbaire et le globe de l'œil.

Le muscle de MULLER contient des groupes de cellules nerveuses analogues aux cellules nerveuses ganglionnaires, de telle sorte qu'il possède une innervation propre, indépendante de l'oculo-moteur qui innerve le releveur de la paupière.

Ce muscle est innervé par le grand sympathique. Lorsque ce nerf est sectionné, le muscle de MULLER est paralysé et l'œil s'enfonçant dans l'orbite, le sujet devient enophtalme; l'excitation du sympathique, en exagérant l'action de ce muscle, donne de l'exophtalmie. Il faut donc admettre, d'après la physiologie, que les fibres musculaires lisses, qui forment le muscle dont nous parlons, entourent l'œil, passent derrière son équateur et, en se contractant, le poussent en avant. La description anatomique ci-dessus, cependant conforme à celle des auteurs, fait mal comprendre l'action du muscle; il est plus que probable qu'il existe des fibres musculaires lisses jusque dans la capsule de TENON, en face de l'hémisphère postérieur du globe oculaire, sans quoi nous déclarons ne rien comprendre à l'action physiologique du muscle de MULLER.

La description que donnent les anatomistes montre pourquoi l'excitation du sympathique, agissant sur le muscle, augmente l'ouverture palpébrale, tandis que la section du sympathique resserre cet orifice; mais elle ne fait nullement comprendre pourquoi le sujet devient exophtalme dans le premier cas et enophtalme dans le second.

En passant nous livrons ces réflexions aux anatomistes et aux physiologistes.

Nous publions ici une observation d'enophtalmie due à la section du sympathique cervical par un shrapnell.

Section du sympathique par une balle de shrapnell. Enophtalmie. Syndrome de Claude Bernard. Guérison (OBS. XXXIX).

L... Paul, âgé de vingt-deux ans, soldat au N° d'infanterie, est blessé le 5 septembre par deux balles de shrapnell. L'une l'atteint au bras, l'autre au cou, au niveau de la quatrième cervicale. Elle pénètre du

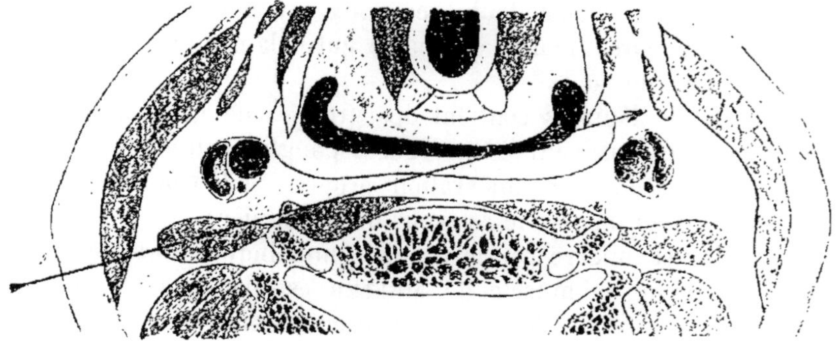

Fig. 15.

côté droit, sur le bord postérieur du sterno-cléido-mastoïdien, et va se loger, par un trajet horizontal, dans la région carotidienne gauche.

L'orifice d'entrée est étroit, n'a pas saigné, mais immédiatement après la blessure L... a craché du sang. Des hémorragies pharyngées se sont produites pendant quelques jours: en même temps le blessé n'avale qu'avec difficulté et éprouve au niveau du pharynx une sensation de brûlure. Le pharynx a donc été traversé par la balle. La région carotidienne gauche, où elle s'est logée, présente pendant quelque temps une réaction inflammatoire vive, mais bientôt la balle est sentie à la palpation et elle est extraite par une incision semblable à celle de la ligature de la carotide.

C'est alors que le blessé nous est envoyé. L'œil droit est notablement en enophtalmie. La fente palpébrale est rétrécie. la pupille est en myosis. L... raconte que son œil a été très rouge, il a eu la sensation de graviers dans la conjonctive et du larmoiement aussitôt après la blessure, mais ces symptômes ont disparu.

L'acuité visuelle est égale à l'unité, le champ visuel est intact.

L'œil gauche est sain ; on ne relève rien d'anormal du côté des nerfs glosso-pharyngien, pneumogastrique, spinal et hypoglosse. L'enophtalmie diminue rapidement et le blessé ne présente plus qu'un léger rétrécissement de la fente palpébrale, lorsqu'il est évacué le 31 décembre 1914.

Dans cette observation se trouve réalisée, de la façon la plus nette, l'expérience de POURFOUR DU PETIT et de CLAUDE BERNARD ; on remarque un fait bien connu, à savoir que la plupart des résultats oculaires donnés par la résection du sympathique sont passagers ; de ce nombre est l'enophtalmie qui, très marquée au moment de l'accident, avait complètement disparu quatre mois après ; il ne faudrait pas croire, qu'en pareille circonstance, l'enophtalmie n'est qu'apparente et tient seulement à l'aspect particulier que donne à l'œil le rétrécissement de la fente palpébrale ; l'enophtalmie est très réelle, l'œil se porte en arrière d'une façon très évidente comme si l'une des forces qui l'attirent en avant était subitement défaillante. C'est cette action sur le globe oculaire, très bien démontrée par les physiologistes et par la clinique (ainsi qu'en témoigne notre fait personnel), que l'étude anatomique du muscle de MULLER ne fait pas prévoir.

3° L'enophtalmie, due à la paralysie du muscle de MULLER, est rapide, pour ainsi dire immédiate, lorsque le grand sympathique est sectionné ; dans les expériences classiques de POURFOUR DU PETIT et de CLAUDE BERNARD, la rétraction du globe de l'œil en arrière fait partie du syndrome paralytique du grand sympatique, mais cette enophtalmie, que produit malgré lui le chirurgien qui résèque le ganglion cervical supérieur pour la cure du glaucome par exemple (JONNESCO, ABADIE, etc.), est encore bien rarement observée en clinique à la suite des accidents qui viennent assaillir l'orbite et son contenu. Le cas que nous venons de rapporter est peut-être unique dans la science.

La théorie nerveuse de l'enophtalmie doit s'entendre de

troubles trophiques qu'entraînent les lésions du sympathique dans la nutrition du tissu cellulo-adipeux, sur lequel l'œil repose; lorsque l'innervation vaso-motrice fait défaut, les tissus orbitaires vivent mal, se raréfient et l'œil les suit en quelque sorte dans leur rétraction; cette théorie a déjà été défendue par BEER en 1893 : chez un malade, atteint d'un coup de pied de cheval, sans que les parois orbitaires fussent élargies ou défoncées, il se produisit une enophtalmie très accusée que cet auteur attribua à la raréfaction du tissu osseux; PURTSCHER a admis également cette manière de voir; il fait remarquer à juste titre qu'il n'y a d'enophtalmie vraie que dans le cas où il n'y a pas de défoncement des parois orbitaires ou de brides cicatricielles; l'enophtalmie vraie, à proprement parler, comme celle de nos observations XL, XLI, XLII, est celle qui se produit dans un orbite dont la masse cellulo-adipeuse a perdu son volume normal à la suite d'une mauvaise innervation.

Les cas dans lesquels on a signalé l'apparition, au moment du traumatisme, d'une hémorragie profuse produisant d'abord de l'exophtalmie et ensuite de l'enophtalmie par organisation cicatricielle du caillot, ne sont déjà plus des cas purs. Ces cas purs d'enophtalmie, ceux qu'on peut considérer comme des faits d'enophtalmie essentielle, sont ceux qui correspondent à une atrophie simple d'origine neuro-trophique; lorsque l'enophtalmie est précédée par un caillot s'organisant et se rétractant dans l'orbite, ou bien lorsqu'un phlegmon s'est au préalable développé, il s'agit d'une forme particulière, d'origine en quelque sorte mécanique; cette forme est rare, nous ne l'avons observée ni dans la pratique civile ni dans la pratique militaire; la mobilité du globe, en général bien conservée, la rapidité avec laquelle apparaît l'enophtalmie ne s'accordent pas avec l'organisation toujours lente du tissu cicatriciel; COHN est le seul auteur qui ait insisté sur la limitation des mouvements du globe qu'il a trouvé, dans un cas, soudé avec les parties qui l'environnaient. Chez tous nos malades, comme dans tous les faits dont nous avons pu lire l'observation, les mouvements oculaires avaient conservé toute la liberté compatible avec la position vicieuse occupée dans l'orbite par l'organe.

Il résulte de ce qui précède que la grande majorité des cas d'enophtalmie sympathique doivent être expliqués par des troubles trophiques dus à des désordres portant sur l'innervation de l'orbite et nous ne voyons pas pourquoi quelques auteurs tiennent abso-

lument à ce qu'il existe une fracture orbitaire (MORAX, CHAIL-
LOUS); sans doute dans les gros traumatismes orbitaires, par
contusion le plus souvent, il existera une fissure dans les parois
de l'orbite et, même dans les fractures par les projectiles de guerre,
la lésion sera toujours plus ou moins marquée, mais dans les
cas d'enophtalmie essentielle, d'enophtalmie vraie, la lésion
osseuse tient une place accessoire et relative, sans quoi dans toutes
les fractures orbitaires, en chirurgie de guerre, il y aurait de
l'enophtalmie. Nous sommes précisément en présence de faits
cliniques différents puisque, sur plusieurs centaines de fractures
orbitaires, nous n'avons pu observer que quatre cas d'enophtalmie
traumatique; ce sont les fractures retentissant sur le ganglion
ciliaire ou sur le plexus carotidien, entré dans l'orbite avec l'artère
ophtalmique, qui s'accompagnent d'enophtalmie vraie; la fracture
n'est pas ce qui importe; ce qui importe c'est la lésion nerveuse
capable d'entraver la nutrition du tissu cellulo-adipeux rétro-
bulbaire.

Voici trois observations inédites d'enophtalmie traumatique par
troubles trophiques.

*Fracture de l'orbite droite. Enophtalmie traumatique con-
sécutive à des troubles trophiques* (OBS. XL).

Georg... Henri, soldat au N^e d'infanterie, blessé à M..., le 5 juillet 1915,
par une chute au bord de la tranchée, provoquée par l'explosion d'un
obus. Georg... a perdu connaissance pendant trois ou quatre minutes; il
a été évacué aussitôt sur T.... Renvoyé au front vingt jours après, il a
eu deux étourdissements successifs et a été dirigé alors sur Châlons et
Bordeaux où il est entré le 5 septembre 1915.

La feuille d'observation du début porte : « fracture de l'orbite droite,
provoquée par une chute sur la région orbito-oculaire droite, accompagnée d'une plaie au niveau du rebord orbitaire supérieur et d'un décollement de la paupière supérieure ».

Actuellement, 12 mars 1916, on constate les symptômes suivants :

La fente palpébrale droite a son ouverture diminuée par suite du
retrait du globe oculaire. Celui-ci, en effet, est enfoncé d'au moins
4 millimètres. Cette enophtalmie n'est pas la conséquence d'un effondrement des parois de l'orbite, ainsi qu'en témoigne la radiographie.
Elle est due, semble-t-il, à un trouble trophique du contenu orbitaire,
réalisant ainsi le type classique de l'enophtalmie traumatique par
troubles de nutrition.

Il existe une parésie du muscle droit externe, du muscle droit supérieur et du petit oblique, occasionnant une diplopie homonyme très
marquée.

Il s'agit vraisemblablement d'une lésion nerveuse provoquée par la fracture ayant lésé au sommet de l'orbite, dans la fente sphénoïdale, les filets du grand sympathique en même temps que les nerfs moteurs.

L'œil droit a sa tension normale. La pupille réagit parfaitement, directement et indirectement. Il n'y a aucune lésion des membranes profondes ou des milieux transparents. L'acuité égale 7/10 avec un sphérique convexe de + 1.

L'œil gauche est normal : V = 10/10.

Cet état s'est maintenu stationnaire jusqu'à ce jour (25 mai 1916).

Contusion de la région orbitaire gauche, fracture probable; enophtalmie traumatique de l'œil gauche. Troubles trophiques consécutifs (OBS. XLI).

R... Elie, blessé le 16 novembre 1915, à l'exercice de lancement de grenade, à H.... Dirigé sur le centre d'ophtalmologie de la 18e Région par décision de la commission consultative médicale, à la date du 24 septembre 1916.

Examen du blessé. — R... présente au niveau de la paupière supérieure gauche une plaie cicatricielle résultant du traumatisme violent qu'a

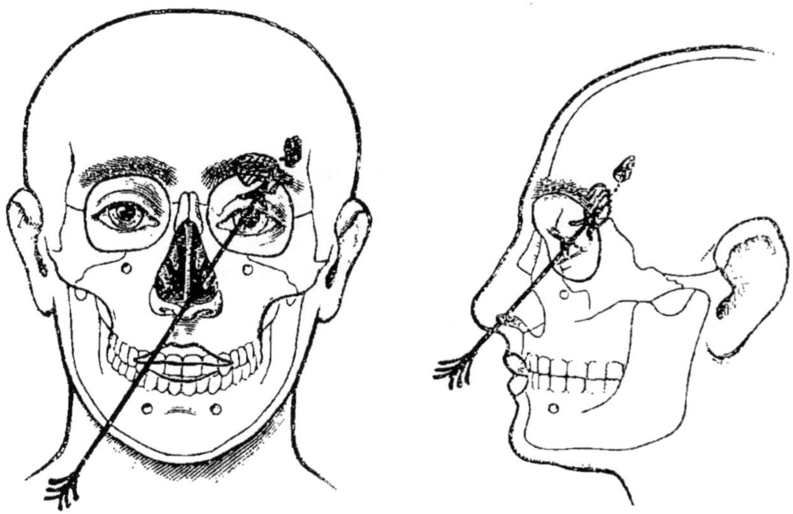

Fig. 16.

subi la région orbito-oculaire au moment de l'éclatement de la grenade. Les parties molles de l'orbite, y compris le globe de l'œil, ont été, par le déplacement d'air, fortement contusionnées; pour l'orbite, il en est résulté des troubles trophiques aboutissant à la disparition du coussinet adipeux rétro et péri-oculaires, et provoquant l'enfoncement du globe dans la cavité orbitaire.

Cette enophtalmie, très marquée, s'accompagne d'un ptosis de la paupière supérieure dû en partie à une paralysie du releveur et en partie au retrait du globe en arrière.

La radiographie nous montre qu'il n'existe pas de projectile intra-orbitaire. Mais, par le seul toucher, il est facile de localiser dans la région fronto-pariétale gauche un éclat volumineux. incrusté dans la paroi osseuse (voir radio ci-contre). Il nous est impossible par la radiographie de préciser s'il y a eu fracture irradiée à la voûte de l'orbite,

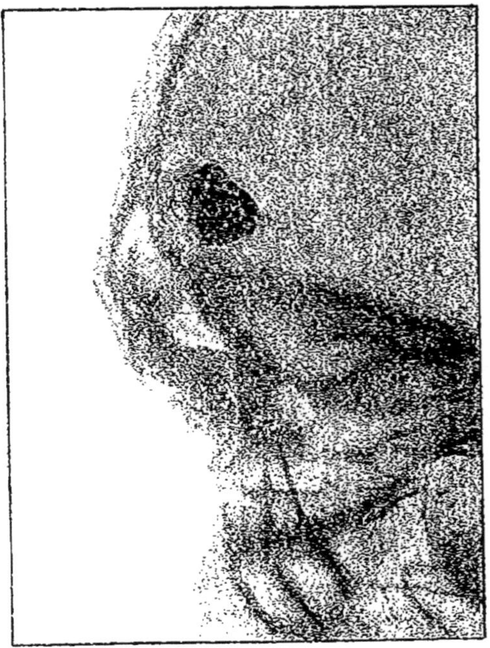

Fig. 17.

étant donné l'intervalle écoulé entre la date de la blessure et notre examen. La présence de l'éclat montre bien cependant que la région orbitaire gauche était placée dans la sphère d'action du traumatisme.

L'œil gauche est en voie d'atrophie. Il existe un décollement total de la rétine, sauf dans un petit segment de la région inféro-interne.

La tension oculaire est abaissée : T. — 2.

OEil droit : normal   V = 10 10.

Aucun trouble des milieux transparents: l'examen des membranes profondes ne nous révèle aucune lésion.

Paralysie du droit externe et troubles trophiques (enoph-talmie) consécutifs (Obs. XLII).

Le nommé R..., cavalier au N° régiment de dragons, étant de service aux écuries, reçut, le 28 novembre 1897, un coup de pied de cheval dans les conditions suivantes :

En voulant ramasser un bridon gisant sur le sol à environ 50 centimètres de sa jument d'armes, au moment où il s'inclinait, le corps étant presque dans l'attitude verticale, malgré une flexion de rein en arrière, R... reçut un coup de pied un peu au-dessous de l'œil droit, lequel occasionna une plaie d'environ 3 centimètres de long sur 5 millimètres de large, puis tomba fortement sur le dos, se faisant une profonde plaie de la région occipitale d'environ 1 centimètre de rayon. Néanmoins, il ne perdit pas connaissance et fut soutenu par deux camarades pour se rendre à l'infirmerie.

Évacué aussitôt sur l'hôpital, le malade ne présentait qu'une forte ecchymose palpébro-conjonctivale, en dehors des deux plaies qui sont suturées et pansées.

Au bout d'un mois, les plaies étant cicatrisées, on cesse les pansements; à ce moment même, il se plaint de diplopie.

Au début de janvier 1898, au moment où il se présente à nous, il a des signes évidents de paralysie du droit externe de l'œil droit, avec contracture de l'antagoniste; de plus, la face du côté malade est amaigrie et l'œil frappé d'enophtalmie : $V = 1$. Emmétropie des deux côtés.

Aucun trouble de l'accommodation. Diagnostic : paralysie basilaire du moteur oculaire externe.

Pendant toute l'année 1898, R... a été tenu en observation, espérant que, si le nerf était simplement contusionné, tout rentrerait dans l'ordre : il n'en a rien été. Dans le but de remédier aux troubles trophiques, furent faites au malade une trentaine de séances d'électrisation à courants continus. Les troubles trophiques furent un peu améliorés.

En janvier 1899, plus d'un an après l'accident, le malade présentait, outre son enophtalmie, un strabisme interne très disgracieux et accusait une diplopie toujours très étendue et très gênante.

Pour remédier à l'enophtalmie et corriger le strabisme, nous pratiquons, le 7 février 1899, la double opération de l'avancement capsulaire externe et la ténotomie du droit interne.

Le résultat de cette opération fut excellent en ce sens que le malade n'a plus de strabisme et remédie facilement, en tournant la tête, à la diplopie qui existe encore dans la région temporale droite. Il marche facilement la tête droite, fixant au-devant de lui sans voir double, et son enophtalmie a disparu.

Il lui reste encore une paralysie complète du droit externe de l'œil droit, mais les inconvénients de cette paralysie sont réduits au minimum.

4° Nous arrivons enfin à une variété d'enophtalmie qui est, au propre, une enophtalmie fausse; c'est celle qui tient à l'enfoncement de l'une des parois de l'orbite, à l'élargissement de la cavité : c'est bien là une enophtalmie fausse si nous réservons le nom d'enophtalmie vraie à celle qui résulte des troubles trophiques; mais en chirurgie d'armée c'est la forme la plus fréquente. Nous en faisons connaître ici trois belles observations.

L'œil, entraîné par la pesanteur, peut tomber dans le sinus maxillaire ou y être poussé par l'agent vulnérant lui-même. Les cas de SMETIUS de LEDA, de BECKER, de LANGENBECK rentrent dans cette catégorie. C'est par une fracture aussi que LANG explique son fait personnel ; il considère que l'orbite a été agrandie par le traumatisme et que l'œil s'enfonce sous la pression atmosphérique, et NAGEL accepte dans son observation la même explication. La réalité de ce mécanisme ne fait aucun doute. NEUBEN a eu cependant le tort de vouloir l'appliquer à tous les cas. Il s'en faut que dans l'enophtalmie il y ait toujours enfoncement des parois orbitaires ; il doit y avoir fréquemment, par la violence du choc, une fissure osseuse, mais, nous l'avons déjà dit, ce n'est pas cette fissure qui est la cause de l'enfoncement de l'œil.

Il faut donc distinguer, disons-le nettement en terminant ce paragraphe sur la pathogénie de l'affection, deux variétés principales d'enophtalmie.

1° L'enophtalmie vraie, proprement dite, due aux troubles nerveux que nous avons mis en évidence, après beaucoup d'auteurs, notamment le docteur DAULNOY et le professeur ROHMER.

2° L'enophtalmie traumatique fausse par élargissement des parois orbitaires dont nous avons recueilli les trois observations que nous rapportons ici.

Fracture de l'orbite gauche ; volumineux éclat d'obus intraorbitaire droit, chorio-rétinite atrophique et pigmentaire (OBS. XLIII).

Commandant R..., du N° d'infanterie, blessé le 14 septembre 1914, à C..., par un éclat d'obus. — Évacué sur F.... il a été examiné par nous le 26 octobre 1915.

État du blessé. — L'éclat d'obus a pénétré par la partie inféro-externe de l'orbite gauche, où se voit une cicatrice de 3 centimètres de long, dirigée verticalement et dont l'extrémité supérieure part de l'angle externe des paupières.

Le projectile est venu se loger dans la région ethmoïdo-orbitaire droite, suivant un trajet de gauche à droite et d'avant en arrière. Il a donc traversé : 1° le plancher de l'orbite gauche ; 2° l'orbite gauche ; 3° les fosses nasales gauches et la cloison ; 4° l'ethmoïde droit et la paroi interne de l'orbite droite.

La radiographie, faite le 14 novembre, montre la présence d'un éclat d'obus volumineux de 3 centimètres de long sur 1 centimètre et demi de large, dont les deux tiers sont enchâssés dans l'ethmoïde et l'autre tiers fait saillie dans l'orbite droite, après avoir perforé la paroi interne

Le commandant R... se refuse à toute intervention; du reste, le corps étranger est très bien toléré depuis seize mois.

Au point de vue orbito-oculaire, on note les désordres suivants :

1° Une fracture de la partie inféro-externe de l'orbite gauche, dont un fragment de 1 centimètre a été extrait huit jours après la blessure. Il en est résulté un effondrement du plancher de l'orbite avec abaissement du globe oculaire (enophtalmie traumatique par fracture orbitaire).

2° Des lésions du globe oculaire gauche. Cet œil, extérieurement normal, et dont la musculature extrinsèque est intacte, offre au niveau du cris-

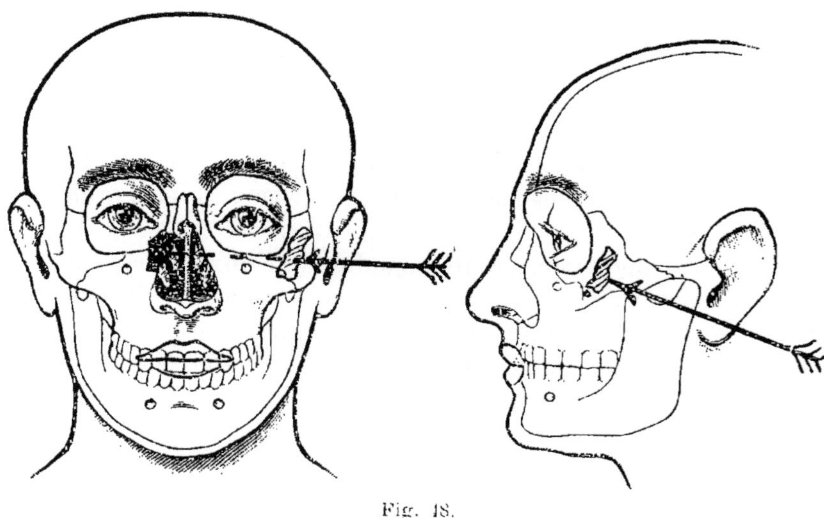

Fig. 18.

tallin une légère opacité bien circonscrite, siégeant en haut et en dehors. La papille est un peu rouge, les contours en sont estompés et diffus (névrite et périnévrite). La région maculaire, à un examen un peu attentif, est œdématiée, ce qui explique la métamorphopsie accusée par le blessé. A la partie inférieure, près de la région équatoriale, vaste placard de chorio-rétinite atrophique et pigmentaire, reliquat de rupture et d'hémorragie de ces membranes profondes.

$$O.\ G.\ V = 1/10.$$

3° A droite, on note une chorio-rétinite maculaire proliférante, entourée de pigment, entraînant un scotome central dans le champ visuel et abaissant l'acuité à 1/100 (fig. 2, Pl. IV).

L'œil droit est en léger strabisme externe ex-anopsia. Il existe une diplopie dont l'image fausse est très atténuée, mais fort gênante, surtout dans le regard en bas (paralysie du muscle droit inférieur gauche).

Fracture de l'orbite gauche; enophtalmie traumatique; décollement total de la rétine (OBS. XLIV).

Gal..., sergent au N° zouaves, a été blessé le 1er juillet 1916, dans la région orbitaire gauche, par un éclat d'obus. Soigné à St-Mene..., et à Ch..., il a été évacué sur le Service central d'Ophtalmologie de la 18e Région, le 18 juillet 1916.

Le projectile a occasionné une large fracture du rebord orbitaire

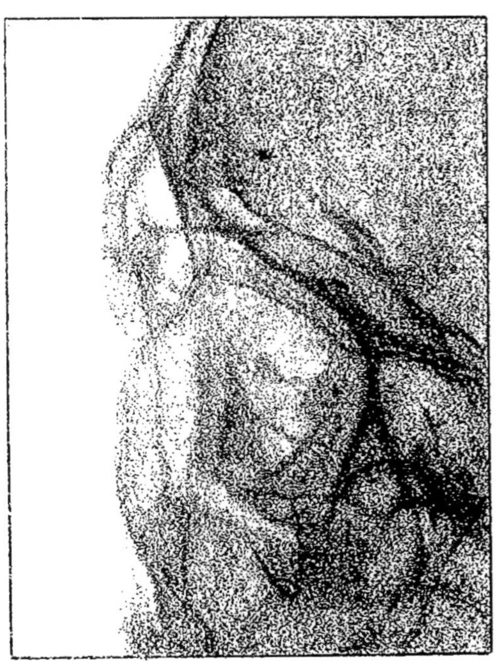

Fig. 49.

supérieur gauche et de la région externe de l'orbite. L'arcade sourci-lière est complètement effondrée dans les deux tiers externes, et l'encoche se prolonge au niveau de l'apophyse montante de l'os malaire.

La paupière supérieure est ptosique par suite d'une paralysie du releveur et aussi à cause du retrait du globe oculaire.

Celui-ci, en effet, est enfoncé dans l'orbite, et l'enophtalmie mesure de 4 à 5 millimètres. Aucun mouvement n'est possible par suite du relâchement extrême de la sangle musculaire.

La pupille est dilatée au maximum. Le segment antérieur est intact; l'éclairage ophtalmoscopique révèle l'existence d'un décollement total de la rétine, expliquant l'hypotonie du globe oculaire.

La vision égale 0.

L'enophtalmie peut s'expliquer, soit par un effondrement des parois orbitaires, soit par la rétraction du coussinet adipeux rétro-bulbaire. L'effondrement des parois est plus vraisemblable, car un volumineux éclat d'obus a été extrait deux jours après le traumatisme, derrière l'œil, contre la paroi inférieure. La radiographie montre d'ailleurs cet effondrement (fig. 49).

Le 2 septembre 1916, la section des quatre muscles droits, pour essayer de pallier au retrait du globe, ne donne aucun résultat.

Le 11 septembre, réfection de l'arcade sourcilière par greffe de cartilage costal ; un fragment de 6 centimètres de long est abrasé au niveau de la dernière côte gauche, et, dans le même temps opératoire, on recueille un fragment de tissu adipeux pré-costal.

La cicatrice orbitaire cutanée est soigneusement excisée, puis, à l'aide d'un dédoublement des plans sous-cutanés, on produit une cavité assez large pour recueillir les greffons cartilagineux et graisseux. Sutures des plans superficiels aux crins de Florence.

Suites opératoires très heureuses ; la plaie cicatrise par première intention et, quinze jours après, la réfection de la paroi supérieure de l'orbite est aussi satisfaisante que possible. L'enophtalmie rendant la région fort disgracieuse, le blessé réclame l'énucléation qui a été faite le 26 septembre 1916, et une prothèse artificielle permet d'obtenir un excellent résultat.

Gal..., est sorti le 24 octobre 1916 de notre service, complètement guéri.

Un cas d'enophtalmie post-traumatique ; enfoncement de la paroi orbitaire externe et du rebord orbitaire inférieur (OBS. XLV).

J... R..., mécanicien, âgé de vingt et un ans, habitant Poitiers, se promenait à bicyclette, le 16 mars 1912, lorsqu'il fut heurté par une voiture. R... fut atteint au niveau de la région orbitaire droite par la planchette du garde-boue et le choc fut si violent qu'elle fut brisée et que le blessé fut projeté à terre. A l'hôpital de Poitiers, où on le porta immédiatement, on constata l'enfoncement de la racine du nez et l'écrasement du rebord orbitaire externe : un volumineux éclat de bois fut enlevé de la région temporale, où il s'était logé au-dessus de l'arcade zygomatique et un des os propres du nez fut éliminé par les narines au cours d'une hémorragie.

On se rendit difficilement maître de la suppuration et ce n'est qu'après quatre-vingt-huit jours de traitement que la cicatrisation put être obtenue. R... constata alors qu'il y voyait double et, cette diplopie constante lui rendant tout travail impossible, il vint nous consulter le 17 octobre 1912.

Le malade est porteur de nombreuses cicatrices siégeant sur l'angle interne de l'œil droit et sur la paupière inférieure ectropionnée ; il existe un ptosis dû à l'enophtalmie et ne s'accompagnant d'aucune lésion du releveur qui fonctionne parfaitement, ainsi que le droit supérieur.

Le globe oculaire présente un retrait des plus évidents, évalué à 5 millimètres par comparaison avec l'œil sain. Cet enfoncement du

globe ne varie pas avec les positions de la tête et n'est pas modifié par
l'effort. L'œil, que ne soutient pas la paroi externe, a en outre glissé
sur le plancher orbitaire et se trouve nettement dévié en dehors et en
bas. Aussi le malade accuse-t-il, dans toutes les directions du regard,
une diplopie croisée. Les images sont distantes de 20 centimètres pour
le regard en face; cet écartement devient beaucoup plus considérable
(80 centimètres) lorsqu'on déplace la bougie du côté nasal, il diminue
légèrement du côté temporal. Il se complique d'une dénivellation des
images pour toutes les directions du globe. Le champ du regard est
cependant normal, le champ visuel intact, l'acuité égale à 1. L'examen
à l'éclairage oblique nous montre la cornée, très transparente, entièrement respectée par le traumatisme. La chambre antérieure a sa profondeur normale; la pupille ne présente rien de pathologique, l'iris réagit
bien à la lumière et à l'accommodation. On ne note aucun trouble des
milieux transparents, et l'ophtalmoscope ne décèle rien qui soit digne
d'être signalé.

Quant à l'œil gauche, il est complètement indemne, les lésions ne
dépassant pas la racine du nez; cet œil est emmétrope et possède
l'acuité 1.

En résumé, il s'agit là d'une enophtalmie traumatique due à l'effondrement de la paroi orbitaire externe et peut être aussi, pour une part,
à la suppuration prolongée du tissu de l'orbite.

Par une ténotomie des quatre muscles droits cette enophtalmie fut
considérablement améliorée.

SYMPTOMES ET DIAGNOSTIC

Dans les cas où l'enophtalmie est due à l'enfoncement des
parois orbitaires, il existe toujours les signes et les traces plus ou
moins anciennes d'un gros traumatisme de l'orbite; au moment de
l'accident il s'est produit d'abondantes épistaxis, des ecchymoses
sous-conjonctivales; une hémorragie profuse rétro-bulbaire peut
avoir lieu et entraîner pour commencer une exophtalmie qui fait
place plus tard à l'enophtalmie.

Pendant toute cette première période, le malade ouvre mal les
yeux et c'est seulement lorsque la disparition du gonflement palpébral permet l'écartement facile des paupières qu'on remarque
l'enfoncement plus ou moins prononcé du globe oculaire.

C'est, en général, au bout de deux semaines que le traumatisé
ouvre les yeux; il remarque d'abord, habituellement, qu'il voit
double lorsque, ce qui est la règle, l'acuité visuelle est bonne;
c'est souvent pour la diplopie que le malade, jusque-là entre les
mains du chirurgien, recherche le conseil d'un oculiste.

Celui-ci remarque immédiatement deux symptômes principaux qui sont le ptosis et la difficulté relative des mouvements oculaires; le ptosis est dû généralement, non pas à la paralysie du releveur, mais à ce que la paupière supérieure a perdu en partie son point d'appui rationnel qui est l'œil; elle s'enfonce avec lui et s'abaisse à mesure qu'il s'enfonce et dans la même proportion.

Dans l'une de nos observations cependant, nous avons noté une paralysie du releveur, consécutive à un traumatisme ayant porté sur la région sus-orbitaire et ayant intéressé directement l'élévateur de la paupière.

L'œil est habituellement bien fixé dans sa nouvelle position et ce n'est que dans des cas exceptionnels qu'on a constaté une enophtalmie et une exophtalmie intermittentes; Jean TERSON en a rapporté trois cas.

Le champ visuel est normal, le champ du regard rétréci par la difficulté d'excursion des muscles; ordinairement les milieux de l'œil sont sains, ainsi que les membranes profondes. Nous ne nous arrêterons pas davantage sur la symptomatologie qu'on trouvera dans tous les classiques, ainsi que dans la thèse très documentée du docteur DAULNOY, Thèse de Nancy (1898-1899). Nous devons nous borner à faire ressortir ici les symptômes qu'ont présentés les blessés dont nous rapportons plus haut les observations.

Notre malade de l'observation XLIII réalise le type achevé de l'enophtalmie traumatique; l'œil enophtalme présentait une légère opacité du cristallin et des troubles inflammatoires papillaires, mais, la musculature extrinsèque étant intacte, la diplopie accusée par le sujet résultait de l'abaissement de l'œil par effondrement du plancher de l'orbite.

De même, dans notre observation XLIV, la radiographie montre un enfoncement très net de la paroi orbitaire inférieure; dans ce cas, d'ailleurs, l'œil, hypotone, était lui-même diminué de volume et avait perdu toute acuité à cause d'un décollement total de la rétine.

Dans notre observation XLV, dans laquelle il s'agit d'un gros traumatisme méritant d'être comparé aux traumatismes de guerre, l'enophtalmie, due encore à un enfoncement osseux, était très marquée (5 mm.); le sujet avait une bonne acuité visuelle, si bien qu'il accusait une diplopie très gênante encore quelques mois après le traumatisme; chez lui une ténotomie des quatre muscles droits, faite d'après la pratique de DARIER dans les cas analogues, donna une grande amélioration.

Nos autres faits sont différents des précédents en ce que les troubles trophiques ont été la cause de l'enophtalmie; il s'agissait chez l'un des malades (obs. XLI) d'une lésion de la région frontale dans laquelle était inclus un corps étranger extra-orbitaire, ayant peut-être entraîné une fracture de l'orbite, irradiée au sommet, et ayant intéressé les nerfs moteurs et sensitifs; l'œil avait bien conservé un assez bon aspect extérieur, mais il présentait un décollement étendu de la rétine.

Enfin notre observation XLII est un cas d'enophtalmie par lésions nerveuses et troubles trophiques caractérisée par les signes suivants : le blessé a présenté une plaie au niveau de la région sus-orbitaire; l'acuité visuelle de l'œil enophtalme est de 7/10 et il existe une paralysie du droit supérieur, du droit externe et du petit oblique, entraînant une diplopie très gênante; il est probable que les moteurs commun et externe ont été lésés dans la fente sphénoïdale et qu'en même temps les filets sympathiques, émanés du plexus carotidien, ont été déchirés à ce niveau. Les troubles trophiques ont été consécutifs à cette lésion. Ces deux cas sont des types d'enophtalmie vraie comme d'ailleurs l'observation XL.

Diagnostic. — Nous ne croyons pas devoir nous attarder sur le diagnostic de l'enophtalmie.

L'aspect du sujet est habituellement caractéristique et le diagnostic se fait à distance, à première vue; dans les cas douteux, au début de l'affection, on pourra recourir aux orthomètres et ophtalmètres, conseillés par HASNER, WAKNAM, ZEHANDER, COCCIUS, MAKLAKOW, mais il sera plus simple et plus pratique d'utiliser dans le même but l'ophtalmomètre de JAVAL; il faudra placer les yeux dans un plan bien parallèle au plan de l'instrument, et, en faisant se réfléchir les mires de l'instrument sur l'une et l'autre cornée, on remarquera de combien de millimètres il faudra avancer l'instrument pour le mettre au point au moment de l'examen de l'œil enophtalme; ce procédé est tout à fait suffisant et peut dispenser d'un outillage spécial.

Nous ne dirons rien ici du pronostic qui ne soit connu; l'affection reste stationnaire quand elle est abandonnée à elle-même et d'ailleurs le traitement donne des résultats médiocres. Nous devons cependant indiquer ici les bons effets, signalés par quelques auteurs, de l'électrisation à courants continus et de la ténotomie des quatre muscles droits préconisée par DARIER. Cette intervention nous a donné un résultat favorable chez l'un de nos blessés (Obs. XLV).

CHAPITRE V

FRACTURES DE L'ORBITE
AVEC DESTRUCTION DU GLOBE DE L'ŒIL

La destruction du globe peut se produire avec la présence d'un corps étranger ou sans que le corps étranger reste dans l'orbite ; les désordres immédiats sont les mêmes, mais les complications qui résultent de la présence du corps étranger viennent, dans la seconde catégorie d'observations, assombrir le tableau.

Ce sont, le plus souvent, des éclats d'obus fracassant la paroi externe de l'orbite, écrasant l'œil et s'arrêtant autour de lui ou dans les cavités voisines, qui font l'intérêt des observations de la deuxième catégorie. Les balles traversent l'orbite, la fracturent, mais s'échappent après avoir détruit l'œil et traversé le massif facial.

Nous pourrions rapporter un grand nombre de faits de ce genre ; nous nous bornerons aux quatre observations suivantes :

Fracture de l'orbite gauche ; éclatement du globe oculaire ; anévrysme artérioso-veineux de la carotide interne gauche (Obs. XLVI).

Albert..., sergent au N° d'infanterie, a été blessé le 14 avril 1915 à M... par une balle de fusil. Soigné pendant une dizaine de jours à Ch..., il est évacué sur notre service, où il est arrivé le 27 avril.

La balle de fusil est entrée au niveau de la partie latérale gauche du cou, le long du bord postérieur du sterno-cléido-mastoïdien, à trois travers de doigt au-dessous de l'extrémité inférieure de l'apophyse mastoïde.

Suivant un trajet de bas en haut et d'arrière en avant, elle est sortie au niveau du plancher de l'orbite gauche.

. La paupière gauche est totalement détruite : la porte de sortie se trouve à peu près dans le cul-de-sac conjonctival inférieur. Le projectile a occasionné l'éclatement du globe oculaire qui ne subsiste plus qu'à l'état de petit moignon informe, enflammé, douloureux.

La radiographie, tout en permettant de constater l'absence de corps étranger, montre un effondrement de la partie antérieure du plancher et du rebord orbitaire. O. D., normal.

L'énucléation de l'œil gauche est pratiquée le 30 avril.

Dans les jours qui suivirent, Alb... attira notre attention sur un bourdonnement continu se produisant au niveau de l'oreille et de l'hémi-

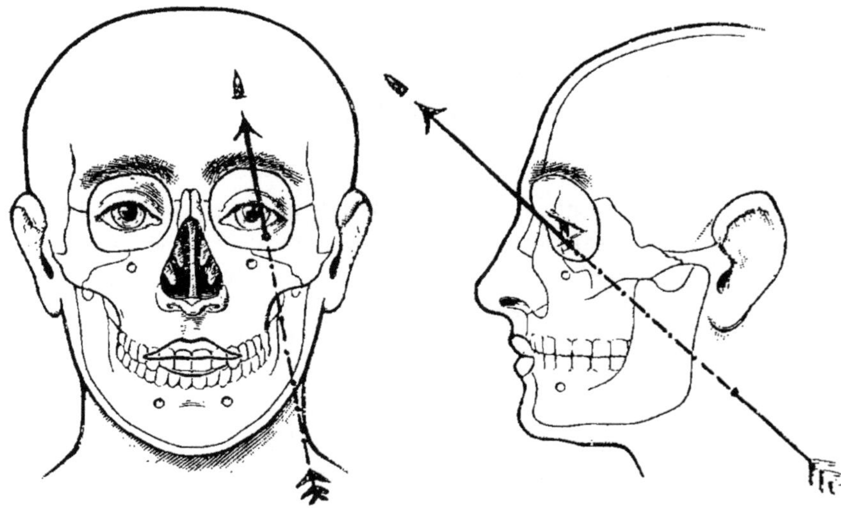

Fig. 50.

crâne gauche. Ce sifflement, isochrone aux battements cardiaques, allait en s'exaspérant, occasionnant des céphalées atroces et refusant au blessé tout sommeil. Vaso-constriction extrême de la face.

Le Dr Lacouture, appelé en consultation, conclut, de son examen, à un anévrysme artérioso-veineux siégeant au niveau de la carotide interne gauche. Artère et veine jugulaire ont dû être intéressées par la balle dans son parcours.

Le 5 mai 1916, ligature de la carotide interne. Suites opératoires des plus satisfaisantes ; disparition de tous les symptômes observés ; aucune complication n'est survenue depuis cette intervention.

On pratique une blépharoplastie de la paupière inférieure le 15 juillet 1915 par translation d'un lambeau fronto-pariétal. Cette opération permet au blessé le port facile d'une pièce artificielle.

Ib... a quitté notre hôpital le 17 juin 1915 complètement guéri.

Fracture de l'orbite gauche; éclatement du globe oculaire (OBS. XLVII).

Seill... Justin, du N^e d'infanterie, a été atteint à la face par une balle de fusil le 28 août 1914 à R.... Fait prisonnier, il fut relâché le 25 juin 1915, et est entré dans notre formation sanitaire le 4 août de la même année.

État du blessé. — La balle a pénétré au niveau de l'aile droite du nez; après avoir traversé de part en part les fosses nasales, elle a fracturé la paroi orbitaire interne gauche un peu au-dessus du sac lacrymal; puis, continuant son trajet, elle a provoqué l'éclatement du globe oculaire et est venue sortir dans la région fronto-temporale, à l'angle supéro-externe de l'orbite.

A cet endroit, se voit une profonde dépression osseuse, de la largeur d'une pièce de 5 francs, provoquée par la fracture de l'apophyse montante de l'os malaire et de l'apophyse externe de l'os frontal. La cicatrice cutanée s'étend jusqu'au tiers externe du sourcil, lequel est fortement attiré en bas.

La paupière supérieure est ptosique; il existe un symblépharon au tiers externe des deux paupières; la paupière inférieure est déchirée dans la portion juxta-lacrymale et soudée, en bas, en position vicieuse.

Le globe oculaire, détruit dans sa totalité, a été énucléé huit jours après la blessure.

L'œil droit est normal : V = 10/10.

Le 12 août 1915, intervention chirurgicale. Dans un premier temps on libère les deux paupières (section du symblépharon); puis, après avivement du bord palpébral inférieur et interne, on attire celle-ci en haut en reconstituant le grand angle. Après dissection des téguments au niveau de la cicatrice orbitaire externe, on comble la dépression osseuse, fort disgracieuse, à l'aide de tissu adipeux emprunté à la fesse gauche. Sutures et pansements. Suites opératoires excellentes; la greffe adipeuse prend par première intention.

Malgré cette opération, la cavité conjonctivale demeure atypique, très étroite, permettant cependant l'application d'une prothèse artificielle.

Seill... a quitté l'hôpital le 21 septembre 1915.

Fracture de l'orbite droite; éclatement du globe oculaire droit; chorio-rétinite traumatique et atrophie optique gauche (OBS. XLVIII).

Pin,.. Marcel, N° d'infanterie. Blessé le 14 janvier 1916 par une balle de fusil. Transporté à Ch... le 16, il fut évacué sur notre hôpital le 8 février 1916.

État du blessé. — Pin... a été atteint par une balle de fusil, tirée à environ 150 mètres. Le projectile a traversé le massif facial de gauche à droite, obliquement en haut et en dehors; il a pénétré à l'union du malaire et de l'arcade zygomatique pour sortir au niveau de l'angle supéro-externe de l'orbite droite, près de l'extrémité externe du sourcil, traversant cette cavité dans toute sa largeur et provoquant une fracture étendue de la paroi externe, que l'on sent effondrée.

L'œil droit, éclaté et ne subsistant plus que sous forme de débris, a dû être énucléé d'urgence. La paupière supérieure est détruite dans ses deux tiers externes, et, à deux reprises. le 20 février et le 12 mars, une intervention chirurgicale (blépharoplastie à pédicule transplanté et anses de Snellen) a permis le port d'une prothèse artificielle.

A gauche, les troubles visuels ont apparu immédiatement après la blessure; Pin... déclare qu'en arrivant à Ch... il a constaté une très grande diminution de l'acuité visuelle de cet œil, puis celle-ci s'est améliorée dans les jours qui suivirent, pour, depuis. rester stationnaire.

O. G.   V = 1/10 fort.

Le globe est extérieurement normal. Les réflexes pupillaires sont bons, les milieux transparents perméables.

Mais, dans la région maculaire (lésions d'ébranlement), on trouve, surtout marquées en bas et en dehors, des lésions de chorio-rétinite atrophique et pigmentaire, secondaires à une hémorragie de ces membranes et ayant entraîné une atrophie ascendante légère du nerf optique. Le disque papillaire est, en effet, décoloré, blanchâtre, à contours un peu pigmentés.

Pin... a quitté le Centre ophtalmologique le 7 juillet 1916 dans le même état.

Fracture de l'orbite droite; éclatement du globe oculaire (OBS. XLIX).

Sam... Émile, du N° d'infanterie, a été blessé le 6 octobre 1915 par un éclat de grenade. Évacué sur Tarbes, il arriva dans notre service le 10 décembre 1915.

État du blessé. — Sam... présente au niveau de la région orbitaire supérieure droite une cicatrice de 3 centimètres de longueur environ, à direction verticale. Elle part de la région frontale antérieure, à 2 centimètres au-dessus du sourcil et à deux travers de doigt de la racine du nez; le rebord orbitaire supérieur est fracturé à l'union de son tiers interne et de ses deux tiers externes. On sent une encoche profonde de la paroi osseuse sous-jacente.

La paupière supérieure est sectionnée et en ectropion cicatriciel; les deux bords palpébraux soudés au plan osseux effondré.

Le globe oculaire, éclaté, a été énucléé deux jours après la blessure.

L'œil gauche est normal. V = 10/10.

Le 10 janvier 1916, on procède à la réfection de la paupière supérieure. On libère le tissu cicatriciel et, après avivement des deux bords ciliaires, on suture les deux portions palpébrales entre elles. Poses d'anses de Snellen pour approfondir le cul-de-sac conjonctival supérieur.

Choix d'une prothèse artificielle.

Sam... a quitté l'hôpital le 6 février 1916 complètement rétabli.

Ces quatre faits présentent tous des particularités remarquables.

Le premier se rapporte à un blessé qui, outre sa grave lésion orbitaire, a présenté un anévrysme artérioso-veineux de la carotide interne et de la jugulaire ; cet anévrysme fut guéri par la ligature de la carotide interne pratiquée par le Dr LACOUTURE ; il nous fut possible ensuite, par une blépharoplastie, de restaurer les paupières de façon à permettre le port d'un œil artificiel.

La deuxième observation nous a fourni l'occasion de pratiquer avec succès notre première greffe adipeuse, nous permettant de réparer la large perte de substance résultant de la destruction par une balle de l'apophyse externe du frontal et de l'os malaire.

La troisième concerne un sujet chez lequel, outre l'éclatement de l'œil droit, nous avons constaté dans l'œil gauche les lésions maculaires d'ébranlement longuement décrites précédemment (voir p. 109 et suiv.).

Le quatrième cas est remarquable par la présence d'une fracture importante de tout le rebord supérieur de l'orbite s'accompagnant d'une destruction très étendue de la paupière supérieure ; une anse de Snellen en haut et une blépharoplastie appropriée nous ont permis de placer ce sujet dans de très bonnes conditions pour une prothèse esthétique.

Dans tous ces cas, ainsi que dans ceux où l'œil a été atteint par une balle, l'organe est détruit de telle façon qu'il n'en reste que des débris et qu'il est impossible de se rendre compte du mécanisme qui a présidé à son éclatement.

Les shrapnells ou les éclats d'obus réduisent l'œil à l'état de moignon, mais ne le déchiquettent pas comme les balles ; on trouve encore dans l'orbite un moignon plus ou moins douloureux et le corps étranger dans son voisinage ; la blessure du globe oculaire n'est d'ailleurs pas moins grave, au contraire, parce que ce globe ratatiné et déchiré garde dans son intérieur le tractus uvéal enflammé, en contact par les brèches de la sclérotique avec la cavité orbitaire infectée et il peut en résulter de graves phénomènes d'irritation retentissant sur l'autre œil.

Quand l'œil a été déchiqueté par une balle, ouvert par une grenade qui éclate, d'habitude le tractus uvéal tombe en suppuration, et la suppuration est l'ennemi, l'antagoniste de l'ophtalmie sympathique ; la choroïde s'élimine et bientôt il ne reste rien du contenu de la coque oculaire éclatée ; tandis que, lorsqu'il y a attrition et rupture de l'œil par un éclat d'obus, l'œil flétri se ratatine, conserve dans son intérieur le tissu uvéal enflammé : on a le moignon douloureux avec tous ses dangers, c'est là ce qui se présentait dans les observations suivantes :

Plaie de la région temporo-orbitaire gauche ; fracture de la paroi externe de l'orbite ; éclatement du globe oculaire ; persistance d'un corps étranger dans l'orbite (OBS. L).

Dub... Charles, du N° d'infanterie, blessé en Champagne par éclats d'obus, fut évacué douze jours après sur Bordeaux le 12 avril 1916.

État du blessé. — A son arrivée, on constate une large plaie partant à environ 2 centimètres du pavillon de l'oreille gauche pour aboutir au

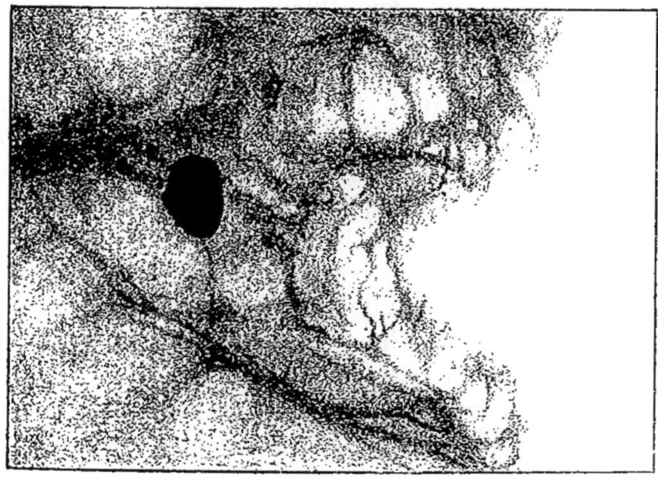

Fig. 51.

niveau de la paupière inférieure gauche, à son tiers externe. Il existe une fracture de l'apophyse zygomatique et de l'os malaire effondrés.

Le rebord orbitaire inférieur est aussi le siège d'une échancrure causée par le projectile.

La paupière inférieure gauche est rabattue sur le côté externe. Le globe oculaire persiste, au fond de la cavité orbitaire, sous forme d'un petit moignon enflammé et douloureux.

La radiographie montre l'existence d'un volumineux éclat d'obus logé dans l'orbite en arrière du moignon (Voir radiographie fig. 51).

Le 18 mai 1916, énucléation du globe oculaire et extraction du corps étranger. On procède en outre à la restauration du tiers externe de la paupière inférieure détruit, par transplantation d'un lambeau pris dans la région orbitaire externe.

Cicatrisation par première intention.

O. D. intact : V = 10/10.

La prothèse a pu être faite sur moulage spécial; après dilatation progressive, le port d'un œil artificiel de grosseur à peu près normale a pu être toléré.

Fracture de l'orbite droite; éclatement du globe; balle de shrapnell au sommet de l'orbite (Obs. LI).

Carbon... André, sergent au N° régiment d'infanterie, a été blessé le 24 août 1914 à Ar...; il fut évacué sur Troyes, Casteljaloux et Bordeaux, où il est entré dans notre service le 20 octobre 1914.

État du blessé. — Dans la région orbitaire externe, se voit une cica-

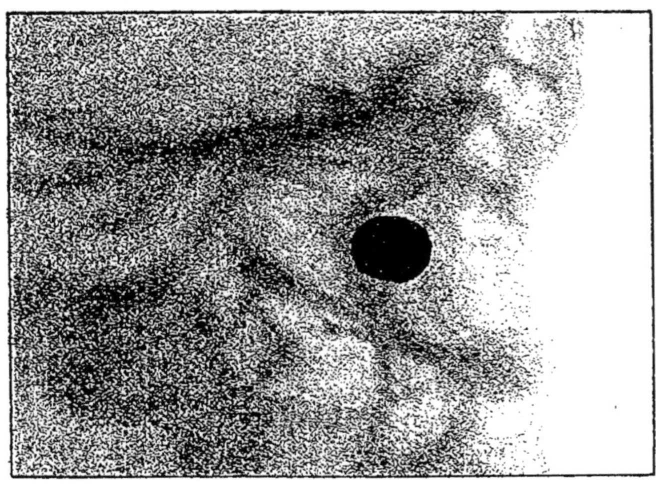

Fig. 52.

trice cupuliforme, à bords étoilés, probablement porte d'entrée du projectile. Au-dessous on sent le plan osseux fracturé au niveau de l'apophyse montante de l'os malaire.

Deux mois après la blessure. il persiste encore un volumineux chémosis inférieur, qui témoigne d'un épanchement sanguin intra-orbitaire résorbé et d'accidents inflammatoires antérieurs.

Le globe oculaire est réduit à un petit moignon recouvert par la conjonctive, mais que l'on sent nettement à la palpation.

Carbon.., éprouve depuis le traumatisme de vives douleurs dans la région sus-orbitaire droite.

La radiographie montre la présence d'une balle de shrapnell logée dans l'orbite droite, vers le sommet de la pyramide osseuse (fig. 52).

Le 28 octobre 1914, on procède à l'énucléation du moignon. L'exploration orbitaire permet de repérer la place exacte du projectile qui est extrait à la gouge sans aucune difficulté.

Suites opératoires excellentes.

Carbon... quitte l'hôpital le 12 novembre 1914 après pose d'un œil artificiel. l'œil gauche étant normal.

$$O. G. + 0,50 : V = 9/10.$$

Plus curieuse encore est l'observation qui suit dans laquelle nous avons trouvé un corps étranger à côté du nerf optique et l'irritant au point de déterminer, non pas des phénomènes sympathiques atténués, mais une véritable ophtalmie.

Corps étranger irritant le nerf optique; ophtalmie sympathique OBS. LII).

Taf... Albert, du Xe d'infanterie a été blessé le 11 octobre 1915 à P... il est entré dans notre hôpital le 24 octobre de la même année.

Symptômes à l'entrée. — Taf... présentait une plaie perforante du globe oculaire droit par éclat d'obus. L'œil était en pleine panophtalmie au moment de notre premier examen. L'œil gauche était normal, $V = 10/10$. L'exentération du globe fut faite le 28 octobre 1915 avec le plus de soins possible pour ne laisser subsister aucun fragment de tractus uvéal dans la coque sclérale.

Le 7 novembre Taf... se plaignit, pour la première fois, de son œil gauche, accusant une sensation de brouillard et une diminution de la vision. L'examen ophtalmoscopique nous révéla l'existence d'une névrite optique très accusée ; l'acuité égalait alors 1/10.

Le lendemain l'énucléation du moignon droit est pratiquée. La dissection de ce moignon montre qu'un petit éclat d'obus se trouvait inclus dans la sclérotique *au contact du nerf optique.* On institua un traitement hydrargyrique intensif (injection intra-veineuse de cyanure, friction d'onguent mercuriel, révulsion, atropine).

L'amélioration de la névrite se fit dès lors lentement et progressivement, si bien que le 20 mai 1916 l'acuité visuelle avec $+ 1.25$ égalait de nouveau 10/10 ; la papille offrait un aspect normal, à bords scléraux très nets.

Taf... fut évacué le 27 mai 1916 complètement guéri.

Nous arrivons maintenant à une variété de fractures de l'orbite du plus haut intérêt, celles qui s'accompagnent de destruction du globe avec retentissement dans les cavités voisines.

FRACTURES INTÉRESSANT LES CAVITÉS VOISINES

Nous grouperons les observations de ce genre en trois séries, selon que les fractures orbitaires intéressent : *a*. le sinus maxillaire, *b*. le sinus frontal, *c*. la cavité cérébrale.

Il est évident que ces trois variétés présentent une gravité diffé-

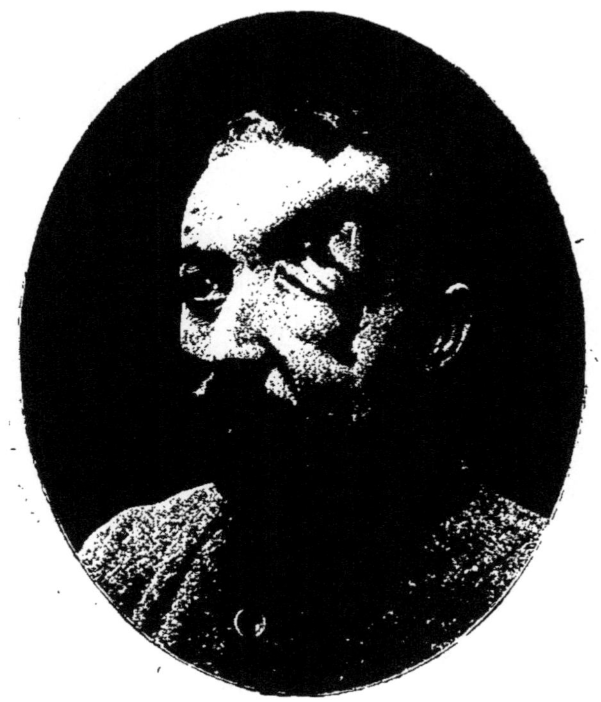

Fig. 53. — Écrasement de la région orbitaire par un gros éclat d'obus.

rente et des symptômes particuliers, mais elles ont toutes des rapports communs au point de vue étiologique. Ce sont presque toujours des éclats d'obus, des éclatements de grenade, rarement des shrapnells, très exceptionnellement des balles qui entraînent les gros désordres faciaux et craniens; la balle passe comme un projectile étroit, entraînant des désordres à distance par vibration ou oscillation des tissus; les éclats d'obus secouent moins les régions voisines, mais écrasent les os, enfoncent les parois, font communiquer largement la cavité orbitaire avec les cavités qui l'entourent. A titre de spécimen nous reproduisons ici une photographie (fig. 53) représentant les lésions produites, en pareil cas, dans la région orbitaire, et deux radiographies (fig. 54 et 55) qui représentent deux beaux exemples de fractures avec perte de substance.

Parmi ces deux radiographies l'une (fig. 54) se rapporte à un

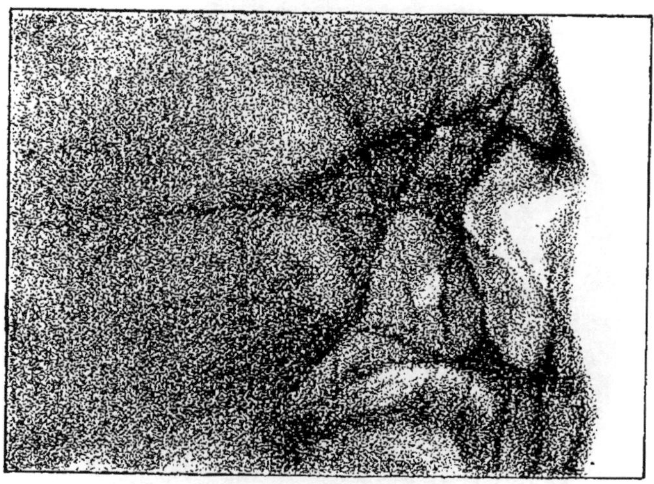

Fig. 54. — Fracture et perte de substance de la région orbitaire externe gauche.

sujet dont la perte de substance a été réparée par une greffe cartilagineuse ; elle est dessinée d'après une épreuve très précise, l'autre (fig. 55) est une radiographie qui se rapporte au blessé de l'observation LXIV (page 169). On y remarque nettement l'écrasement de la paroi externe de l'orbite. Nous donnons ces deux types de fractures à titre d'exemples ; nous en possédons dans nos collections beaucoup d'autres.

L'attrition qui résulte de pareils traumatismes s'accompagne bientôt de suppuration et il se développe ainsi des sinusites qui seraient interminables si l'on n'y remédiait, ou des désordres craniens rapidement mortels, si une intervention efficace n'était pas mise en œuvre assez vite.

Ce sont les cas de fractures de l'orbite avec enfoncement du sinus, destruction des rebords orbitaires qui nécessitent les réfections plastiques, les greffes dont nous parlerons plus loin.

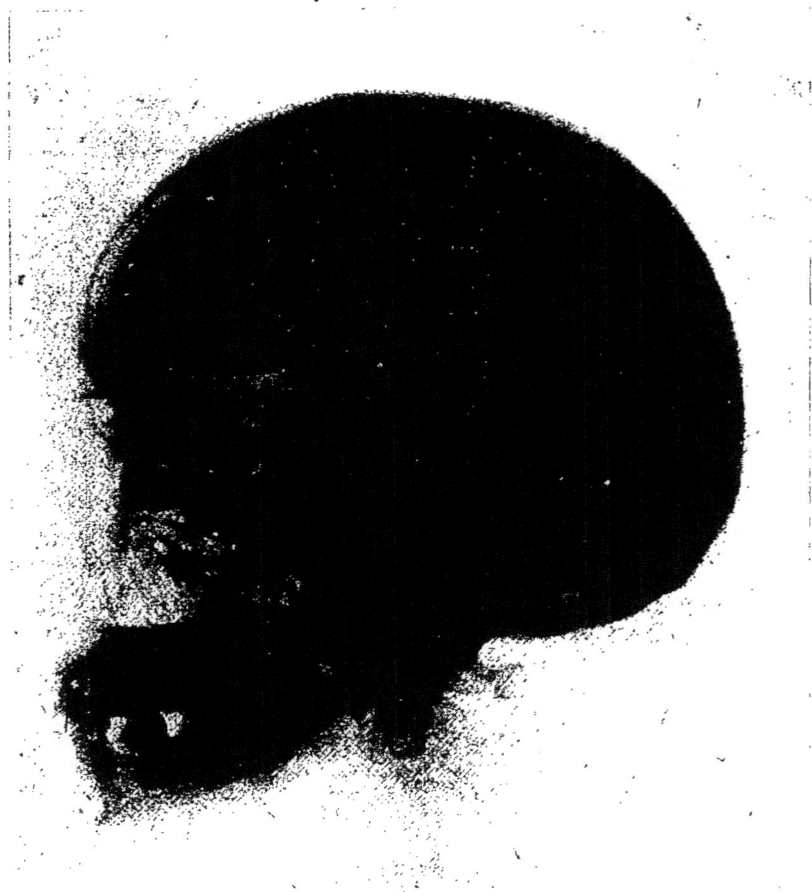

Fig. 55. — Fracture de la région supéro-externe de l'orbite gauche.

a) *Sinus maxillaire.*

Nous pourrions ici multiplier les observations, mais comme pour nos autres groupes de faits nous nous contenterons de choisir quelques cas dans notre collection.

Fracture du plancher de l'orbite gauche; écrasement du globe oculaire (OBS. LIII).

No..... Louis, sergent au N° régiment d'infanterie a été blessé le 28 août 1914, à B.... par éclat d'obus. Pas de perte de connaissance. Pansé le soir même, il fut dirigé huit jours après sur Libourne, puis sur Bordeaux où il entre dans notre service le 7 octobre.

Examen du blessé. — Il existe une vaste plaie de la région orbitaire inféro-externe gauche; la paupière inférieure sectionnée manque dans

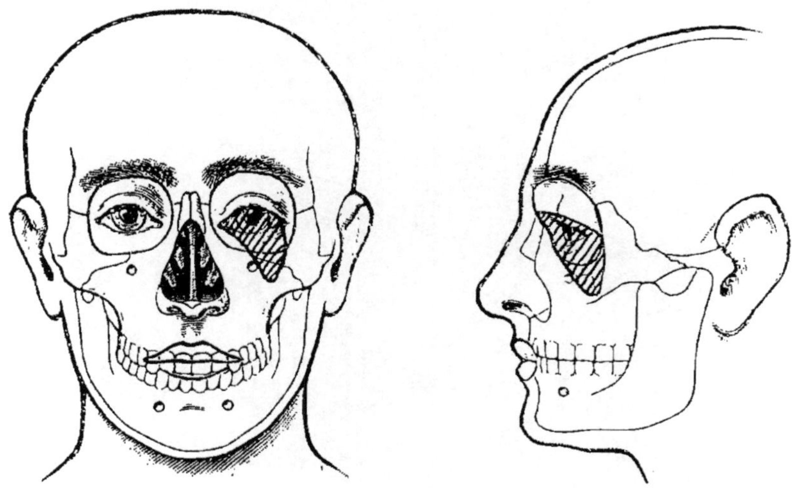

Fig. 56.

ses deux tiers externes; à ce niveau, les téguments sont absents et laissent à nu le maxillaire inférieur, dont la voûte et la paroi antérieure sont effondrées. La paupière supérieure est également détruite à la partie externe jusqu'à la queue du sourcil et adhérente au tissu osseux sous-jacent.

Le blessé qui, par la plaie et par le nez, a éliminé beaucoup de pus par suite d'une sinusite très accusée, a expectoré le 13 septembre une volumineuse esquille provenant de la paroi antérieure du sinus.

Le globe oculaire gauche présente une rupture de la sclérotique et du limbe à la partie inférieure en regard de la fracture orbitaire. Réduit à l'état de moignon, son énucléation a été jugée nécessaire et faite le 14 octobre.

Sur la radiographie on voit très nettement l'enfoncement de la paroi antérieure du sinus maxillaire et l'effondrement du plancher de l'orbite. Il existe un petit corps étranger dans le sinus. Quelques petits fragments osseux sont situés au niveau de la brèche du maxillaire: un, plus gros, est placé dans la région pharyngienne, expliquant la gêne pour mâcher et déglutir.

Le 14 octobre, outre l'énucléation, on procède à la réfection de la paroi antérieure du sinus et des paupières; le drainage de ce sinus est ensuite réalisé après nettoyage à la curette.

Dans un second temps, blépharoplastie des deux paupières par transplantation à pédicule. Le résultat opératoire a été des plus satisfaisant.

Fracture de l'orbite gauche et du sinus maxillaire gauche. Éclatement du globe oculaire gauche (Obs. LIV).

C. Émile, du N° régiment d'infanterie, a été blessé le 25 février 1916 par une grenade qui a éclaté à 1 mètre de lui. Évacué sur une ambulance, il fut immédiatement trépané. Dirigé sur Ch... où il séjourna douze jours, il est arrivé dans notre service le 27 mars 1916.

État du blessé. — Le projectile a pénétré au niveau du sinus maxillaire gauche, et, après avoir traversé de part en part l'orbite gauche, est sorti dans la région fronto-pariétale du même côté.

On note, en effet, une large plaie au niveau de la région fronto-pariétale, plaie en bonne voie de cicatrisation.

A la partie antérieure du sinus maxillaire, se voit une plaie anfractueuse (point de pénétration de l'éclat) qui suppure abondamment.

L'œil gauche, éclaté, subsiste sous forme de petit moignon au fond de la cavité conjonctivale.

La radiographie montre un petit projectile situé dans le sinus maxillaire, ainsi que deux ou trois esquilles, cause de la suppuration prolongée de la blessure. Le rebord orbitaire inférieur et le plancher de l'orbite ont été également fracturés.

Au niveau de l'os frontal, vaste perte de substance osseuse, résultant de la trépanation. Un petit éclat est encore sur les lèvres de cet orifice osseux.

Le 7 avril 1916, on procède à l'énucléation du moignon; puis on curette soigneusement le sinus maxillaire ce qui permet d'extraire l'éclat de grenade, les esquilles plus haut signalées et quelques fragments de pierre calcaire.

8 juin 1916. La fistule maxillaire est cicatrisée.

La cavité orbitaire, quoique réduite de volume par les déchirures de la muqueuse conjonctivale, admet toutefois le port d'une prothèse normale.

O. D. intact = V 10/10.

Fracture de l'orbite et du sinus frontal droits; destruction des paupières et du globe oculaire droits; volumineux corps étranger dans le sinus maxillaire gauche (Obs. LV).

Maul... Eusèbe, du N° d'infanterie, blessé le 15 février 1916 à M.... Perte de connaissance immédiate; il fut transporté à Ch... où l'on procéda à l'énucléation de l'œil droit réduit en bouillie. Il est arrivé dans notre service le 25 février.

État du blessé. — Ce soldat a été atteint dans la région orbito-oculaire droite par plusieurs éclats d'obus qui ont provoqué les désordres suivants :

1° Fracture de l'os frontal et large ouverture du sinus frontal droit qui suppure abondamment au moment de notre examen.

2° Fracture du rebord orbitaire supérieur à la partie externe. La paupière droite a été déchirée et en partie détruite à ce niveau.

3° Déchirure de la paupière inférieure qui, sous l'influence d'un œdème séreux, revêt la forme d'une poche rénitente.

4° Éclatement du globe oculaire droit énucléé et large fracture du plancher de l'orbite, aisément perceptible à la palpation, à travers le sac conjonctival.

L'œil gauche est intact; son acuité visuelle égale 10/10.

La radiographie nous montre la présence : 1° d'un petit éclat dans l'orbite droite; 2° d'un autre un peu plus gros logé dans la cavité nasale gauche; 3° d'un troisième, enfin très volumineux mesurant 2 centimètres de long sur 1 de large, à contours irréguliers et logé dans le sinus maxillaire gauche.

Pénétrant au niveau de l'orbite droite, il a donc traversé de part en part les fosses nasales et fracturé le sinus maxillaire supérieur droit.

Le 1ᵉʳ mars après ouverture de la face antérieure du sinus gauche, on extrait le projectile. Drainage; sutures. La guérison a été rapidement obtenue.

Le 25 mars, blépharoplastie à l'aide d'un lambeau cutané de la région frontale, qui permet de restaurer la partie externe de la paupière supérieure. Dissection des tissus lésés de la paupière inférieure et suture de celle-ci en bonne position.

Pose d'anses de Snellen pour réfection du cul-de-sac conjonctival inférieur.

Après dilatation et moulage de la cavité conjonctivale, on a pu placer une prothèse artificielle, et, M... a quitté notre service le 12 août 1916.

La plaie du sinus frontal s'est cicatrisée seule, sans qu'il soit nécessaire de procéder à ce niveau à une intervention restauratrice.

Fracture de la paroi interne de l'orbite gauche; effondrement de la paroi nasale et du sinus maxillaire supérieur; éclatement du globe oculaire; enfoncement de cet œil dans le sinus (Obs. LVI).

Guil. Auguste, du Xᵉ d'infanterie, a été blessé le 24 août 1915 à Saint-M... par des éclats d'obus. Évacué sur Ch...., il fut ensuite dirigé sur Arcachon, le 5 septembre et sur Bordeaux (Service central d'Ophtalmologie) le 8 septembre.

État du blessé. — Un volumineux éclat d'obus a pénétré au niveau de l'angle supéro-interne de l'orbite gauche et est venu se loger sur la face antérieure et à la partie médiane du maxillaire inférieur gauche.

Dans son trajet, il a provoqué les désordres suivants :

1° Déchirure de l'angle interne des paupières.

2° Fracture du rebord orbitaire inférieur et du plancher de l'orbite, entraînant la destruction presque complète de la paupière inférieure.

3° Éclatement du globe oculaire gauche, réduit à l'état de moignon informe, au fond du sac conjonctival.

4° Fracture du maxillaire inférieur de l'unguis et des os propres du nez du côté gauche, provoquant une cavité anfractueuse formée par le sinus maxillaire largement ouvert et les fosses nasales. Ces deux cavités communiquent par un vaste orifice.

La plaie a longtemps suppuré, et il a fallu attendre deux mois avant de pouvoir tenter une opération restauratrice.

Le 5 décembre 1915, après dissection des plans cutanés sur les bords de l'orifice sinusien et nasal, on tente d'obturer cette ouverture. Blépharorraphie et sutures superficielles. Dans les jours qui suivent, les points lâchent et la cicatrisation des lambeaux se fait en mauvaise position.

Trois semaines après, blépharoplastie par transplantation d'un lambeau à pédicule pris dans la région fronto-pariétale gauche. Les deux tiers externes du greffon prennent par première intention, mais le tiers interne, non soutenu par un plan profond vascularisé, se sphacèle au bout de quelque temps, laissant l'orifice ouvert, bien moins cependant qu'auparavant.

Gui... est envoyé en convalescence de trois mois, avant de tenter une troisième intervention : c'est au cours de cette troisième et dernière opération dont le résultat fut satisfaisant que nous trouvâmes les débris de l'œil dans l'intérieur de la cavité sinusienne.

L'œil droit était normal; V = 1.

Fracture du plancher de l'orbite droite. Ectropion cicatriciel; chorio-rétinite traumatique; volumineux éclat d'obus dans le sinus maxillaire (Obs. LVII).

Ler. Adolphe, du N° d'infanterie, blessé le 9 janvier 1916 à M... puis à Ch..., est arrivé dans notre service le 4 février 1916.

État du blessé. — L'éclat d'obus a pénétré à 1 centimètre au-dessous du rebord orbitaire inférieur droit, à la partie médiane; à son entrée, on remarque sur la face antérieure du sinus maxillaire une cicatrice cupuliforme, suppurée; un stylet introduit dans l'orifice conduit dans le sinus maxillaire lui-même, dans une direction d'avant en arrière et de bas en haut, jusque sous le plancher de l'orbite.

La radiographie montre cette fracture de la paroi antérieure du sinus et, en outre, une fracture du plancher orbitaire. L'éclat se trouve dans la cavité sinusienne, à la partie postérieure, près de l'orbite.

L'œil droit est le siège de désordres étendus; placards de chorio-rétinite péri-papillaire et maculaire (lésions d'ébranlement), nombreuses hémorragies choroïdiennes en bas, en regard de la fracture orbitaire (lésions de contact).

L'acuité égale à peine 1/100.

La paupière inférieure est cicatrisée en mauvaise position ; ectropion cicatriciel produit par la rétraction du tissu palpébral lésé au niveau de la blessure.

Dans un premier temps opératoire, le 19 février 1916, on ouvre largement la paroi du sinus : un flot de pus s'échappe de celui-ci. A la gouge, on retire le corps étranger qui est facilement extrait, ainsi que des esquilles osseuses provenant du plancher de l'orbite. Drainage et suture. La plaie a été longue à se cicatriser par suite de la sinusite.

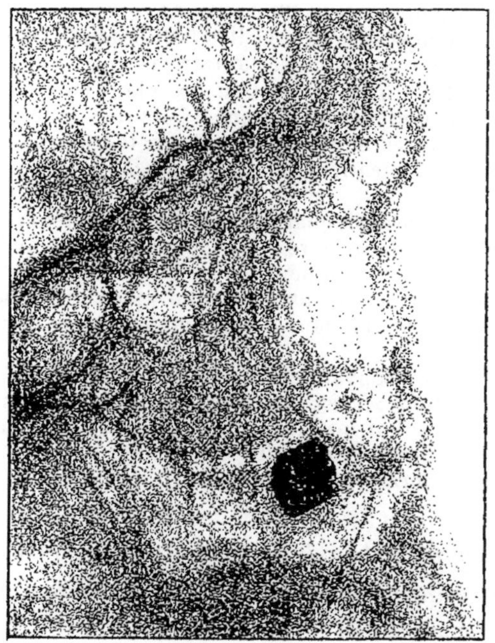

Fig. 57.

Après guérison, blépharoplastie par transplantation d'un lambeau à pédicule, pour réfection de la paupière inférieure.
Guérison rapide et par première intention.
Ler... est sorti de notre Service le 3 juillet 1916.

La lecture de ces cinq observations donne une idée précise de la diversité avec laquelle est lésé le sinus maxillaire : dans l'observation LIII toute la région orbitaire inféro-externe est détruite, la voûte et la paroi antérieure du sinus maxillaire sont effondrées ; la paroi antérieure du sinus a été éliminée sous forme d'esquille ; dans les observations LIV et LV la paroi antérieure du sinus a été également détruite par un éclatement de grenade et ses fragments sont tombés à l'état d'esquilles dans le sinus lui-même : l'observation LV a trait à une fracture du sinus maxillaire par un gros éclat d'obus qui a été extrait de cette cavité ; deux autres éclats siégeaient dans l'orbite et un troisième dans la cavité nasale gauche ; la quatrième observation (obs. LVI) est plus intéressante encore en ce sens que, outre la large ouverture faisant communiquer le sinus maxillaire avec les fosses nasales, nous avons trouvé, au moment de l'une des interventions réparatrices qui ont été faites, l'œil gauche repoussé et écrasé dans le sinus ; enfin, dans la cinquième observation (obs. LVII), donnée ici comme spécimen, nous trouvons encore un éclat d'obus (fig. 57) à la partie postérieure de la cavité sinusienne du maxilliaire, contre le plancher de l'orbite.

b) *Sinus frontal.*

Le sinus frontal est quelquefois atteint isolément par les agents vulnérants qui fracturent les parois orbitaires ; ici, le plus souvent, nous avons affaire à une balle dont le trajet de bas en haut ou de haut en bas rencontre le sinus frontal et le traverse ; sur les trois observations que nous donnons de lésions du sinus frontal, deux se rapportent à des blessures par balle, la troisième à un traumatisme par éclat d'obus.

Fracture de la paroi orbitaire supéro-interne ; ouverture du sinus frontal gauche (Obs. LVIII).

Hen. Louis, du N° d'infanterie, blessé le 25 septembre 1915 à Saint-H... par une balle de fusil au niveau de la tête du sourcil gauche. Transporté à Saint-H..., est arrivé dans le service d'Ophtalmologie de la 18° Région le 5 octobre, se plaignant de diplopie.

État du blessé. — Le projectile est entré au niveau de l'angle supéro-interne de l'orbite gauche et est sorti au-dessus du tiers interne du sourcil droit, à 1 centimètre de celui-ci.

Dans son trajet il a fracturé le sinus frontal gauche, qui, au moment de notre examen, est largement ouvert.

La palpation, très douloureuse, révèle l'existence d'une encoche au niveau du rebord orbitaire, au point de pénétration de la balle. Du reste, il existe une cicatrice adhérente au plan profond avec dépression en cupule.

La radiographie confirme la fracture du sinus frontal gauche.

Le globe oculaire gauche est normal ; on ne constate aucune lésion des milieux réfringents et des membranes profondes.

L'acuité visuelle des deux yeux égale 10/10.

Hen... se plaint d'une diplopie fort gênante, survenue à la suite du traumatisme. L'étude de l'image fausse décèle une parésie du muscle grand oblique gauche. Il est vraisemblable que le projectile a sectionné la poulie de réflexion du muscle, située juste à l'endroit fracturé.

La plaie frontale s'est cicatrisée d'elle-même et Hen... est parti en convalescence avec une diplopie persistante et de violentes céphalées presque constantes.

Fracture du massif facial par balle; fracture du sinus frontal et de l'ethmoïde; greffe adipeuse (Obs. LIX).

H... Émile, du N° régiment d'infanterie a été blessé le 17 octobre 1915 à A.... Envoyé à Sainte-Menehould, il a été dirigé ensuite sur Vichy, où l'on a procédé à l'ablation d'esquilles et à l'extraction de l'ethmoïde.

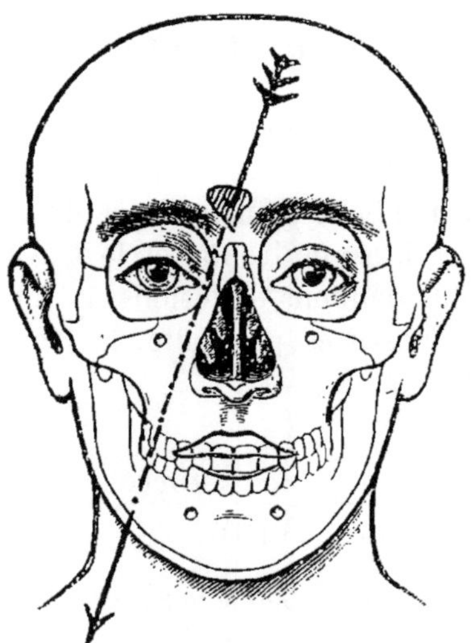

Fig. 58.

État du blessé. — A son arrivée dans notre service, le 7 juillet 1915, on constate que la balle a pénétré au niveau de la racine du nez, a longé la paroi interne de l'orbite droite, sans la fracturer, traversé le maxillaire supérieur et le plancher de la bouche, pour venir se loger à la partie latérale droite du cou. Dans son trajet, elle a provoqué l'enfoncement du sinus frontal et de l'ethmoïde.

Les globes oculaires sont intacts, et leur acuité est normale.

La seule lésion évidente est une obstruction des voies lacrymales droites, probablement due à une fracture du canal nasal.

La balle a été extraite le 9 août 1915, à l'aide de l'incision classique utilisée pour la ligature de la carotide; elle se trouvait près du bord supérieur du cartilage thyroïde, sous le bord antérieur du sterno-cléido-mastoïdien.

Suites opératoires normales.

H... a quitté l'hôpital en septembre 1915 avec une persistance du larmoiement à droite.

Revenu de convalescence, on a procédé à une réfection de la cicatrice vicieuse de la racine du nez. Après dédolement des parois cutanées, on comble la cavité à l'aide de tissu graisseux pris à la fesse droite. Sutures des plans superficiels.

Réunion par première intention.

La greffe adipeuse donne un excellent résultat au point de vue esthétique.

Fracture de la région fronto-orbitaire gauche intéressant le sinus frontal. Hémorragie du corps vitré ; greffe adipeuse (OBS. LX).

Brette... Eugène, du Nᵉ d'infanterie, blessé le 25 septembre 1915, à B..., par un éclat d'obus, a été évacué sur Périgueux et Bordeaux où il est arrivé le 9 novembre 1915.

État du blessé. — L'éclat d'obus a provoqué une plaie au niveau du sinus frontal gauche, longue de 7 centimètres, partant de la paupière supérieure gauche, intéressant la tête du sourcil et le sinus frontal largement ouvert. Il y eut infection de la blessure, et la suppuration a été assez abondante.

A l'arrivée du blessé, la plaie du sinus a revêtu un aspect fistuleux, laissant sourdre quelques gouttes de liquide purulent.

La paupière supérieure est sectionnée au niveau du tiers interne.

Le globe de l'œil, fortement contusionné, a une tension normale, mais, dans le corps vitré, flottent de nombreux caillots (hémorragie traumatique) ; l'acuité visuelle égale 4/10.

La radiographie montre une large perte de substance osseuse au niveau de l'os frontal, à base en forme de croissant à concavité postérieure.

Durant son séjour à l'hôpital, élimination de plusieurs esquilles par la fistule sinusienne ; cicatrisation lente.

Quand la suppuration s'est tarie, on a procédé à la restauration palpébrale par sutures des deux parties sectionnées. Résultat excellent.

Le sinus s'est comblé peu à peu en donnant naissance à une cicatrice cupuliforme. Le 25 mai 1916, greffe adipeuse. La peau, très adhérente aux plans profonds, demande une dissection des plus délicates.

Le greffon, pris sur la fesse gauche, a conservé une vitalité parfaite et la cicatrisation s'est faite par première intention.

Brett... a quitté le service en juin 1916. L'acuité de l'œil gauche était toujours de 4/10.

L'observation LVIII est un type de fracture localisée en quelque sorte au sinus lui-même ; la seule région de l'orbite intéressée est celle qui limite le sinus à la partie interne et inférieure, et le seul désordre visuel constaté est une impotence du grand oblique, due à la destruction de la poulie de ce muscle; l'observation LIX se présente dans les mêmes conditions; la balle, comme le montre la figure 58, a pénétré au niveau de la racine du nez et longé la paroi interne de l'orbite sans la fracturer, traversé le maxillaire supérieur et le plancher de la bouche pour venir se loger dans la région carotidienne d'où je l'ai extraite; il s'agissait en somme, dans ce cas, d'une fracture intéressant l'orbite au minimum, et ayant traversé la face de haut en bas en occasionnant aussi peu de dégâts que possible.

Les éclats d'obus sont plus sévères pour les parties offensées: dans l'observation LIX, il s'agit d'un éclat d'obus qui a fait dans la région du sinus frontal, largement ouvert, une plaie longue de 7 centimètres; toute la paroi antérieure du sinus s'élimina et il se produisit une profonde cicatrice cupuliforme qui fut heureusement comblée par une greffe adipeuse.

c) *Cavités craniennes.*

Les observations dans lesquelles la cavité cranienne a été ouverte doivent être évidemment considérées comme les cas les plus graves « *Quoad vitam* », auxquels un ophtalmologiste puisse avoir affaire et cependant ce serait une erreur de croire que, même lorsque la substance cérébrale est largement mise à nu, qu'une partie même de cette substance a été sacrifiée, le pronostic soit nécessairement fatal; nous allons plus loin citer des observations qui démontrent la bénignité relative de pareils désordres: dans les classiques, mis à contribution le moins possible dans ce livre, nous trouverions quelques observations analogues; nous nous contenterons de faire une mention particulière des cas qui ont été signalés dans leurs rapports mensuels par nos collègues, chefs des centres d'ophtalmologie: les faits observés à la clinique des Quinze-Vingts par VALUDE, CHEVALLEREAU, CHAILLOUS, et POMPEANI méritent une attention particulière (rapport de janvier 1915).

Dans un premier cas, une balle du fusil, pénétrant dans la région inter-sourcilière, traversa les lobes antérieurs du cerveau, le sinus frontal gauche, l'orbite et le sinus maxillaire, etc.; le malade perdit deux cuillerées à bouche de matière cérébrale, conservant un état général excellent; un autre malade, blessé par un éclat d'obus à la partie médiane et supérieure de l'os frontal, présentait une large ouverture communiquant avec la cavité orbitaire et toute proche des lobes frontaux, animés de battements isochrones aux contractions cardiaques; ces deux malades guérirent. Un troisième sujet, blessé de la même façon, succomba. Nous avons des faits superposables à ceux-là au nombre de quatre, et, une seule fois, seulement, la terminaison fut mauvaise. Nous les rapportons ici, aussi brièvement que possible, mais dans tous leurs détails essentiels à cause même de la gravité des désordres constatés.

Nous croyons devoir distinguer dans les troubles craniens consécutifs aux fractures orbitaires, ou plutôt concomitants avec elles, deux ordres de faits : ceux dans lesquels on observe des phénomènes légers, passagers, sans gros symptômes, et ceux dans lesquels l'allure de l'affection a été inquiétante, dès le début, par les manifestations inflammatoires.

Nous publions ces observations selon leur gravité croissante, en terminant par le seul cas mortel observé dans notre service.

Fracture de l'orbite gauche; névrite rétro-bulbaire O. G. (OBS. LXI).

Canc... Henri, soldat au N° d'infanterie, a été blessé le 19 mai 1915, à N... V..., par un éclat d'obus. Trépané le jour même, il fut ensuite évacué sur Rennes, Saintes, et Bordeaux, où il est entré à l'Hôpital complémentaire n° 18.

État du blessé. — Il existe une blessure de la région fronto-pariétale gauche et de la région orbito-oculaire. A 2 centimètres de l'angle externe de l'orbite, on voit une dépression dans laquelle on peut enfoncer la pulpe de l'index. La paroi externe de l'orbite est donc fracturée.

Le blessé se plaint, depuis le traumatisme, d'un affaiblissement de l'œil gauche, dont l'acuité n'égale plus que 1/10, vérifiée aux épreuves destinées à dépister la simulation.

L'examen ophtalmoscopique ne décèle aucune lésion. La papille et les vaisseaux sont normaux. Le champ visuel est légèrement rétréci, mais il n'existe pas de scotome. Il s'agit probablement d'une névrite rétro-bulbaire consécutive au traumatisme.

En outre, on constate une parésie du muscle droit externe de l'œil gauche, occasionnant une diplopie homonyme que le blessé corrige en inclinant la tête sur l'épaule gauche.

Canc..., outre ses troubles orbito-oculaires, a été atteint d'une fracture du maxillaire inférieur.

Il présente quelques troubles du système nerveux. Debout, dans la position du garde à vous, il est pris de vertiges et est obligé de se tenir sur une canne ou de s'appuyer avec les mains. Couché, les vertiges apparaissent également, beaucoup moins violents.

Surdité complète à gauche.

On note une anesthésie cutanée de la partie gauche de la face. Disparition des réflexes achilléens et plantaires... Canc... se plaint de

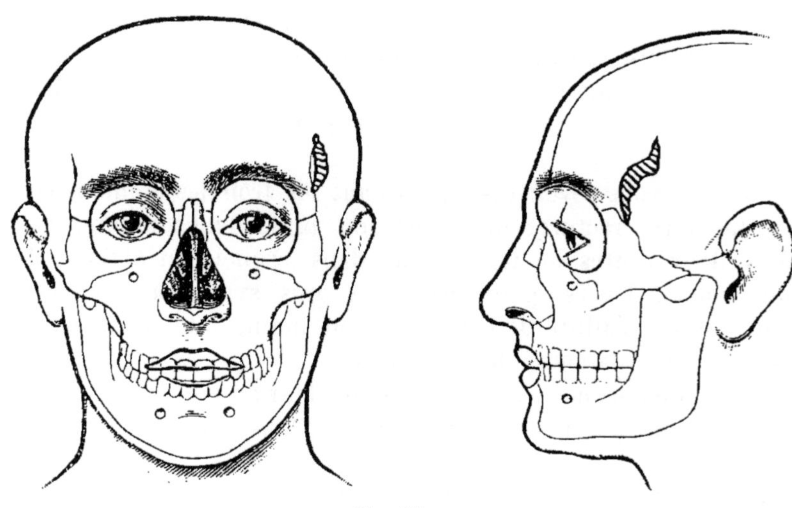

Fig. 59.

céphalées et de bourdonnements violents. L'état est le même au moment où nous transcrivons l'observation, mais l'acuité visuelle de l'œil gauche égale 1/3.

Fracture de la voûte orbitaire gauche par éclat d'obus; perforation du globe; décollement total de la rétine (Obs. LXII).

Nag... Joseph, soldat au N⁰ régiment d'infanterie, blessé le 25 septembre 1915, à S.... par un éclat d'obus, a été évacué à Châlons le 4 octobre, puis dirigé sur notre service à Bordeaux le 7 octobre.

Il présente une blessure de la région fronto-pariétale gauche, au niveau de la branche descendante du frontal. L'éclat a pénétré à ce niveau dans la cavité crânienne, après avoir fracturé la portion frontale de la voûte orbitaire.

Au niveau de la porte d'entrée, on note une vaste perte de substance osseuse de la largeur d'une pièce de 5 francs, produite par la fracture et par la trépanation faite à S... le 26 septembre 1915 et une deuxième fois à Bordeaux le 21 octobre 1915 (extraction d'éclats, d'esquilles, et réduction d'une pointe de hernie cérébrale).

Le globe oculaire a été perforé à la partie postérieure et actuellement est réduit à l'état de moignon, non douloureux spontanément ou à la pression (irido-choroïdite traumatique et décollement total de la rétine).

L'œil droit est intact.

$$\text{O.D.} \qquad V = 10/10.$$
$$\text{O.G.} \qquad V = 0.$$

La radiographie montre la présence, aux environs de la plaie, des deux projectiles (éclats) qui n'ont pas été extraits.

Quinze jours avant la deuxième trépanation, Nag... a été atteint

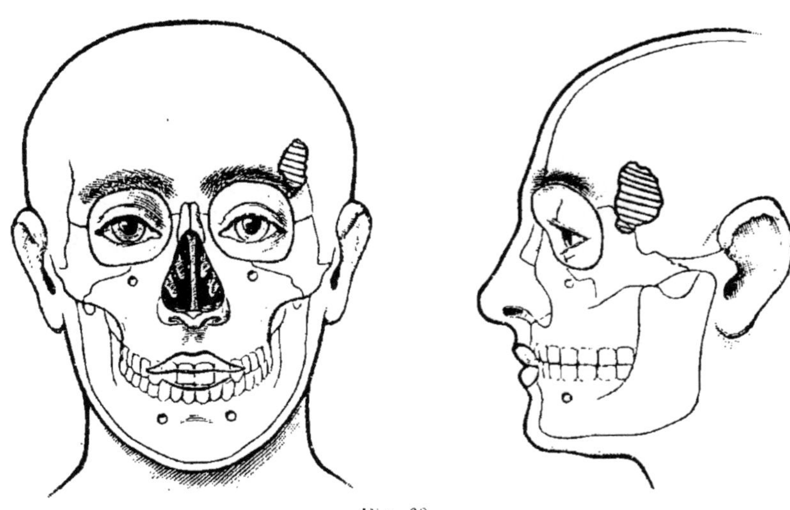

Fig. 60.

d'aphasie complète, laquelle a disparu après l'intervention, et ne s'est pas reproduite depuis.

Aucun trouble du système nerveux central ou périphérique.

L'état général est des plus satisfaisants, mais vers le 12 mars 1916, sans cause, le blessé a eu une perte subite de connaissance qui a duré une demi-heure environ.

Fracture du sommet de l'orbite gauche; stase papillaire bilatérale; mal comitial (Obs. LXIII).

Bid... François, soldat au N° chasseurs à pied, blessé le 19 juin 1915 à A... par éclat d'obus. L'éclat a pénétré au niveau de l'articulation temporo-maxillaire gauche. Le blessé est resté huit jours sans connaissance, dans le délire.

Bid... fut opéré à Blois, le 3 juillet. La feuille d'observation porte la mention suivante : « Extraction d'un éclat d'obus volumineux, logé en arrière de l'apophyse zygomatique gauche et du maxillaire inférieur. Une fois l'éclat sorti, on voit apparaître dans la plaie la matière cérébrale. A la radioscopie, un stylet, introduit dans la brèche, s'enfonce dans le crâne au niveau des circonvolutions temporales, en passant en arrière du globe oculaire et à travers l'aile du sphénoïde fracturé. Abstention opératoire. »

Depuis son entrée dans notre service le 18 juillet 1915, Bid... a eu à deux ou trois reprises des crises de délire, précédées de céphalées et d'une aura sensorielle (sensation de mauvaise odeur). Les crises ne

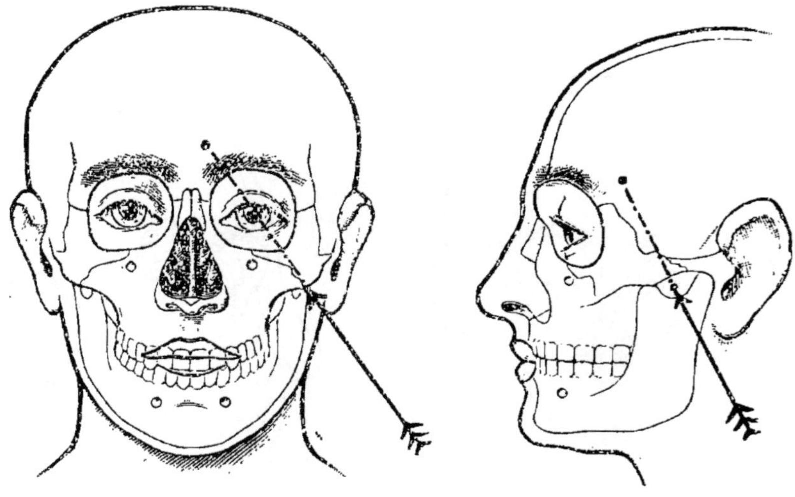

Fig. 61.

sont pas accompagnées de perte de connaissance, mais d'amnésie absolue, de pâleur de la face, et de troubles du langage.

Le blessé a été examiné à ce sujet dans le service de Neurologie où l'on a porté le diagnostic de « fugues probablement d'origine comitiale consécutives au traumatisme ». Aucun trouble du système nerveux périphérique. L'orifice d'entrée du projectile se trouve un peu en avant de l'articulation temporo-maxillaire gauche. La radiographie ne permet de constater aucune fracture bien visible et aucune trace de corps étranger.

Il n'y a pas de trouble de la musculature extrinsèque des deux yeux. A gauche, on remarque une brèche irienne semblable à celle produite par une iridectomie, mais B... affirme n'avoir jamais été opéré.

Les milieux transparents sont normaux. Les papilles offrent le *type classique de la papille étranglée*, et cet œdème est plus accusé à gauche qu'à droite.

$$O. D. - 2,50 \qquad V = 1/10.$$
$$O. G. - 1 \qquad V = 2/10.$$

En face de l'irritation méningée et des antécédents, on s'abstient de toute intervention chirurgicale et Bid... part en congé de convalescence le 10 janvier 1916.

Fracture de la région orbitaire gauche dans la région fronto-temporale. Fracture de la voûte orbitaire; issue de substance cérébrale. Contusion du globe; apoplexie du corps vitré (Obs. LXIV).

V... Barthélemy, du N^e d'infanterie a été blessé le 27 juin 1916 à M... par éclat d'obus, dans la région fronto-temporale gauche. La feuille d'observation d'ambulance porte les renseignements suivants : un volumineux éclat a pénétré dans la région fronto-temporale gauche à 2 centimètres au-dessus de l'angle supéro-externe de l'orbite gauche, fracturant largement la voûte orbitaire, en communication directe avec l'encéphale (fig. 55, p. 155). Puis, il a sectionné le nerf optique gauche, contusionné fortement le globe oculaire, et, après avoir traversé les fosses nasales, est venu se loger au niveau de la face antérieure du sinus maxillaire droit, où il a été extrait le 28 juin 1916. Au moment de la blessure, issue très abondante de matière cérébrale à l'extérieur.

Dans les jours qui suivent, la température s'élève; il se produit une énorme exophtalmie, due probablement à une réaction inflammatoire des tissus intra-orbitaires. L'énucléation du globe est faite le 2 juillet 1916 et permet de constater l'existence d'une apoplexie totale du corps vitré. On remarque alors une perte de substance osseuse, très étendue, de la voûte et de la paroi supéro-externe de l'orbite, faisant communiquer cette cavité avec la voûte cranienne d'une part, l'extérieur d'autre part.

Amélioration rapide de l'état du blessé, que nous voyions le 14 octobre. À ce moment, cicatrisation complète de la fracture fronto-temporale gauche, où l'on a la sensation de perception des battements cérébraux.

Choix d'une pièce artificielle.

Il n'existe aucun désordre du système nerveux central ou périphérique.

O. D. normal 165° + 1; V = 10/10.

Fracture de l'orbite droite par éclat de grenade; éclatement du globe oculaire gauche; abcès cérébral guéri (Obs. LXV).

Beu... Joseph, du N^e d'infanterie, a été blessé le 11 janvier 1916. Il entre dans notre service le 25 février 1916 dans un état de prostration très accusé : torpeur, pas de température, signe de Kernig léger, pas de raideur de la nuque, pouls très lent (46). Deux éclats de grenade ont pénétré à la partie inférieure de l'orbite droite, traversé le globe oculaire, qui est réduit à sa coque sclérale, perforé la voûte orbitaire et sont venus se loger dans la substance cérébrale au niveau de la région pariétale supérieure droite.

La radiographie permet de situer les deux projectiles et en même temps de constater la perte de substance osseuse de l'orbite. Les symptômes généraux, ajoutés à ces constatations cliniques, font penser à un abcès cérébral sous-dural en voie d'évolution.

Le 29 février 1916, on procède à l'énucléation du moignon, puis, par une incision au niveau du sourcil droit, on décolle le périoste orbitaire à la gouge. Tout le plafond de l'orbite est ainsi mis à découvert et on note la présence de deux orifices osseux à la partie supérieure, dont l'un de la grandeur d'une pièce de 0 fr. 50 environ.

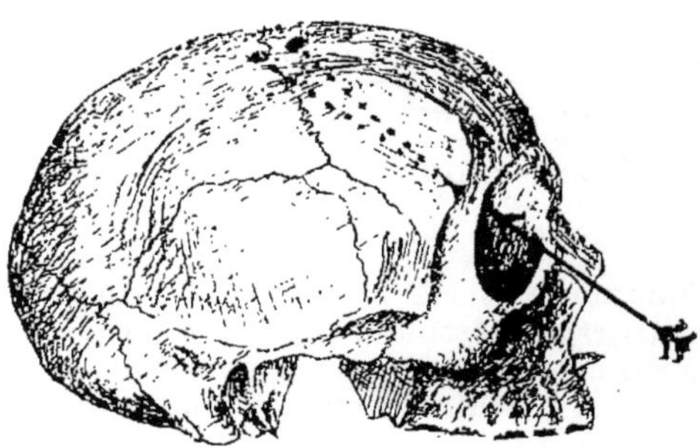

Fig. 62.

On extrait une esquille de 1 centimètre de long sur 4 millimètres de large, et, à l'aide d'une curette mousse, on nettoie l'orifice. On voit alors sourdre une assez grande quantité de liquide purulent de la région sous-durale. Lavages à l'eau oxygénée, et, après avoir fait sauter l'apophyse orbitaire externe, drainage déclive de la plaie. Quelques points de suture.

Les suites opératoires furent des plus simples. La température, après être montée à 38°,6, est revenue très vite à la normale, et le pouls à 72 pulsations.

Le 7 mai 1916, Beu... est complètement rétabli, et l'état général des

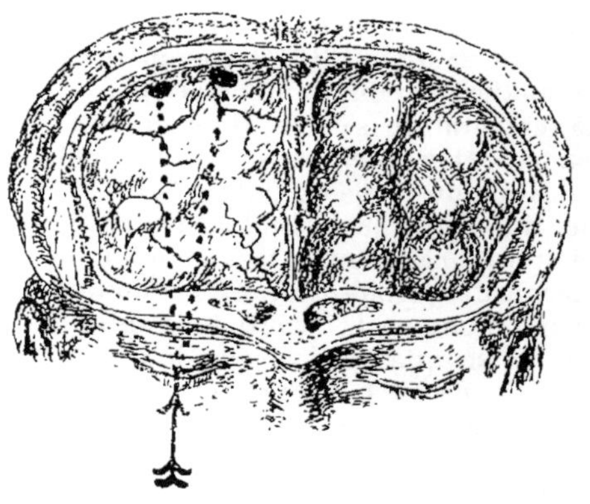

Fig. 63.

plus satisfaisants. Les céphalées ont disparu, et le blessé vaque aux occupations de la vie courante, sans se plaindre de sa blessure.

Le 23 mai, on incise une bride fibreuse palpébrale: le port d'une prothèse devient facile.

Effondrement de la voûte orbitaire; éclatement du globe oculaire; méningo-encéphalocèle intra-orbitaire (Obs. LXVI).

R... C., du N° d'infanterie a été blessé en A... le 1er février 1915 par une balle de fusil. Perte de connaissance immédiate. Soigné dans une ambulance, il y subit une opération sur la nature de laquelle nous n'avons pu obtenir aucun renseignement.

Ce blessé est arrivé dans notre hôpital le 29 avril 1915.

État du blessé. — Nous constatons que le projectile a pénétré dans la région frontale droite, à 3 centimètres environ de l'angle supéro-externe de l'orbite droite. Après avoir traversé de part en part la cavité orbitaire, il est ressorti au niveau de la racine du nez.

La palpation de la région traumatisée ne nous permet de sentir aucun enfoncement osseux, sauf au niveau du point de pénétration de la balle. Aucun battement cérébral.

Les paupières sont intimement soudées l'une à l'autre sur toute leur étendue (symblépharon total).

À travers ce voile palpébral, on a, à la palpation, la sensation d'une masse rénitente, mais non fluctuante, et. nous insistons sur ce détail, *on ne perçoit aucun battement isochrone* aux contractions cardiaques; on pense qu'il s'agit du globe oculaire droit, caché derrière les paupières.

La radiographie, du reste, a été négative et ne nous a décelé aucun délabrement osseux.

Le 10 mai 1915, pensant procéder à l'énucléation du globe oculaire droit, on incise prudemment les paupières au niveau de leur soudure. Immédiatement s'écoule en abondance un liquide verdâtre, tenant en suspension quelques grumeaux purulents.

Après avoir agrandi l'incision, on constate qu'il s'agit d'un *kyste méningé intra-orbitaire*, faisant hernie sous tension derrière le voile palpébral.

Le liquide céphalo-rachidien écoulé, on peut voir. au fond de la cavité orbitaire, *la substance cérébrale* à laquelle un large orifice de la voûte orbitaire livre passage. Pas de trace du globe oculaire. Suture immédiate de la plaie opératoire, après drainage.

Le soir même. le pouls se ralentit, le blessé délire, la température monte à 39°.8. Des symptômes de méningo-encéphalite éclatent et Roq... meurt le 12 mai 1915, de méningite suppurée, le liquide céphalo-rachidien retiré après ponction, contenait du pus en très grande quantité.

Le premier malade, à la suite d'une grave blessure à la tempe ayant nécessité la trépanation, n'a présenté que quelques troubles du système nerveux, du vertige, de la surdité à gauche, une anesthésie cutanée de la partie gauche de la face, la disparition des réflexes achilléens et plantaires et une diminution de l'acuité visuelle à gauche. Le sujet de l'observation LXII présenta une grosse perte de substance de la région pariétale gauche avec, pour seul désordre cérébral, une aphasie qui disparut complètement après la trépanation : Le malade, auquel se rapporte l'observation LXIII, fut blessé par un éclat d'obus volumineux qui vint se loger en arrière de l'apophyse zygomatique gauche et du maxillaire inférieur: au moment de l'extraction du projectile, on vit apparaître de la matière cérébrale; un stylet introduit dans la brèche s'enfonçait dans le crâne au niveau des circonvolutions temporales, loin du globe oculaire, à travers l'aile du sphénoïde fracturé; dès son entrée dans notre service, le blessé eut des crises de délire, précédées de céphalées et d'une aura sensorielle (sensation de mauvaise odeur) ; les crises ne s'accompagnaient pas de perte de connaissance, mais d'amnésie, de pâleur de la face et de troubles du langage ; il y avait d'ailleurs des troubles graves de la vision ; il existait, de chaque côté, une névrite optique aiguë et nous avons de grandes craintes pour l'avenir de ce blessé, au moins en ce qui concerne ses yeux.

Le cas de l'observation XLV est encore plus intéressant ; le blessé dont il s'agit avait reçu des éclats de grenade, qui, après avoir détruit l'œil et fracassé la voûte de l'orbite, étaient allés se loger dans le cerveau (voir fig. 62 et 63) ; il se produisit des phénomènes de méningo-encéphalite avec un abcès sous le lobe frontal ; nous pratiquâmes une opération consistant dans le décollement de tout le périoste de la voûte orbitaire ; un gros fragment même fut enlevé et, comme dans une trépanation atypique, nous fîmes l'abrasion des bords de la perte de substance de façon à l'agrandir beaucoup ; il s'écoula une grande quantité de pus ; les phénomènes cérébraux, relatés dans l'observation, disparurent peu à peu et le malade guérit, conservant sans dommage apparent, au moins pour le moment, les deux corps étrangers intra-cérébraux qu'on voit sur les figures 62 et 63 et que la radiographie décelait avec la plus grande évidence.

Nous attirons encore l'attention sur un autre fait de fracture de la voûte orbitaire gauche avec issue de substance cérébrale dont la guérison a été facilement obtenue sans accidents inflammatoires et sans désordres cérébraux d'aucune espèce.

Il n'en a pas été ainsi malheureusement dans le dernier cas que nous rapportons ; celui-là s'est terminé par la mort ; il s'agissait d'une fracture de la voûte orbitaire, méconnue, chez un blessé qui arriva dans notre service venant d'un centre éloigné ; il présentait une fracture du rebord orbitaire supérieur ; la radiographie ne montrait ni lésion de la voûte de l'orbite, ni corps étranger, et nous sentîmes dans son orbite une tuméfaction molle assez profonde qui nous parut être un vieux moignon ; en voulant l'enlever, nous ouvrîmes un kyste plein de sérosité louche qui communiquait avec la cavité encéphalique et le malade succomba rapidement à une méningo-encéphalite ; c'est le seul cas fâcheux de ce genre que nous ayons rencontré.

CHAPITRE VI

TRAITEMENT DES FRACTURES DE L'ORBITE ET DE LEURS COMPLICATIONS

Les soins immédiats que le chirurgien militaire de l'avant doit donner aux fractures de l'orbite ne nous arrêteront pas longtemps ; la première raison, c'est que nous travaillons à l'arrière du front bien loin de lui, depuis bientôt trente mois, et que nous n'avons vu que des fractures dont les plus récentes étaient vieilles de plusieurs semaines ; la seconde raison, c'est qu'en vérité ce sont les complications de ces fractures qui peuvent présenter surtout des indications spéciales ; les fractures elles-mêmes ne nécessitent, en général, rien autre que les soins ordinaires d'antisepsie et d'asepsie, les lavages à l'eau oxygénée, les attouchements avec la teinture d'iode suivis d'un pansement approprié, sans préjudice de l'injection immédiate de sérum antitétanique.

La question la plus importante qui se pose est celle de savoir s'il convient, pour se rendre compte des dégâts, de faire le cathétérisme du trajet du projectile ; le mieux est, en principe, de s'abstenir jusqu'au moment où la radiographie bien faite aura permis de situer le corps du délit et d'apprécier exactement les dangers que peut faire courir sa recherche et les avantages que peut donner son extraction.

Il convient d'ailleurs d'insister ici sur les soins immédiats à donner dans les diverses fractures de l'orbite, selon la région lésée.

Nous ne parlerons pas du traitement indiqué dans les fractures indirectes parce que ces fractures n'existent pas en chirurgie d'armée ; nous ne les nions pas dans la chirurgie ordinaire, les chutes sur le crâne peuvent entraîner des irradiations sur la voûte orbitaire, mais les fractures du crâne par coup de feu n'entraînent pas de semblables irradiations et dans ce chapitre de thérapeutique nous n'avons pas à nous en occuper.

Les soins immédiats à donner aux fractures directes doivent seuls nous occuper; nous envisageons successivement les fractures du rebord et de la paroi supérieurs, de la paroi interne, du rebord et de la paroi inférieurs, du rebord et de la paroi externes de l'orbite.

a) Rebord et paroi orbitaire supérieurs.

S'il s'agit d'une fracture simple, non ouverte, il faut se contenter d'un pansement doucement compressif; s'il existe une plaie ouverte, avec un fragment détaché, il conviendra de le remettre en place après une bonne asepsie; DELORME a judicieusement conseillé de laisser tous les fragments d'os tant soit peu adhérents et de n'enlever que les esquilles libres; il faut d'ailleurs être prudent dans l'ablation des esquilles et le nettoyage de la plaie lorsque l'œil est conservé; nous y reviendrons plus loin.

Il faut bien savoir que les fractures du rebord orbitaire et de la paroi supérieurs sont moins graves que celles de la paroi supérieure seule. DE WECKER pense que, lorsque la force vulnérante a brisé à la fois le rebord et la paroi, le choc est amorti et retentit moins gravement sur le cerveau; il est possible aussi que la fracture du rebord rende le drainage naturel plus efficace et facilite l'écoulement des liquides aseptiques qui sont facilement retenus dans une fracture étroite et dissimulée de la paroi supérieure. Il est certain qu'on voit de pareilles fractures. tout d'abord sans gravité, se terminer rapidement par la mort. DUPUYTREN a déjà signalé en pareil cas la bénignité apparente de la plaie externe et. parmi les quatre observations de ce genre rapportées par MAC-KENSIE, nous en trouvons une concernant un sujet qui. blessé d'un coup d'épée dans l'orbite gauche, fit deux lieues à pied, mangea de bon appétit n'éprouvant aucune douleur et mourut le jour suivant: sa blessure avait pénétré jusqu'au cervelet. ROLLET rappelle des cas semblables dus à DIEMERBROECK, GAYET et ARLOING.

BERLIN a insisté tout particulièrement sur la fréquence de ces morts rapides après la fracture de la voûte orbitaire, il signale des cas de mort immédiate due à la rupture des gros vaisseaux; mais il met surtout en relief le rôle de la méningo-encéphalite qui apparaît du troisième au sixième jour et doit, par conséquent, préoccuper les chirurgiens de l'avant, chargés des soins immédiats.

En présence de pareilles blessures, le chirurgien devra examiner très attentivement l'état local et l'état général de son malade et prendre, dès le début, très au sérieux ces petites plaies orbito-palpébrales; autant que possible il faudra tâcher de faire radiographier le sujet avant tout traitement chirurgical; mais, si cette mesure préliminaire est impossible à réaliser, il ne faudra la regretter qu'au sujet de la présence possible du corps étranger; car en ce qui concerne la fracture de la voûte orbitaire la radiographie ne donnera aucun renseignement; les fractures étendues elles-mêmes, avec des esquilles de petite dimension, passent inaperçues; nous avons été souvent étonné de l'impuissance des rayons X à cet égard, mais c'est un fait clinique qu'il faut accepter et dont il faut faire son profit.

Par conséquent, c'est l'état général du sujet, les symptômes cérébraux qui devront être la base de la thérapeutique : si la plaie enflammée paraît souillée, s'il existe de la fièvre, de l'abattement, de la céphalée, il ne faut pas hésiter, non seulement à explorer la plaie, mais à en nettoyer le trajet, le débrider, c'est-à-dire mettre le liquide septique à même de s'écouler librement.

b) Fractures du rebord et de la paroi internes.

Toutes les généralités qui précèdent s'appliquent à ces fractures; pour ce qui les concerne en particulier, nous rappellerons que, lorsqu'on se trouve en présence d'un enfoncement osseux, il y a lieu de tâcher de remettre les fragments en bonne position; HIPPOCRATE a conseillé déjà de faire cette réduction en mettant un doigt dans les narines; les chirurgiens militaires se sont servis d'une canule élastique (BOYER) ou d'un tube métallique (CHARLES BELL). ROLLET conseille, d'après MOLIÈRE et CHANDELUX, de réduire les fragments avec les doigts et les instruments mousses en se servant au besoin de l'anesthésie et de maintenir la fracture par un appareil en gutta-percha. Plus tard il y aura lieu de se préoccuper de l'état des voies lacrymales, habituellement oblitérées, et dont il faudra tâcher de rétablir la perméabilité.

c) *Fractures du rebord et de la paroi inférieurs.*

Quand l'os malaire est écrasé et enfoncé aussitôt après la fracture, il sera quelquefois possible de relever les fragments, de les remettre en place et de reconstituer ainsi la saillie de la pommette. On évitera au malade la nécessité d'une opération réparatrice tardive. Ce relèvement de l'os malaire peut même être obtenu longtemps après l'accident; GAYET et CL. MARTIN (de Lyon) durent ainsi relever l'os malaire et le fixer à sa place normale avec des clous de platine.

Au moment des soins immédiats, le chirurgien militaire devra toujours se souvenir que les os de l'orbite ont une grande vitalité; non seulement il ne faut pas enlever les esquilles qui ont encore conservé quelque adhérence, mais il est rationnel de remettre en bonne position les os complètement détachés, de les greffer à leur place ordinaire en les recouvrant de parties molles.

d) *Fractures du rebord et de la paroi externes.*

On agira en s'inspirant des mêmes règles; l'arcade orbitaire externe, si elle est fracturée et jetée en un ou plusieurs morceaux du côté de la fosse temporale, sera remise à sa place et conservée le plus possible; quand la paroi externe est intéressée, on se trouve en présence d'une fracture placée profondément au fond d'une épaisse couche de tissu musculaire; il ne faudra pas craindre d'inciser les parties molles pour aller chercher dans la plaie les esquilles et les corps étrangers à extraire et aussi pour faciliter l'écoulement des liquides.

A côté de ces fractures isolées des divers bords et parois du squelette de l'orbite, il faut signaler les fractures comminutives intéressant plusieurs parois, et c'est ici qu'il convient de rappeler l'observation bien connue de Larrey, ayant trait à un sujet frappé à la face par un boulet qui emporta toute la mâchoire inférieure, les os du nez, l'ethmoïde, les deux os malaires et les arcades zygomatiques. Dans les suicides par armes à feu, lorsque l'arme est placée sous le menton, les médecins légistes ont observé souvent de pareils désordres; les règles à donner au sujet des soins convenables en pareil cas découlent des principes et des règles particulières que nous venons de rappeler. Le sens clinique du chirurgien se donnera ici libre carrière.

Pour préciser d'ailleurs avec plus de détails la thérapeutique à suivre, nous allons étudier les soins à donner aux fractures de l'orbite dans les premiers jours, en quatre paragraphes selon : 1° que l'œil est conservé ; 2° qu'il est détruit ; 3° que les cavités voisines sont intéressées ; 4° qu'il existe ou qu'il n'existe pas de corps étranger.

1° *Œil conservé*.

Si l'œil est conservé dans son aspect extérieur, il faut, avant tout, s'appliquer à ne rien faire qui puisse compromettre la mobilité ou la vitalité du globe.

Ainsi que nous l'avons dit plus haut (voir p. 87 et suiv.), très souvent l'œil est exophtalme à la suite d'une hémorragie intra-orbitaire qui le chasse fortement en avant et ne permet pas aux paupières de le recouvrir. Il faudra, dans un pansement approprié, rabattre simplement les paupières au-devant de l'œil et si faire ne se peut, il conviendra de réduire l'exophtalmie par des incisions prudentes, aseptiques, faites dans la partie inférieure de l'orbite, de manière à ne pas léser les muscles, et en s'éloignant le plus possible du releveur qui, moins encore que les muscles extrinsèques du globe, supporte les injures du bistouri. A moins que le ganglion ophtalmique, petit cerveau de l'œil, ne soit détruit, on évitera toujours les phénomènes inflammatoires de la cornée et, le lagophtalmos étant écarté, on conservera aisément l'organe de la vision.

Si l'hémorragie traumatique suppure, il faudra débrider plus largement et drainer de façon à permettre au pus un écoulement facile ; le résultat pourra encore être très satisfaisant.

2° *Œil détruit*.

Si l'œil est détruit, le chirurgien est plus à l'aise ; sans hésitation, lorsque la plaie sclérale sera assez large pour permettre une issue abondante du corps vitré, il énucléera le globe. L'œil, ainsi frappé, est destiné à ne devenir qu'un méchant petit moignon flétri, révolté, souvent douloureux ; nous réservant d'y insister plus loin, disons ici qu'un globe ainsi atteint n'est plus qu'un ennemi pour l'autre œil et par conséquent pour le blessé ; nous pensons qu'il ne faut pas se contenter de l'exentération ; sans doute, il est très vrai qu'une exentération très soignée, dans laquelle on ne laisse absolument aucune trace du tractus uvéal, ne présente pas de dangers; mais souvent, dans la précipitation imposée par la multiplicité des devoirs qui incombent à un opérateur de première ligne, cette exentération sera hâtive et il restera dans le sac scléral des débris nocifs de la choroïde ou du corps ciliaire; de plus, cette exentération s'accompagne d'une sécrétion plus ou moins purulente d'assez longue durée; une énucléation classique, dans la capsule de TENON, bien régulière, coupant le nerf optique au ras de l'œil, est l'opération de choix; nous la recommandons instamment à tous nos confrères en chirurgie entre les mains desquels tombent d'abord nos fracturés de l'orbite, dont l'œil a été écrasé, déchiré, ou simplement très largement ouvert par le projectile.

L'œil enlevé, rien de fâcheux n'est à craindre dans l'orbite, lorsque à l'opération succèdent les lavages antiseptiques nettoyant la cavité orbitaire dans la proportion où son degré d'infection l'exige.

Le chirurgien oculiste devra faire ici son large profit des discussions qui ont eu lieu à propos et autour de la méthode de CARREL; ce n'est ni notre rôle ni notre prétention de guider quiconque mérite de tenir un bistouri; nous dirons simplement qu'en pareille circonstance, les débridements, pour permettre aux liquides de sortir, les ablutions larges à l'eau oxygénée et les lavages quotidiens d'eau salée à 7 p. 1000, sont les moyens que nous considérons à la fois comme nécessaires et suffisants pour bien faire.

3° *Fractures intéressant les cavités voisines.*

Il se pose ici d'abord une question de diagnostic qu'il n'est pas facile de résoudre; les radiographies ne nous donnent pas toute satisfaction à ce sujet; une fracture de la voûte orbitaire passe très facilement et même, dirons-nous, passe toujours inaperçue; nous sommes à cet égard beaucoup moins heureux que les chirurgiens s'occupant des fractures des membres pour lesquels les radiographies décèlent les moindres fêlures et il faudra, en présence d'une fracture grave de l'orbite avec ou sans perte du globe oculaire, rechercher tous les signes cliniques ordinaires de retentissement cérébral.

Lorsque le projectile a largement détruit la voûte de l'orbite et pénétré dans la cavité cérébrale, il ne faut pas s'attendre à voir dans tous les cas les accidents éclater immédiatement; ils ne se produisent que consécutivement à l'infection orbitaire qui se propage secondairement, par la brèche même, à la masse encéphalique; c'est ce qui a eu lieu dans une très intéressante observation publiée par Morax dans son rapport d'octobre 1915; un soldat, blessé le 27 septembre 1915, est évacué sur l'hôpital Lariboisière le 10 octobre, avec le diagnostic de plaies par balle ayant provoqué une fracture des parois de l'orbite, des os propres du nez et du rebord antérieur du frontal, avec éclatement de l'œil; la plaie, très vaste, avait été bourrée de gaze stérile et il n'y avait ni suppuration ni fièvre; le 12 octobre, aucun changement n'était survenu dans l'état de la plaie; le soir du 12, accès de fièvre, vomissements, céphalée; le 14 octobre, céphalée, vive raideur de la nuque et Kernig; la ponction lombaire amène un liquide trouble; le 17, mort avec les signes de méningite aiguë; l'autopsie montre une fracture intéressant l'étage antérieur et une infiltration suppurée entre la dure-mère et le lobe frontal droit.

De cette observation de Morax, nous pouvons rapprocher le cas de Valude concernant une plaie par balle de fusil au niveau de la partie supéro-externe du frontal droit, avec issue de matière cérébrale par la plaie frontale; il y eut un abcès de la paupière et une kératite à hypopion. Tout paraissait aller bien lorsqu'il se fit de l'infection encéphalique et le malade mourut (rapport de janvier 1915).

De ces faits nous devons rapprocher l'observation, rapportée plus haut, dans laquelle nous croyons que le malade a pu guérir grâce à l'opération faite, assez tard d'ailleurs, puisque le sujet présentait de très graves symptômes cérébraux, mais aussi rapidement que possible; nous avons fait dans ce cas, par la voie orbitaire, une véritable trépanation atypique du crâne (obs. LXV, p. 169).

Valude a été aussi heureux dans un cas où la radiographie montrait une balle sous-cranienne au delà de l'orbite; l'énucléation avait été pratiquée, mais le projectile bien toléré n'avait pas été extrait; il se produisit bientôt des symptômes graves d'infection, œdème des paupières, chémosis; Valude intervint et enleva à 6 centimètres de profondeur, dans un tissu lardacé, le projectile nocif; le malade guérit (rapport d'avril 1915).

La conclusion de ces remarques, c'est que, lorsque à la suite d'une fracture, il se produit des phénomènes infectieux orbitaires et para-orbitaires, il faut immédiatement aller à la recherche du corps du délit ; nous recommandons de décoller prudemment, à cause de la minceur de la paroi, le périoste de la voûte orbitaire ; ainsi, s'il existe une fracture que très souvent la radiographie ne montre pas, les liquides infectieux peuvent s'écouler par l'orbite largement ouvert et bien nettoyé ; si, au cours de l'opération, on rencontre une fracture de la voûte, il faudra trépaner cette voûte et établir ainsi une large communication entre la région encéphalique antérieure et la cavité orbitaire ; il faudra, en somme, se comporter en présence des fractures du crâne intéressant l'orbite comme le chirurgien le fait pour les fractures du crâne en général. Au premier signe indiquant des désordres encéphaliques, ou les faisant redouter, il faut agir.

D'ailleurs, pour être complet, nous devons ajouter que le diagnostic des désordres encéphaliques, coïncidant avec les fractures de l'orbite, est loin d'être toujours facile et qu'à ce point de vue on peut avoir des surprises, d'autant plus que les meilleures radiographies, nous l'avons déjà dit, nous renseignent mal sur ce genre de désordres osseux. Nous n'oublierons jamais la mésaventure cruelle qui nous arriva sur le malade de l'observation LXVI chez lequel n'apparaissait aucun symptôme encéphalique d'aucune sorte, dont la radiographie ne montrait rien de particulier et qui présentait, avec un symblépharon de la paupière supérieure, une saillie intra-orbitaire assez dure, un peu résistante, que nous crûmes être le débris de l'œil détruit par le traumatisme. Nous nous mîmes en mesure de faire l'ablation de ce débris ; au premier coup de ciseau, il s'écoula un liquide séro-purulent et, au fond de la poche, nous trouvâmes la masse encéphalique pulsatile ; malgré une antisepsie attentive, une méningo-encéphalite se développa qui emporta rapidement le malade ; rien ne nous avait fait prévoir dans les commémoratifs du sujet, blessé depuis longtemps, dans l'examen de sa radiographie, dans aucun des symptômes, qu'il pût y avoir communication large de l'orbite et du crâne.

Après ces cas de fractures orbitaires, remarquables par l'importance des retentissements encéphaliques, il convient de citer les faits moins graves dans lesquels, malgré l'évidence des désordres cérébraux, les accidents infectieux faisant défaut, le chirurgien n'a pas à intervenir ; nous avons constaté des cas dans lesquels la fracture orbitaire s'accompagnait seulement de névrite optique, de vertiges, d'anesthésie de la face avec de la céphalée intermittente.

Dans un cas, à la suite d'une blessure par un éclat d'obus volumineux, logé en arrière de l'apophyse zygomatique gauche et du maxillaire inférieur, il y eut par la plaie issue de matière cérébrale et il se produisit des névrites étranglées et des accès épileptiformes qui ne parurent pas nécessiter une nouvelle intervention (voir Obs. LXIII, p. 167).

Après les fractures de l'orbite intéressant la cavité encéphalique, arrêtons-nous un instant sur celles qui concernent les sinus maxillaire et frontal. Celles-là sont infiniment moins graves; il faut distinguer deux ordres de faits : 1° ceux dans lesquels la lésion sinusienne s'accompagne de la présence du projectile; 2° ceux dans lesquels il existe simplement une sinusite sans projectile.

Quand il existe un projectile, il faut l'extraire sans retard; rien n'est plus simple; nous ne citerons pas tous les cas dans lesquels nous avons pu intervenir dans de pareilles conditions; il nous suffira de rappeler ici les faits cités plus haut (p. 155 et suiv.) et de signaler parmi les corps étrangers que nous avons trouvés dans le sinus, l'œil lui-même, luxé par le traumatisme et à travers la fracture du plancher de l'orbite jeté dans l'antre du maxillaire.

Le sinus frontal est moins souvent lésé que le sinus maxillaire et jamais nous n'avons trouvé de corps étranger dans sa cavité, mais il est quelquefois intéressé par le projectile qui fait éclater sa paroi antérieure, de telle sorte qu'il en résulte un enfoncement disgracieux. Dans plusieurs cas de ce genre, nous avons pu combler cet enfoncement à l'aide d'une greffe adipeuse qui a donné un résultat satisfaisant (voir p. 162 et suiv.).

Dans un autre cas, tout à fait analogue à ceux-là, et remarquable par la destruction de la poulie du grand oblique, le malade refusa cette greffe adipeuse qui nous paraît en pareille circonstance très recommandable; nous reviendrons plus loin sur ce genre d'intervention en publiant quelques cas heureux de notre pratique.

4° *Présence d'un corps étranger*.

Quand il existe un corps étranger dans l'orbite, ou dans les cavités voisines, il n'est pas toujours nécessaire de l'extraire; il est certain qu'assez souvent ces corps étrangers, bien aseptiques et heureusement placés, peuvent être tolérés : lorsqu'ils siègent dans la cavité cranienne, ils méritent même un respect particulier s'ils n'entraînent aucun trouble et il y a là une question d'espèce dans laquelle le praticien devra faire appel à toute sa sagacité clinique.

Lorsque le corps étranger est dans l'orbite ou dans le sinus maxillaire, la perplexité du chirurgien sera beaucoup moindre; *a priori* il faut l'enlever, pour peu qu'il soit volumineux.

Pour enlever un corps étranger du sinus maxillaire, bien précisé par la radiographie, il faudra passer par la brèche faite par le pro-

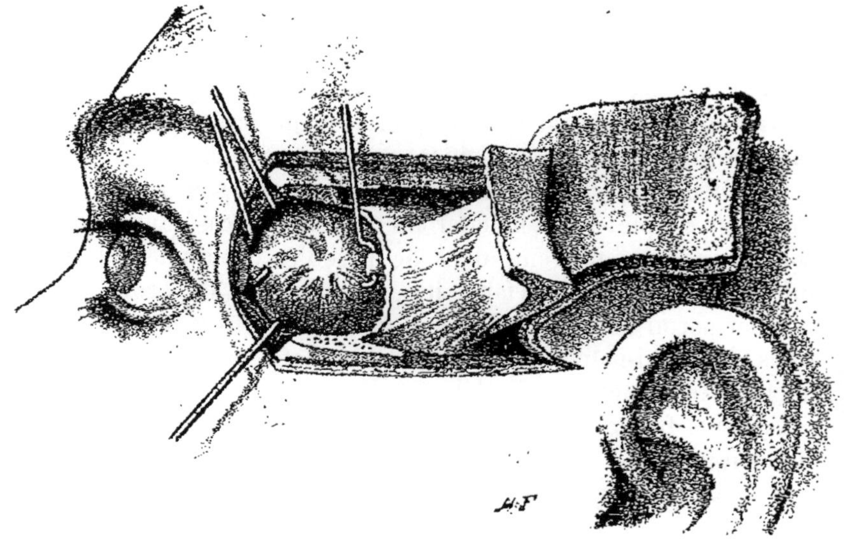

Fig. 64.

jectile, si elle est bien évidente, sinon, sans hésiter, faire sauter la paroi antérieure du sinus en respectant le nerf sous-orbitaire; le corps étranger sera cueilli aisément dans le sinus qui sera, au même moment, bien nettoyé et drainé du côté du nez.

Quand le corps étranger est dans l'orbite, il faut distinguer deux cas, selon que l'œil est conservé ou qu'il est détruit : quand il est détruit, rien n'est plus simple que de s'emparer du corps étranger en allant vers lui par le moyen des instruments ordinaires, et en respectant autant que possible tout ce qui importe à une bonne prothèse, surtout le muscle élévateur de la paupière; quand l'œil est intact, au moins en apparence, il est indispensable de faire l'ablation du corps étranger sans l'inquiéter; si ce corps étranger est dans la région antérieure de l'orbite, une incision des parties molles suffira souvent à conduire le chirurgien vers lui ; on s'aidera, pour la recherche, de l'électro-aimant et de tous les moyens d'extraction utilisés en chirurgie ordinaire ; mais, lorsque le corps étranger est rétro-bulbaire et profondément enfoncé, il ne faudra pas hésiter à recourir à l'opération de KRÖNLEIN que nous n'avons

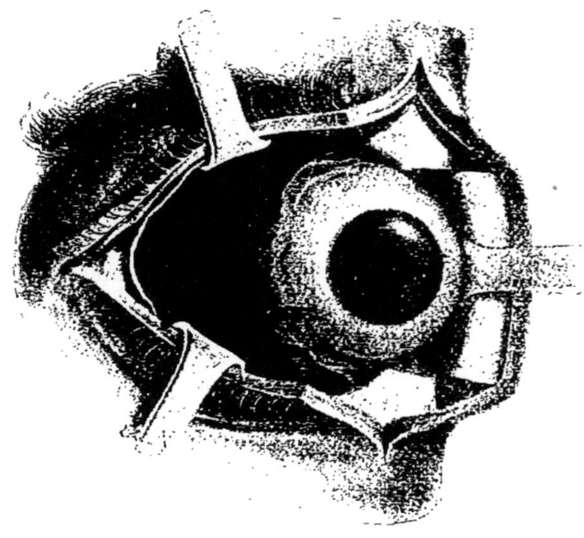

Fig. 65.

pas à décrire ici et que la figure 64 rappelle suffisamment aux lecteurs.

Lorsque le corps étranger est placé du côté de l'ethmoïde, dans la région interne de l'orbite, nous recommandons le procédé opératoire que nous avons par ailleurs préconisé pour l'ablation de certaines tumeurs orbitaires placées en dedans du nerf optique ; il y a intérêt, dans ce cas, à mobiliser le volet de KRÖNLEIN pour pouvoir jeter l'œil en dehors vers la paroi externe de l'orbite agrandie (fig. 65) ; on a ainsi de la place pour opérer et *on ne touche pas au ganglion ophtalmique*, qui est un organe essentiellement respectable quand on désire conserver un globe oculaire intact.

Le lecteur a déjà trouvé dans cet ouvrage des observations dans lesquelles l'opération de KRÖNLEIN a été faite avec de très heureux résultats (voir p. 63 et suiv.).

CHAPITRE VII

TRAITEMENT DES COMPLICATIONS OCULAIRES

Les principales complications oculaires qui méritent de nous arrêter sont :

1° L'ophtalmie sympathique ;

2° Les cataractes traumatiques ;

3° Le décollement de la rétine.

1° *Ophtalmie sympathique.*

Les projectiles de guerre, en fracturant l'orbite, intéressent souvent le globe de l'œil. soit en s'introduisant dans son intérieur. soit en faisant éclater sa coque, et en le détruisant ; à notre grand étonnement, nous l'avons dit ailleurs (p. 104), nous n'avons rencontré aucun cas de rupture partielle de la sclérotique permettant encore à l'œil de vivre et de conserver son aspect avec sa blessure.

Quand l'œil est intéressé à ce degré par le projectile, il est détruit dans sa forme : le corps vitré est expulsé en grande partie et bientôt le chirurgien se trouve en face d'un moignon plus ou moins gros, plus ou moins enflammé, plus ou moins déchiqueté, dont l'avenir est en général fâcheux.

Deux questions se posent ici

1° Que faut-il faire d'un œil qui présente dans son intérieur un corps étranger ?

2° Que faut-il faire d'un œil dont les membranes sont rompues et qui, sans présenter de corps étranger, a perdu tout à la fois son aspect extérieur, d'une manière absolue, et sa puissance visuelle d'une façon définitive.

Ces deux questions sont graves parce qu'elles contiennent celle, très angoissante et encore très discutée par les praticiens, de l'ophtalmie sympathique.

L'ophtalmie sympathique n'est pas redoutée à un degré égal par tous les oculistes; il en est qui n'y croient pas, qui déclarent n'en avoir jamais vu (POULARD); il en est, et nous sommes de ceux-là, qui, sans la considérer comme fréquente, estiment qu'elle n'est pas assez rare pour nous dispenser d'y penser toujours.

Au sujet de sa fréquence en chirurgie d'armée, nous prendrons pour base le dépouillement des rapports des centres qui ont été publiés depuis deux ans par nos collègues de l'armée. Nous y trouvons les documents suivants :

KALT (rapport d'octobre 1915) s'étonne de ne pas en avoir rencontré un seul cas, malgré le nombre de globes atrophiés qu'il a observés à la suite de plaies pénétrantes, et il semble, dit-il, qu'il y a là une discordance avec ce qu'il observe dans la pratique civile; mais il s'en faut que tous nos collègues aient fait la même remarque. COSSE (décembre 1914) en cite deux cas dont l'un s'est terminé par la cécité, et il signale un troisième cas grave en avril 1915; COUTELA (rapport de juin 1915) en relate un fait survenu dix-sept jours après l'énucléation et deux autres dans son rapport du mois suivant; ces cas, relativement bénins (ophtalmie atténuée de DE LAPERSONNE) ont pu guérir, mais ils ont présenté une réelle gravité. Il faut donc n'énucléer ni trop ni trop peu, dit COUTELA; TERRIEN professe une opinion analogue; il a fait, pour prévenir l'ophtalmie sympathique, relativement beaucoup d'énucléations et de névrotomies optico-ciliaires.

Parmi les faits d'ophtalmie sympathique publiés par les directeurs des Centres d'ophtalmologie militaire, nous devons mentionner spécialement un fait publié par TEULIÈRES (rapport de février 1916) concernant une simple contusion de l'œil sans corps étranger et sans plaie; l'énucléation du moignon atrophique du côté droit jugula l'affection dont l'origine sympathique fut ainsi bien établie. De pareils faits sont tellement rares qu'il est peut-être permis de croire qu'il existait une petite plaie conjonctivale qui passa inaperçue avant que le malade fût soumis à l'observation de notre collègue.

A ces faits, nous ajouterons encore la très belle observation rapportée par Morax dans son rapport de juin 1916 ; il s'agissait d'une cataracte traumatique opérée ; un prolapsus irien s'était produit qui avait été cautérisé ; l'ophtalmie sympathique résulta, non de l'extraction du cristallin à proprement parler, mais d'un défaut de cicatrisation de cette opération.

Telle est la nomenclature rapide des principaux faits publiés pendant cette guerre dans les rapports de nos collègues ; d'autres sans doute, en assez grand nombre, n'ont pas été mentionnés ; nous avons une preuve de la fréquence des accidents d'origine sympathique dans le travail que vient de publier le docteur Cousin, aide-major attaché au centre de la 9e région ; cet auteur signale 16 observations dans lesquelles il a constaté des réactions sympathiques à la suite des blessures de guerre ; ces réactions sympathiques ne sont pas de l'ophtalmie, puisque après tout il n'y a pas d'inflammation, pas d'iritis séreuse comme dans l'ophtalmie sympathique atténuée, mais nous dirons sans hésiter que de pareilles réactions sympathiques, photophobie, larmoiements, gêne de la lecture, diminution de l'acuité visuelle sont le premier degré de l'affection, dont l'iritis séreuse est le deuxième degré et dont l'irido-cyclite est le troisième. Tout ceci c'est de l'ophtalmie sympathique et malheur au malade qui, ainsi atteint, a auprès de lui un opérateur capable de tergiverser et de retarder l'énucléation.

Dans notre centre militaire d'ophtalmologie, nous avons aussi rencontré des cas d'ophtalmie sympathique chez des malades évacués sur notre service ; nous ne les rapporterons pas en détail pour ne pas alourdir ce chapitre qui doit être court.

Sur les 2 554 blessures intéressant le globe oculaire, nous avons observé 5 cas d'ophtalmie sympathique. Chez les quatre premiers, il s'agissait de plaie perforante d'un des globes au niveau de la région ciliaire, avec présence d'un corps étranger intra-oculaire. L'irido-cyclite sympathique fit son apparition une fois, quatorze jours après, une deuxième fois, quarante, une troisième fois, dix-neuf, une quatrième fois, trente-deux jours après le traumatisme.

Dans ces quatre cas, l'énucléation hâtive amena d'emblée

une guérison complète chez trois blessés ; un quatrième eut une récidive qui céda au traitement.

La cinquième observation a trait à un soldat, blessé le 11 octobre 1915, chez lequel le Dʳ Lataillade pratiqua l'exentération de l'œil droit pour panophtalmie suite de plaie perforante et qui, le 7 novembre 1915, présenta une névrite optique du côté gauche probablement de nature sympathique.

L'énucléation du moignon droit et sa dissection firent découvrir un petit éclat logé dans la coque sclérale au contact du nerf optique. L'amélioration de la névrite fut, dans la suite, des plus rapides. L'observation a été d'ailleurs rapportée plus haut.

Quelle est donc la conduite à tenir :

1° Dans le cas où le globe de l'œil blessé renferme un corps étranger ;

2° Dans le cas où il existe un œil, sans corps étranger, mais profondément meurtri, complètement dépourvu de vision, après une plaie ouverte.

Nous nous sommes expliqué au sujet du premier cas dans la séance de la Société française d'Ophtalmologie d'avril 1916.

Si l'œil contenant un corps étranger a encore une vision utile il faut le respecter.

Lorsqu'il n'a plus de vision, il faut considérer deux cas :

1° Le corps étranger est dans la région ciliaire ;

2° Le corps étranger est dans l'œil, mais en dehors du corps ciliaire.

Si le corps étranger est dans le corps ciliaire d'un œil dépourvu de vision, quelle que soit la bonne apparence de l'œil, même quand le blessé n'accuse aucune douleur, aucun symptôme d'irritation, il faut enlever l'œil, l'énucléer.

Si le corps étranger n'est pas dans le corps ciliaire et que l'œil soit bien intact, ni irrité, ni douloureux, ni hypotone, il faut respecter l'œil en prévenant le blessé que, dans l'avenir, les choses peuvent se gâter.

Si, au contraire, l'œil contenant le corps étranger ailleurs que dans la région ciliaire est hypotone, un peu douloureux à la pression, s'il souffre visiblement dans sa nutrition, il faut l'énucléer sans retard et ne pas laisser à l'autre œil un aussi dangereux voisinage.

Ce sont des règles que j'aimerais à voir conseiller officiellement aux chirurgiens qui, sans être des professionnels de l'oculistique, sont souvent amenés par les circonstances à s'occuper des plaies de l'œil, aux jeunes oculistes qui ne sont pas encore suffisamment servis par leur expérience.

Il convient que tout le monde soit à même, dans le cas de corps étranger intra-oculaire, de faire l'énucléation à propos, et dans ma pensée, le moment est venu de formuler des règles générales. pratiques, utilisables dans la clinique de tous les jours.

2° Les mêmes règles sont applicables au second cas; si l'œil est encore d'un aspect satisfaisant. que son volume soit à peu près conservé, son hypotonie modérée. sa région ciliaire insensible au toucher on pourra le conserver; mais quand il sera le siège d'une cyclite manifeste, ancienne, avec réaction inflammatoire évidente, aussi légère qu'elle soit, ayant résisté plusieurs mois à un traitement approprié, il ne faudra pas hésiter à considérer cet œil comme dangereux; à plus forte raison en sera-t-il ainsi lorsqu'on se trouvera en présence d'un moignon atrophique résultant d'une blessure à ciel ouvert.

Dans cette question du traitement de l'ophtalmie sympathique, et avec les tempéraments que nous avons précisés, nous sommes donc du côté des énucléateurs; l'énucléation du globe a rendu de grands services avec un minimum d'inconvénients, et, en vérité, l'horreur qu'ont certains confrères pour cette opération nous fait penser à l'ostracisme dont les Athéniens frappèrent Aristide parce qu'ils étaient fatigués de l'entendre appeler le Juste.

2° *Cataractes traumatiques.*

Parmi les complications que peuvent occasionner dans l'appareil de la vision les fractures de l'orbite, il convient de faire une place aux traumatismes entraînant des luxations ou des cataractes.

Ici nous serons bref, car c'est là un sujet qui se rattache surtout aux traumatismes isolés du globe; dans les fractures de l'orbite, les lésions du cristallin relevant de la chirurgie oculaire sont relativement rares.

Une première question se pose, c'est de savoir s'il faut ou s'il ne faut pas opérer les cataractes traumatiques dans la chirurgie d'armée.

Notre réponse sera bien facile ; il faut opérer ces cataractes de même qu'on opère celles des accidentés du travail dans la vie civile ; en rendant la vue à un blessé, on est à la fois utile au blessé lui-même et au patron et il n'y a pas de raison de se comporter autrement quand le blessé est un soldat et lorsque le patron est la Patrie.

Les avantages pour le blessé sont l'agrandissement de son champ visuel, le maintien de l'œil dans sa position normale, et enfin la certitude, quand l'opération a donné un heureux résultat, que la vue sera toujours conservée, quoi qu'il arrive à l'autre œil.

Pour l'État, l'avantage est très considérable ; ces blessés ne sont plus réformés n° 1 du moment que l'œil opéré a une vision égale à 1/20 ; le soldat échappe à la loi de 1831, et tombe sous le coup du décret du 24 mars 1915, prévoyant une gratification proportionnelle à la baisse d'acuité visuelle. Au lieu de 600 francs de pension, somme très élevée pour la perte de la vision d'un seul œil, l'aphaque touche 200 francs, que nous estimons suffisant et du reste en conformité avec le tarif de la loi du 9 avril 1898 sur les accidents du travail ; l'économie qui en résulte pour l'État est très grande et mérite de retenir l'attention d'une façon toute spéciale.

En présence des statistiques qui ont été publiées par un grand nombre d'ophtalmologistes, il n'est pas possible de soutenir sérieusement que l'intervention dans la cataracte traumatique ne donne pas de résultats. Il s'agit simplement de la faire à propos, quand elle est indiquée ; c'est-à-dire qu'il ne faut intervenir primitivement que pour les accidents glaucomateux dus au gonflement du cristallin et, en dehors de ces accidents, n'opérer que les cas bien refroidis, anciens, dans lesquels on a de bons renseignements sur l'état des membranes profondes.

En règle générale, nous opérons les cataractes traumatiques, non compliquées, six à douze mois après la blessure. Lorsque le cristallin subsiste entier, une large incision dans la cornée, sans ou avec iridectomie, permet l'évacuation des débris que complète heureusement le lavage de la chambre antérieure à l'aide de la seringue de Chibret.

S'il ne persiste qu'une membranule, plus ou moins épaisse, nous considérons comme une mauvaise intervention les différents modes de discision au couteau ou à la serpette, et plus mauvais encore l'arrachement de la capsule à la pince, si malencontreusement préconisé par Panas; on tiraille ainsi sur les procès ciliaires, réveillant parfois une irido-cyclite éteinte et compromettant l'avenir du globe. Péut-être est-ce dans cette erreur de technique qu'il convient de rechercher la cause des déboires signalés par quelques confrères; l'irido-capsulotomie de DE WECKER est, en pareil cas, l'opération de choix; grâce à une petite incision sclérale sous-conjonctivale, à 2 ou 3 millimètres du limbe, on sectionne à la pince-ciseaux les membranules les plus épaisses avec le *minimum* de *traumatisme* et sans issue du corps vitré.

Nous pouvons d'ailleurs donner ici les résustats obtenus dans notre Service central d'Ophtalmologie militaire.

Cataractes traumatiques.

I. Cataractes traumatiques observées = 175.
    Compliquées 116
    Non compliquées 59
II. Nombre d'opérations = 73.
    Extraction avec ou sans iridectomie 52
    Irido-capsulotomie 21
Résultats :

a) Acuité supérieure à 1/20 = 37.
- 1/15 8
- 1/10 6
- 2/10 6
- 3/10 9
- 4/10 2
- 5/10 5
- 6/10 1

b) Acuité inférieure à 1/20 25

c) Acuité nulle = 11.
- Corps étranger intra-oculaire 3
- Hémorragie du vitré . . . 5
- Irido-cyclite post-opératoire. 3

3° *Décollements rétiniens.*

Le traitement des décollements traumatiques ne diffère pas de celui des décollements en général.

L'iridectomie, les injections opothérapiques dans le corps vitré, la ponction de la sérosité sous-rétinienne et sa substitution par des liquides sclérosants (teinture d'iode), l'électrolyse ne sont pas des procédés recommandables, car ils provoquent un traumatisme nouveau, grave sur un œil déjà irrité, et risquent de réveiller des phénomènes inflammatoires pouvant aboutir à la désorganisation des milieux oculaires et à la phtisie consécutive du globe.

Parmi les divers procédés de traitement du décollement de la rétine, il en est un que nous recommandons d'une façon particulière depuis plusieurs années et qui est notre procédé de choix ; il consiste à créer, au niveau de la région du canal de Schlemm, sous la conjonctive, un tissu cicatriciel oblitérant les voies de filtration ; c'est ce que nous avons appelé le colmatage, opération qui consiste dans la dissection de toute la conjonctive de la région intercalaire entre l'insertion des muscles droits et la cornée ; ainsi disséquée, la conjonctive est rabattue sur la cornée, toute la région du canal de Schlemm jusqu'à 5 millimètres en arrière est cautérisée et la muqueuse remise en place et suturée ; le tissu conjonctif néoformé sous l'influence de la cautérisation, oblitère toutes les mailles lymphatiques et il en résulte une sorte de glaucome expérimental.

Mais nous n'avons pas eu à employer ce procédé de colmatage chez nos blessés parce qu'il est indiqué seulement dans les yeux hypotones, détendus, symptôme fréquent des décollements myopiques, mais rare, très rare même dans les décollements traumatiques qui ont une physionomie particulière.

Il en résulte que nous nous sommes contenté du traitement classique par les injections sous-conjonctivales de chlorure de sodium, combinées à la compression de l'œil, à l'instillation bi-quotidienne de sulfate d'atropine, enfin au décubitus dorsal longtemps prolongé.

Cette thérapeutique est encore celle qui donne les résultats les plus satisfaisants.

Mais nous n'oublions pas que le principal facteur de la guérison de cette forme clinique est encore le temps. Il est incontestable, en effet, que le pronostic tout en étant sombre est bien plus favorable que pour les formes myopiques et symptomatiques d'une affection générale ; quelquefois la disparition et plus souvent la diminution du soulèvement traumatique se produisent dans un certain nombre de cas et au bout d'un laps de temps variable entre cinq et six mois.

Sur 135 cas de décollements avec ou sans fractures orbitaires nous avons observé 3 cas de guérison complète. Il persistait, au lieu et place du décollement, des cicatrices en forme de stries, de coloration blanchâtre. Le premier des cas concernait un blessé atteint le 28 octobre 1914 d'une contusion du rebord orbitaire droit avec plaie sclérale et large décollement rétinien à la partie inféro-externe ; ce soulèvement persistait le 28 février 1915. Le docteur CANTONNET, appelé plus tard à réexaminer le blessé, nota la disparition complète de la lésion, et nous-mêmes, le 30 octobre 1915, constatâmes la guérison totale. Le second fait a été décrit dans l'observation XI, p. 51 ; le troisième malade, atteint d'un décollement de la partie inféro-interne de l'œil gauche, à la suite d'une contusion, fut guéri sept mois après le traumatisme.

A côté de ces affaissements du soulèvement rétinien, nous avons constaté 8 cas d'amélioration très sensible dans l'étendue de la lésion, dans le relèvement de l'acuité et dans l'élargissement du champ visuel. La proportion de ces résultats favorables est, on le voit, restreinte. En résumé, dans 2,20 p. 100 il y eut guérison du décollement, et dans 5,92 p. 100 simple amélioration. Il convient toutefois de faire une réserve au sujet des acuités accusées par les malades, car il est certain que beaucoup d'entre eux sont peu disposés à montrer leur acuité véritable. Après la guerre, quand le blessé ne sera plus suggestionné par l'espoir d'une gratification ou d'une réforme, nous saurons mieux la vérité.

CHAPITRE VIII

CHIRURGIE RÉPARATRICE DES FRACTURES ORBITAIRES

En présence des grands délabrements des parties molles qui accompagnent très souvent les fractures de l'orbite, os malaire écrasé, arcades orbitaires rompues, paupières déchirées ou déchiquetées, le chirurgien doit songer à réparer de pareils désordres et à donner à son blessé une figure aussi esthétique que possible.

Trois préoccupations dominantes doivent se présenter à son esprit :

1° Remettre les paupières dans leur position et, autant que possible, dans leur forme normale

2° Refaire s'il y a lieu, et il y a lieu bien souvent, des culs-de-sac conjonctivaux pour recevoir la prothèse artificielle.

3° Rétablir, autant que faire se peut, la forme extérieure de l'orbite en comblant les brèches osseuses par des greffes appropriées.

A) *Réfection des paupières*.

Nous ne croyons pas qu'il convienne ici de faire l'histoire de la blépharoplastie; elle est dans tous les livres et, récemment encore, elle a été résumée excellemment par notre collègue MAGITOT dans les comptes rendus de la Société d'Ophtalmologie de Paris, juillet 1916.

Comme lui, c'est bien à la méthode indienne que nous donnons la préférence et le pédicule court nous a toujours suffi chez nos blessés de guerre, dans les très nombreux cas où nous avons dû intervenir de la sorte; c'est surtout le lambeau frontal que nous avons utilisé et, quand nous avons eu les deux paupières à rétablir, nous avons taillé à la fois un lambeau frontal et un lambeau jugal.

Toujours il nous a été possible de refaire des paupières convenables et nous pourrions citer ici un grand nombre de résultats heureux ; il nous paraît probable qu'ils ne diffèrent pas beaucoup

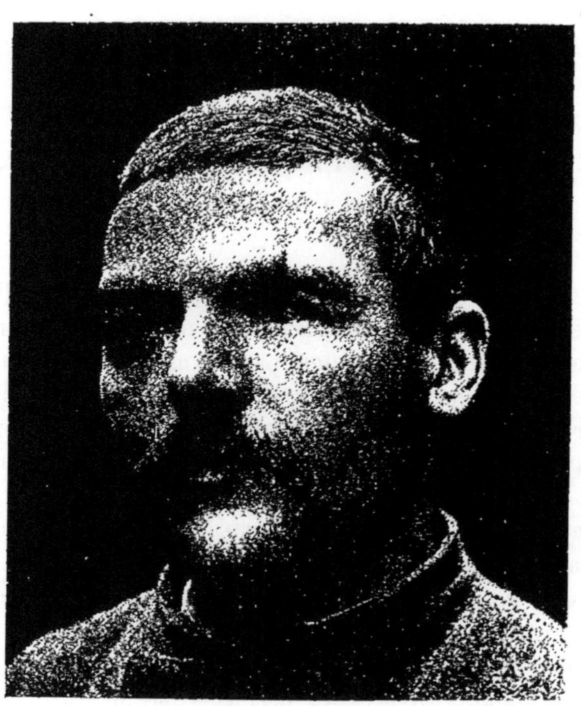

Fig. 66.

de ceux qui ont été obtenus par nos confrères en chirurgie d'armée et nous n'insistons pas (fig. 66 et 67).

B) *Réfection des culs-de-sac.*

La réfection des culs-de-sac est une question très intéressante, l'une des plus difficiles de la chirurgie oculaire, mais nous croyons encore qu'à son sujet nous n'avons pas à insister, car elle ne se rattache qu'indirectement à celle des fractures orbitaires par projectiles de guerre.

Nous rappellerons que la condition essentielle pour agir efficacement c'est d'ajouter à la conjonctive conservée un tissu capable

de remplacer la muqueuse détruite ; pour cela les uns préfèrent
greffer un lambeau dermo-épidermique (FRANCK, WECKS), les
autres ont recours à la méthode épidermique pure (MAGITOT) ;
ce dernier auteur dissèque, sur une partie éloignée de l'œil, la
cuisse par exemple, un lambeau épidermique dont il habille une

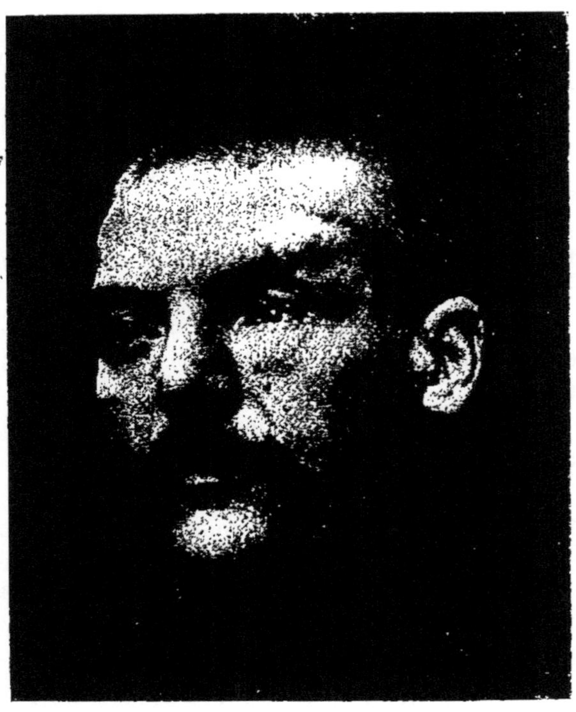

Fig. 67.

pièce métallique qu'il introduit dans la cavité orbitaire de façon à
ce que la surface cruentée du lambeau soit placée contre la
surface avivée de la face interne des paupières ; nous n'avons
aucune expérience de ce dernier procédé ; plusieurs fois nous
nous sommes servi de celui de FRANCK, sans résultats heureux et
se sera pour nous une raison d'en essayer un autre.

Chez nos blessés militaires nous nous sommes contenté de
refaire des culs-de-sac avec dés anses de Snellen dont nous avons
fait, avec grand succès, un large usage, en en variant, de notre
mieux, la forme et le siège ; nous ne comptons pas les culs-de-sac

inférieurs (c'est le plus souvent celui qui fait le plus défaut et c'est le plus utile) que nous avons agrandis, rendus plus profonds ou même faits de toutes pièces ; pour cela il nous a suffi de dédoubler la paupière comme l'indique TRUC dans le procédé en vanne, et d'attirer fortement en bas la moitié interne de cette paupière à l'aide d'une ou deux anses ; le cul-de-sac ne reste pas aussi marqué que dans les premiers jours, mais il persiste constamment une rigole assez profonde pour que l'oculariste puisse y accrocher sa pièce artificielle. Nous croyons aussi très recommandable la doublure de la paupière inférieure avec un morceau de peau emprunté à la tempe (SNELLEN), à la joue (HARLAN) ou à la paupière supérieure (SAMELSHON).

D'ailleurs nous avons recours à la dilatation artificielle par des pièces en caoutchouc de plus en plus grosses, en suivant les conseils donnés à ce sujet par le docteur COULOMB et nous avons eu la satisfaction de rendre habitables un grand nombre de cavités qui primitivement paraissaient aussi mal disposées que possible à recevoir une prothèse.

Nous n'insisterons pas sur ce sujet, car, comme celui de la blépharoplastie, il est en marge de la question et ne se rapporte pas à proprement parler aux fractures de l'orbite.

Nous avons hâte d'arriver à ce qui domine la chirurgie réparatrice dans les fractures, c'est-à-dire au traitement des pertes de substance du squelette, au rétablissement des contours réguliers de l'orbite. C'est là vraiment le cœur de notre sujet ; la réfection des paupières et celle de la cavité conjonctivale sont presque tout entières en dehors des fractures orbitaires, et nous sortirions évidemment de notre cadre en parlant ici de la transplantation de la muqueuse labiale (CARDO, SIZOREFF), de l'emploi de la peau et du cartilage de l'oreille (BUDINGER), etc.

C) *Réparations des enfoncements des parois orbitaires et des brèches osseuses*.

Nous signalons trois procédés d'une inégale valeur : 1º les plaques métalliques ; 2º les greffes adipeuses ; 3º les greffes cartilagineuses.

1º **Plaques métalliques**. — Nous ne connaissons qu'un auteur qui se soit servi en pareil cas de plaques métalliques :

PIERRE DUVAL, dans une communication à la Société de Chirurgie de Paris (16 juin 1915), a présenté un cas de prothèse du frontal et du rebord orbitaire supérieur gauche à l'aide de plaques métalliques. Il s'est servi des plaques d'aluminium que l'industrie emploie pour les objets d'équipement militaire, et qui ont 4/10 de millimètre d'épaisseur. L'auteur avoue que cette substance est vouée à une résorption partielle, mais ordinairement lente et incomplète. « Dans un cas d'enfoncement large du frontal, dit DUVAL, le bord orbitaire supérieur était fracturé, enfoncé. sauf dans ses deux centimètres extrêmes. J'ai refait avec une plaque un rebord mousse ancré dans le bord osseux à ses deux extrémités. » Les extrémités de la prothèse furent incluses dans l'épaisseur du diploé, à certains endroits où l'opérateur avait pratiqué de petites logettes pour recevoir les prolongements. Le tout fut recouvert par les téguments avivés. DUVAL a présenté l'opéré quatre mois après la prothèse et le résultat esthétique semblait des plus satisfaisants, ainsi qu'en témoigne la photographie jointe à la publication.

Peut-être pourrait-on encore utiliser dans le même but les lames de caoutchouc qui ont été conseillées par le professeur DELBET pour la reconstitution des parois abdominales, mais nous ne croyons pas que ces procédés puissent soutenir la comparaison avec les deux suivants.

2° **Greffes adipeuses**. — Depuis longtemps, pour faire du remplissage orbitaire et faciliter la prothèse, on a conseillé de greffer de la peau doublée de tissu cellulo-adipeux pur, et bien avant les interventions nécessitées par la guerre d'aujourd'hui, les chirurgiens connaissaient le moyen de rembourrer, de soulever les cicatrices vicieuses, enfoncées. adhérentes à l'os, en introduisant au-dessous d'elles un morceau de graisse suffisant pour transformer l'excavation en une saillie arrondie, un peu plus arrondie même qu'il ne convient, de façon à ce qu'après une résorption partielle inévitable, l'aspect extérieur soit aussi parfait que possible (VERDERAME, *Annales d'Oculistique*, 1910). Dans la guerre actuelle, MORESTIN a fait un large usage de ces greffes adipeuses pour la réfection des cicatrices vicieuses de la face et la restauration des effondrements osseux du pourtour orbitaire. Dans ses communications à la Société de Chirurgie de Paris. du 21 juillet 1915, et du 24 novembre 1915, il cite quelques observations de blessés atteints de mutilations faciales très étendues. chez lesquels un fragment plus ou moins gros de tissu graisseux a permis de combler les dépressions osseuses consécutives à des blessures du squelette orbitaire et péri-orbitaire.

Nous avons nous-même, en pareille circonstance, eu recours à la même opération et nous pouvons citer ici plusieurs observations dans lesquelles le résultat a été très satisfaisant.

Les greffes adipeuses doivent être prises sur le sujet lui-même,

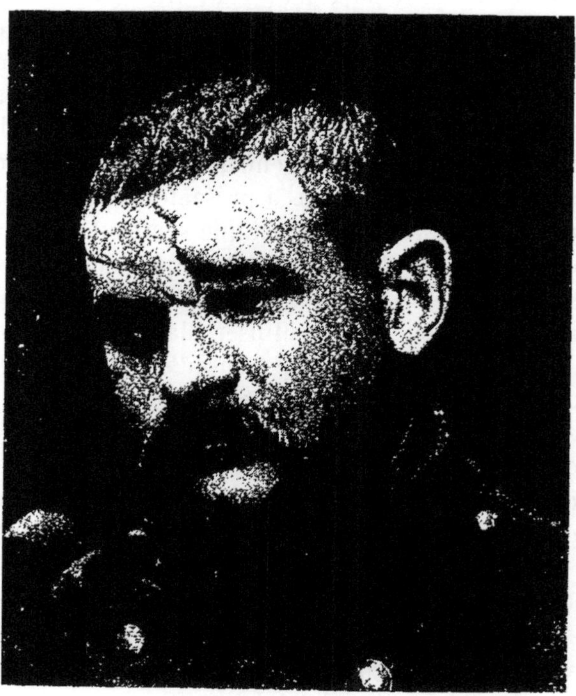

Fig. 68 (avant la greffe).

au bas de la fesse, lorsqu'on veut seulement greffer du tissu adipeux, au niveau du thorax, lorsqu'on utilise en même temps la greffe cartilagineuse; dans ce second cas, la même intervention au niveau du cartilage costal permet de récolter à la fois la graisse et le cartilage.

On a toujours tendance à réséquer plus de graisse qu'il ne faut; il conviendra de bien se rendre compte de la capacité de la cavité à remplir et il faudra prendre un greffon de dimension à peine supérieure; si le tissu adipeux présente des cloisons conjonctives un peu serrées, il n'en vaut que mieux : il vaut mieux greffer du tissu cellulo-adipeux que du tissu adipeux pur.

La greffe cellulo-adipeuse a besoin de grands ménagements, il ne faut pas la malaxer ; après l'avoir préparée par une dissection rapide, il convient de la déposer dans un linge stérilisé et de ne lui faire subir aucun attouchement intempestif ; le lit dans lequel elle

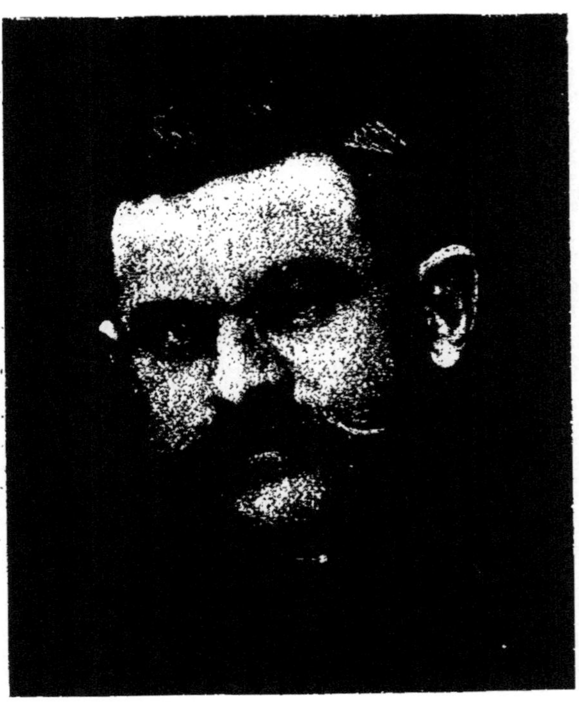

Fig. 69 (après la greffe adipeuse).

devra reposer sera préparé soigneusement, de façon à ce que le greffon ne soit pas en contact avec un tissu cicatriciel dur, exsangue et sans vitalité ; il sera souvent nécessaire de réséquer soigneusement ce tissu cicatriciel de façon à ce qu'autour du greffon se trouve un tissu vivant, bien disposé à recevoir son hôte et à le bien nourrir. Pour avoir mal et incomplètement fait la résection de ce tissu cicatriciel nous avons échoué plusieurs fois dans nos tentatives ; de plus, il sera nécessaire que l'hémostase soit bien faite, avec de l'eau oxygénée, mais aussi et surtout par le tamponnement ou au besoin par des ligatures au catgut, si la torsion du petit vaisseau ne suffit pas à l'oblitérer tout à fait; si on utilise l'anesthésie locale, il faudra se garder des solutions à l'adrénaline qui font une hémostase provisoire suivie d'une fluxion et d'une petite hémorragie post-opératoire. Un greffon entouré de sang, même d'un sang aseptique, n'est pas dans de bonnes conditions.

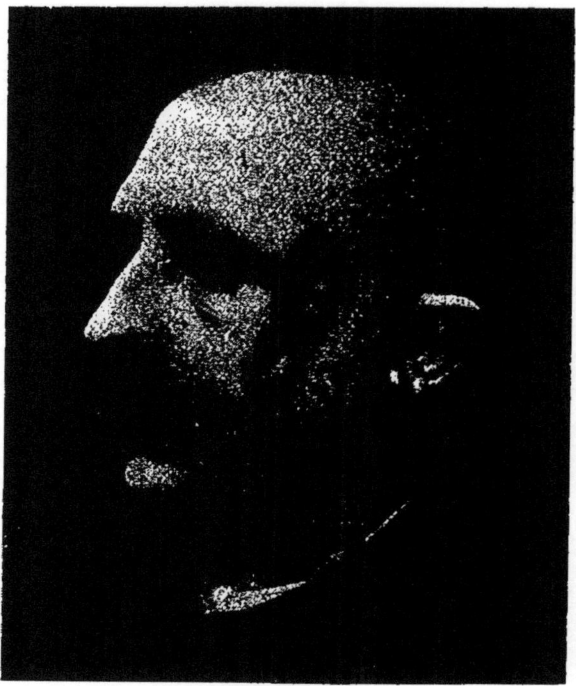

Fig. 70 avant la greffe).

Par conséquent, asepsie complète, bonne hémostase, préparation d'un lit débarrassé de tissu cicatriciel, greffon remplissant bien la cavité, mais s'y trouvant à l'aise, telles sont les conditions d'une bonne greffe adipeuse.

C'est en agissant ainsi que nous avons pu obtenir quelques bons résultats représentés sur les figures ci-jointes et se rapportant aux observations LIX et LX.

On remarquera peut-être que les résultats opératoires laissent encore un peu à désirer en ce sens qu'il persiste une trace de la

blessure ; cela tient : 1° à ce que la photographie, très sincère,
sans retouche, a été établie avant que le temps ait fait son œuvre ;
2° à ce que nos poilus, pressés d'en finir, refusent les petits com-
pléments opératoires à l'aide desquels on peut aisément faire
disparaître les vestiges visibles encore sur les figures 69, 71 et 73.

3° **Greffes cartilagineuses**. — Les transplantations cartilagi-

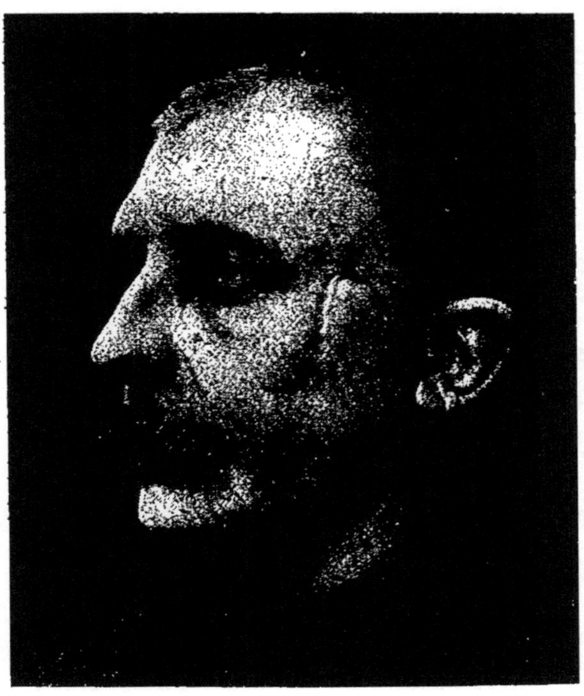

Fig. 71 (après la greffe adipeuse).

neuses dans la chirurgie réparatrice ont été préconisées par
Von Mangold en 1903 et recommandées ensuite par Nélaton et
Ombredanne, dans le chapitre : Autoplasties et Rhinoplasties du
traité de Hartmann et Berger. Les mutilations de la face étant
devenues très fréquentes depuis la guerre, cette technique a
été de nouveau employée avec succès par Morestin. Ce
chirurgien avait, depuis 1913, tenté à plusieurs reprises des res-
taurations faciales à l'aide d'un transplant cartilagineux autoplastique ; ses premiers travaux sur ce sujet datent du 7 mai 1913 et

du 11 novembre 1914 devant la Société de Chirurgie de Paris. Au Congrès de la Société internationale de chirurgie de New-York (avril 1914) MORESTIN fut chargé du rapport sur les greffes et transplantations envisagées au point de vue chirurgie réparatrice. Depuis 1915, à l'aide de nombreuses communications, il a mis au point la technique de l'intervention et nous a fait connaître les

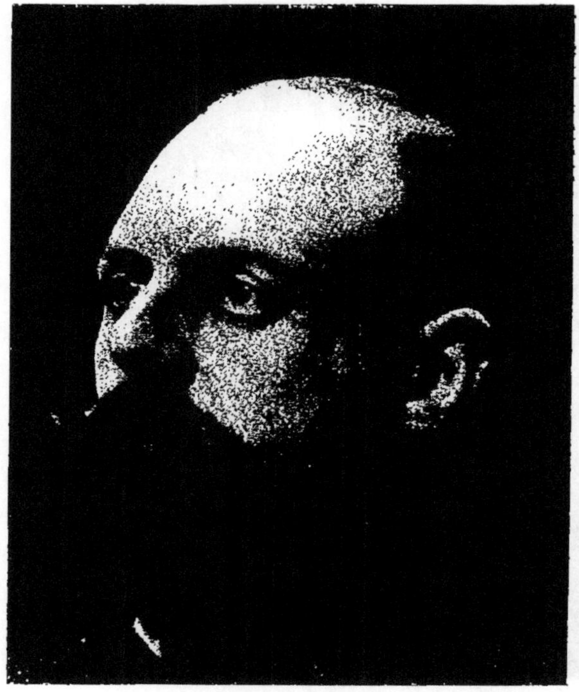

Fig. 72 (avant la greffe).

brillants résultats obtenus, non seulement dans la réfection du nez ou du maxillaire inférieur, mais aussi dans la restauration des parois orbitaires détruites par une blessure de guerre.

Nous allons passer en revue quelques-unes des publications de ce maître en autoplastie.

MORESTIN rapporte le cas d'un soldat[1] présentant une cicatrice

---

1. MORESTIN, De la réparation des pertes de substance du crâne et particulièrement du front à l'aide du transplant cartilagineux (*Société de Chirurgie*, 9 février 1916).

curviligne à la partie inférieure du front au-dessus du sourcil
gauche ; l'arcade sourcilière, le rebord orbitaire, la partie basse
du frontal entre l'orbite et la bosse frontale faisaient défaut.
Une dépression profonde répondait à cette perte de substance
osseuse au niveau de laquelle on sentait et on voyait les battements
cérébraux. En deux interventions préliminaires, Morestin enleva

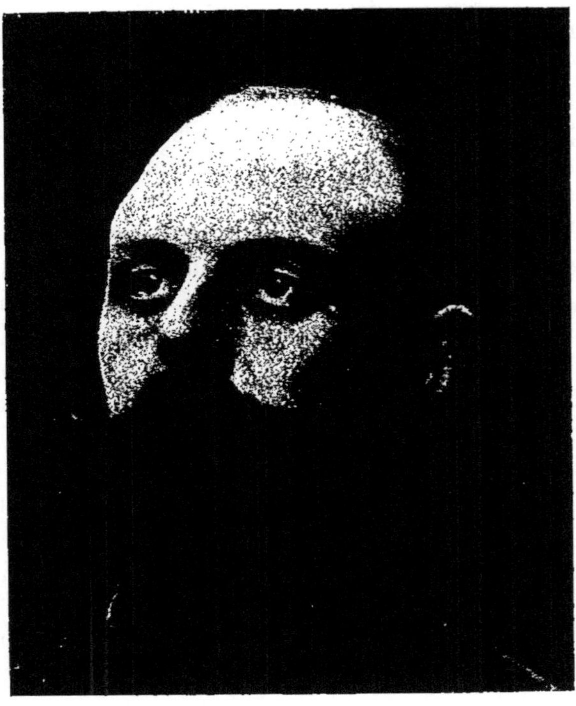

Fig. 73 (après la greffe adipeuse).

le projectile qui se trouvait à la partie inférieure du sinus frontal,
puis extirpa un trajet fistuleux à la partie interne de la cicatrice
frontale.

Deux mois après la guérison, cette cicatrice fut à son
tour enlevée ; les ligaments furent mobilisés pour préparer le lit
au greffon, emprunté à un autre sujet ; le cartilage, assez volumineux, fut adapté en forme d'arcade orbitaire supérieure et la plaie
fermée hermétiquement. Le résultat fut des plus satisfaisants,
ainsi qu'en témoignent les photographies.

Dans une seconde publication[1], MORESTIN nous fait connaître deux observations analogues. Un blessé par balle présentait, au niveau de la pommette droite, une cicatrice très profonde en forme d'étoile à quatre branches, très adhérente au tissu sous-jacent. La dépression correspondait à la saillie du malaire et au relief du contour orbitaire. Les sixièmes et septièmes cartilages costaux furent prélevés, unis l'un à l'autre, la plaie thoracique fut refermée par sutures étagées. La cicatrice orbito-malaire extirpée, les téguments environnants furent largement mobilisés. Après avoir reconnu la brèche osseuse, une grande pièce, de forme à peu près identique, fut taillée dans le bloc cartilagineux, reconstituant le malaire et le rebord orbitaire. Comme elle manquait de stabilité, MORESTIN amena sa fixité à l'aide d'un autre fragment, le tout étant suturé au muscle temporal et recouvert par les plans superficiels. La guérison fut obtenue en huit jours et le résultat esthétique parfait. Le second cas se rapporte à un soldat, porteur d'une difformité très apparente, résultant de la destruction de la partie externe du rebord orbitaire inférieur droit et de la partie antérieure de l'os malaire droit. La partie osseuse fut comblée à l'aide de fragments cartilagineux provenant d'un autre sujet et au préalable dédoublés ; ils furent placés leur face épidermique tournée vers la profondeur ; MORESTIN acheva de les modeler dans la plaie pour assurer leur adaptation aussi satisfaisante que possible. Guérison rapide en quelques jours. MORESTIN termine sa publication en disant : « Ces deux cas montrent tout ce que l'on peut attendre de la transplantation cartilagineuse dans ce genre de difformités. La méthode que j'ai recommandée apporte une solution très simple à un problème de chirurgie réparatrice qui était demeuré jusque-là sans solution. »

Le 31 mai 1916[2], deux nouvelles observations furent présentées par l'auteur, avec succès opératoire et esthétique complet. Dans ces deux cas, il s'agissait d'effondrements très étendus des parois orbitaires avec et sans conservation du globe oculaire.

---

1. De la reconstitution de l'os malaire et du contour orbitaire à l'aide de transplants cartilagineux, 1er mars 1916. *Société de Chirurgie.* Paris.

2. MORESTIN : 1° Reconstitution de l'os malaire et du rebord orbitaire par transplantation cartilagineuse ; — 2° Perte de l'œil gauche : fracture compliquée du maxillaire supérieur, destruction du rebord orbitaire : opération réparatrice : greffes cartilagineuses ; — 3° Reconstitution de l'os malaire et de la moitié externe du contour orbitaire par transplantation cartilagineuse. *Société de Chirurgie de Paris.* mai 1916.

Dans la même séance, MORESTIN montra un soldat chez qui, le 10 août 1915, il avait reconstitué l'os malaire et la moitié externe du contour orbitaire par transplantation cartilagineuse, soit dix mois auparavant, observation qui lui suggère les réflexions suivantes : « Il me paraît intéressant de montrer, par cet exemple, comment on peut, chez le même sujet, pratiquer des greffes successives de cartilages empruntés à lui-même ou à d'autres; il convient également de remarquer la stabilité des greffons transplantés. Le bloc cartilagineux n'a subi aucune réduction pendant ce laps de temps. Je ne manque jamais d'insister sur la fixité des résultats des greffes cartilagineuses. C'est là un point essentiel, une des raisons fondamentales, qui permettent de recommander cette méthode dans la chirurgie réparatrice. »

A propos d'un autre cas, MORESTIN expose longuement sa façon de procéder, et nous ne pouvons mieux faire que de le résumer aussi complètement que possible.

Parmi les blessures de la face [1] il est un type que l'on rencontre fréquemment, c'est le suivant : les paupières sont plus ou moins dilacérées, le globe de l'œil souvent lésé, l'os malaire, la paroi externe de l'orbite sont emportés ou détruits sur une grande étendue, le contour orbitaire interrompu fait défaut dans sa partie inféro-externe, les téguments de la région malaire, temporale, génienne participent à la difformité. On note une dépression osseuse énorme, une asymétrie faciale des plus choquantes, une attitude vicieuse des paupières par cicatrices irrégulières et très étendues.

Chez ces blessés « la restauration doit être préparée par l'excision, la réduction graduelle des cicatrices »; il convient de procéder à deux opérations successives; on fait d'abord une autoplastie ayant pour but de reconstituer les téguments détruits; après avoir libéré et ramené les paupières en bonne position et pratiqué la blépharorraphie, on taille un lambeau sur la tempe et sur la partie voisine du front, lambeau dont le pédicule doit souvent être rapporté très en arrière à cause des cicatrices qui occupent la partie antérieure de la région. Ce lambeau est mis en place et suturé. Au bout de quatre à cinq semaines on peut s'occuper de la reconstitution du squelette. On rouvre une des cicatrices, on décolle le lambeau et

---

1. MORESTIN, Reconstitution de l'os malaire et du contour orbitaire par transplantation cartilagineuse, *Société de Chirurgie de Paris*, 9 août 1916.

les téguments environnants, on refoule le sac conjonctival et les parties molles intra-orbitaires en évitant à tout prix d'ouvrir conjonctive et sinus maxillaire. On reconnaît les limites de pertes de substance osseuse, on prépare la brèche, on y installe les greffons prélevés sur le sujet lui-même (6ᵉ et 7ᵉ cartilages costaux) en leur donnant la dimension et la configuration appropriées. On referme enfin la plaie hermétiquement. Il ne reste plus, quelques jours plus tard qu'à désunir les paupières et à placer un œil artificiel, si le globe a été détruit par la blessure ou sacrifié par nécessité.

Notons, à ce propos, ajoute Morestin, que, dans le cas de perte de l'œil, il peut être indiqué au cours de l'opération de greffe de glisser quelques fragments de cartilage dans l'intérieur même de l'orbite pour refouler en avant le sac conjonctival et permettre, dans de meilleures conditions, le port d'un œil artificiel.

Après l'exposé des procédés employés et des résultats obtenus par Morestin, dont la pratique nous parait particulièrement heureuse et louable, nous allons exposer ce que nous avons nous-même fait dans notre Service d'ophtalmologie, dans la même période que notre collègue et d'ailleurs en nous inspirant souvent de ses conseils.

Deux conditions différentes peuvent se présenter : ou bien l'orbite fracturée communique avec les cavités voisines, sinus maxillaire et fosse nasale, ou bien la perte de substance porte uniquement sur une plus ou moins grande étendue du rebord orbitaire, sans que les cavités voisines soient intéressées.

a) Quand les cavités voisines sont en communication avec l'orbite, il faut d'abord se préoccuper d'obstruer cette communication; si le sinus maxillaire suppure il faut le curetter, l'ouvrir largement du côté du nez, au besoin faire une cure radicale par la méthode classique et n'intervenir sur les parois de l'orbite que lorsqu'on a obtenu un résultat complet du coté du sinus; il n'y a pas lieu d'ailleurs de se presser; les opérations tardives sont les meilleures.

Dans un bon nombre de cas, le projectile, qui a fracassé à la fois le plancher de l'orbite et le sinus maxillaire, a respecté la muqueuse conjonctivale; cette muqueuse déchirée, éloignée de ses rapports normaux est d'un grand secours pour isoler l'orbite des cavités voisines; en la disséquant d'une manière appropriée, on peut l'attirer vers l'ouverture, la suturer en adossant sa face profonde à la cavité voisine et supprimer ainsi toute communication avec les fosses nasales; alors que la région du sac lacrymal avait été largement détruite, nous avons pu obtenir ce résultat après plusieurs interventions; nous pourrions citer ici plusieurs observations de ce genre dans lesquelles il y avait un très grand délabrement faisant communiquer l'orbite, les fosses nasales et le sinus maxillaire.

Quand le sinus frontal a été largement ouvert en avant et du côté de l'orbite, il faut attendre que la suppuration ait disparu et qu'une cicatrice soit venue remplacer les bourgeons charnus; c'est par une greffe adipeuse ou cartilagineuse qu'il sera possible et même facile de combler plus tard la cavité.

Alors donc que les cavités voisines de l'orbite communiquent avec lui et suppurent, il faut s'occuper d'elles, d'abord les guérir de façon à n'avoir plus affaire qu'à l'orbite tout seul; on se trouve dès lors dans les conditions réalisées d'emblée par les fractures qui intéressent les rebords orbitaires ou la face externe, sans communication avec les cavités voisines.

b) Lorsque l'orbite est seul fracturé, c'est d'habitude sur la région de la pommette que portent les méfaits du traumatisme; l'os malaire est écrasé et détruit; à sa place existe une dépression profonde, la paupière inférieure est déchiquetée et l'œil d'habitude enlevé par le projectile ou par le chirurgien qui s'est en premier lieu occupé du malade. Quand l'œil existe, le sujet est souvent enoptalme parce que le plancher de l'orbite est enfoncé vers le sinus maxillaire ou parce qu'il s'est produit une résorption du coussinet cellulo-adipeux qui supporte le globe de l'œil; le bord supérieur de l'orbite est quelquefois lésé isolément et il existe à son niveau une large encoche très disgracieuse.

Tous les désordres peuvent facilement se réparer par les greffes cartilagineuses et nous ne saurions trop recommander à nos collègues de s'engager dans cette voie ouverte par Von Mangold, et admirablement perfectionnée par Morestin.

Nous avons acquis sur ce mode d'intervention chirurgicale quelque expérience et nous allons exposer ici le résultat de notre pratique en même temps que les tâtonnements inévitables par lesquels nous avons passé, d'autant plus qu'ayant fait les opérations en même temps que celles de Morestin, ou peu après, et avant

de bien connaître la technique de notre collègue, nous avons dû
faire sur ce point un apprentissage personnel.

Les greffes cartilagineuses sont véritablement une conquête de
la chirurgie moderne ; elles sont plus utiles, plus faciles à réaliser,
et plus réparatrices que les greffes adipeuses ; tout a été dit par
Morestin sur les détails opératoires et nous l'avons à dessein

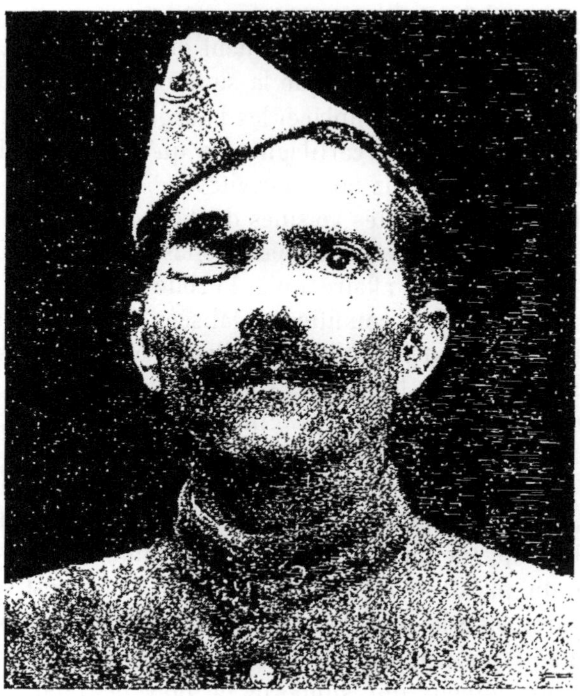

Fig. 71 (avant la greffe).

longuement cité plus haut : nous n'ajouterons que quelques renseignements qui mettront en garde nos lecteurs contre certaines
erreurs que nous avons nous-même commises et qui leur feront
comprendre tout ce que nous pouvons attendre de pareilles interventions.

Tout d'abord nous dirons qu'il faut savoir se résigner à des
opérations successives ; c'est une faute dans laquelle nous sommes
tombé que de vouloir trop faire à la fois ; mais quelques-uns de
nos malades pressés d'en finir et pesant par là sur notre conduite

chirurgicale, nous n'avons pas craint de faire, le même jour, une large blépharoplastie à pédicule, une greffe adipeuse et une greffe cartilagineuse; nous avons réussi quelquefois à ces trois points de vue et même nous avons en ce moment un bel exemple heureux dans notre service; mais nous avons échoué plusieurs fois et nous ne recommandons pas d'agir ainsi. C'est une faute, en effet, que de

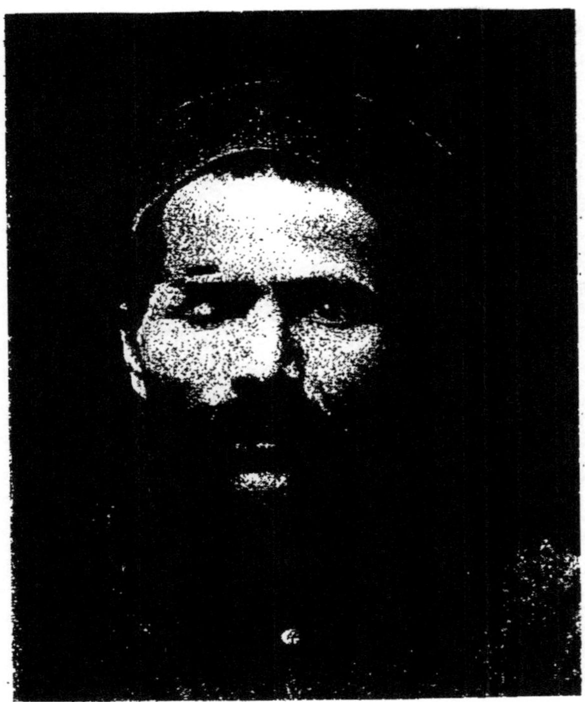

Fig. 75 (après la greffe cartilagineuse).

greffer un fragment de cartilage à la place du rebord orbitaire, de le recouvrir avec du tissu adipeux et de suturer sur le tout un lambeau cruenté; le lambeau destiné à faire une paupière a besoin de reposer sur un fond solide, sur un tissu capable de lui donner des vivres, et non point sur un greffon qui a besoin d'en recevoir; il sera nécessaire, en présence d'un pareil cas, de faire comprendre au malade que deux opérations sont nécessaires; on commencera d'abord par la blépharoplastie et, six semaines après, on introduira sous la peau le tissu cellulo-adipeux et le cartilage nécessaires.

Les figures 74 et 75 sont très instructives à ce point de vue ; nous avons voulu tout faire à la fois, la greffe adipeuse s'est éliminée.

La greffe adipeuse s'est éliminée, mais le cartilage a parfaitement tenu et c'est là un détail sur lequel j'appelle l'attention d'une façon particulière : le cartilage vit facilement partout où on le met : il lui suffit d'un milieu aseptique et de quelques liquides

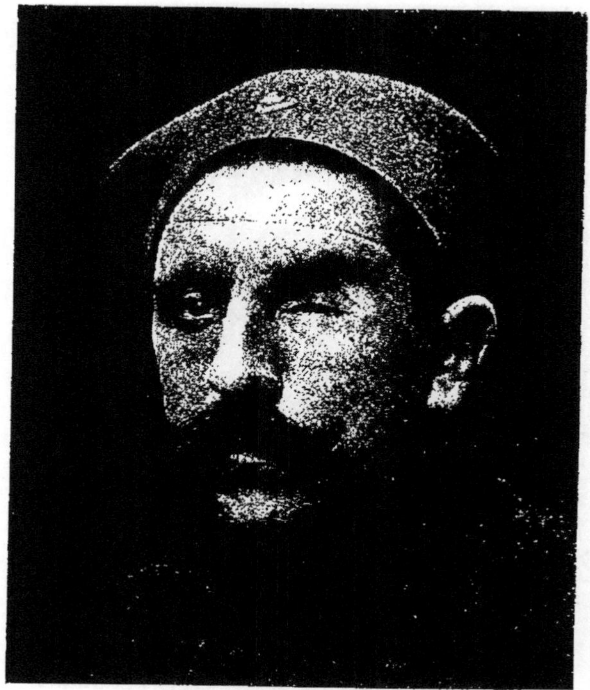

Fig. 76 avant la greffe.

interstitiels qui le pénétrent ; il vit en parasite, pauvrement, mais il vit et demeure ce qu'il est : il est tout à fait remarquable de le voir persister, conserver sa place et sa bonne tenue au fond d'une cavité qui n'a pu garder la graisse avec laquelle on l'avait remplie.

Ceci démontre ce qu'on peut attendre d'une greffe de cartilage faite aseptiquement, lorsqu'on introduira le greffon à sa place, à la faveur d'une boutonnière qui lui permettra de s'insinuer dans le tissu interstitiel sous-cutané, à la profondeur qu'on désirera, le cartilage ainsi utilisé se greffe toujours ; MORESTIN a montré des cas relativement anciens à la Société de Chirurgie ; nous pouvons en citer d'analogues très démonstratifs.

Les figures ci-dessus montrent quelques-uns de nos résultats.

Ils auraient été plus complets s'il nous avait été possible de faire aux malades quelques retouches ; tels qu'ils sont cependant les sujets des figures 74 et 75, 76 et 77 montrent que les arcades

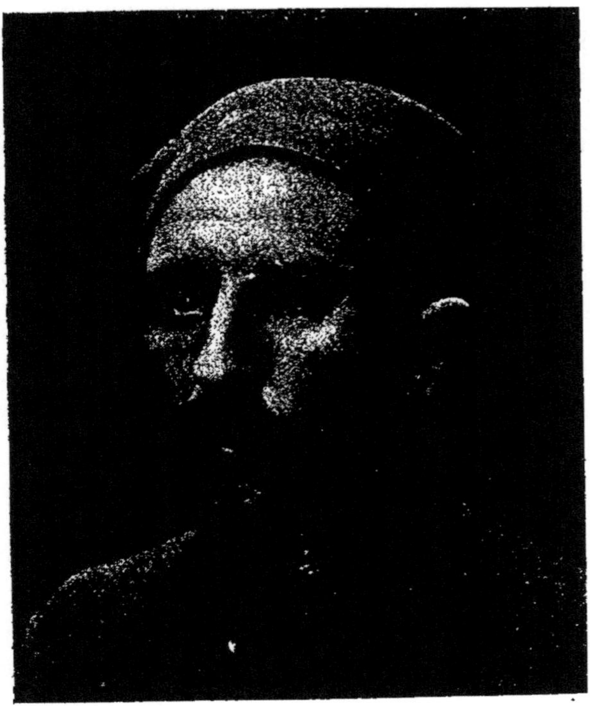

Fig. 77 (après la greffe cartilagineuse).

orbitaires peuvent être restaurées ; chez le premier blessé le tissu adipeux, greffé en même temps que le cartilage s'élimina, chez le second l'arcade orbitaire a été complètement rétablie ; l'œil est peu ouvert parce que le sujet était enophtalme par effondrement du plancher de l'orbite.

La récolte du greffon cartilagineux est d'ailleurs très facile et sa dissection n'a pas le moindre inconvénient ni immédiat ni lointain ; aseptique la plaie ne suppure pas et il suffit, pour que la paroi thoraco-abdominale reste la même, que l'aide chargé de la plaie thoracique, pendant que l'opérateur termine l'opération orbitaire, fasse, très proprement au catgut, une suture musculaire, aponévrotique et cutanée selon des plans étagés.

On résèque sur place un fragment de cartilage un peu plus gros que ce qu'on désire et on le taille à volonté, le menuisant, et lui donnant la forme voulue; les petits fragments d'ailleurs servent de cale à la pièce principale : on bâtit ainsi à la place du rebord orbitaire ou de l'os malaire un édifice, comme un mur, qui remplace celui que le projectile de guerre a détruit.

Telles sont les principales réflexions que nous inspire notre pratique des greffes cartilagineuses; nous faisons de plus en plus, et avec une confiance accrue, ce genre d'opération et, si nous ne citons pas un plus grand nombre d'observations, c'est que beaucoup d'entre elles sont encore trop récentes pour prendre place dans cet ouvrage.

Lorsque par leur ancienneté elles mériteront d'être connues, nous en ferons le sujet d'une publication spéciale.

CONCLUSIONS

En terminant, nous devons faire ressortir les données originales développées dans cet ouvrage :

1° Nous appellerons d'abord l'attention sur ce fait, que les fractures du crâne par projectiles de guerre, intéressant la voûte cranienne, à une certaine distance de l'orbite, même quand elles s'accompagnent de larges pertes de substance et par conséquent d'un ébranlement très accentué, n'entraînent ni irradiation ni fractures par contre-coup sur la voûte de l'orbite. Contrairement à ce qu'enseignent les classiques, la fente sphénoïdale, le trou optique et les organes qui y sont contenus restent indemnes après de pareils traumatismes.

En chirurgie d'armée, les fractures de la voûte orbitaire sont des fractures directes.

2° L'œil est souvent intéressé dans les fractures de l'orbite, même lorsque ni le projectile, ni les fragments osseux ne l'ont touché directement : il se produit, au niveau de la macula et autour d'elle, des lésions d'ébranlement extrèmement marquées, très graves ; elles sont visibles à l'ophtalmoscope sous forme d'hémorragies ou de déchirures, quelquefois seulement choroïdiennes, souvent chorio-rétiniennes.

A côté des lésions visibles à l'ophtalmoscope, il convient de signaler les désordres que nous ne pouvons voir : l'acuité visuelle centrale d'un sujet, dont l'œil paraît absolument intact, peut ainsi être très basse ; ces désordres peuvent, d'ailleurs, dans une certaine limite, se réparer, mais leur importance doit être considérée comme étant de premier ordre par les cliniciens dans l'établissement de leurs diagnostics et des certificats médico-légaux militaires. Les troubles décrits sous le nom de « commotion réti-nienne » sont le premier degré, le degré invisible à l'ophtalmoscope, de ces lésions d'ébranlement à distance.

3° A côté de ces lésions d'ébranlement nous avons, dans cet ouvrage, fait ressortir la fréquence des lésions de contact produites par un projectile qui a « frôlé », légèrement contusionné l'œil en passant à côté de lui, ou par un fragment osseux plus ou moins violemment projeté vers le globe oculaire.

Lésions d'ébranlement ou lésions de contact coexistent souvent et se complètent; un examen ophtalmoscopique approfondi permet de faire la part de ces variétés de lésions dans les désordres anatomiques subis par les membranes profondes.

4° Entre la production de ces divers désordres et la façon dont le projectile a intéressé l'orbite, il existe des relations tellement constantes que nous avons pu synthétiser ces données cliniques sous forme de lois, dont nous vérifions tous les jours l'exactitude et sur lesquelles nous croyons devoir attirer, d'une façon spéciale, l'attention de nos confrères (p. 34 et suiv.).

5° Lorsque la chorio-rétine est largement déchirée, il se produit, à la suite d'une hémorragie intra-oculaire plus ou moins abondante, non la rétinite proliférante classique, mais une chorio-rétinite qui présente des caractères particuliers, que nous nous sommes appliqué à mettre en relief et qui font de cette affection un type morbide à part, non encore décrit.

Les cas, assez fréquents en chirurgie d'armée et si rares en ophtalmologie civile, d'arrachement total du nerf optique produisent au maximum cette chorio-rétinite proliférante.

6° Une particularité qui nous a frappé chez nos blessés, c'est l'absence de ruptures sclérales partielles produites selon la théorie de l'équateur de dépression; les projectiles qui frappent l'œil tangentiellement font des lésions de contact : s'ils contusionnent l'œil assez directement pour en rompre la charpente fibreuse, ils l'écrasent complètement, le détruisent : il n'y a pas de place en ophtalmologie militaire pour les ruptures sclérales dans la région intercalaire et les luxations sous-conjonctivales du cristallin, etc...; les projectiles qui frappent l'œil directement pénètrent dans son intérieur s'ils sont petits; s'ils sont gros, ils l'écrasent et l'organe perd absolument sa forme; il n'existe plus.

Nous n'avons pas, en trente mois de pratique, et sur plus de 600 fractures de l'orbite, observé un seul cas qui s'écarte de cette règle; sans doute on pourra rencontrer des exceptions, mais la vérité clinique, que nous exposons ici, n'en restera pas moins solide.

7° Nous avons encore, avec nos observations, pu faire une étude spéciale des hématomes des gaines du nerf optique et nous assurer que l'hémorragie ne se propage pas dans la cavité oculaire, ainsi que les meilleurs classiques l'ont enseigné, mais que le pigment hématique, au bout d'un temps assez long, fuse jusqu'à la papille et produit un croissant ou un anneau pigmenté, conséquence directe de l'hémorragie. Il n'y a pas propagation à la papille d'une hémorragie récente des gaines du nerf; mais il y a, secondairement, assez tardivement, migration du pigment hématique.

8° En ce qui concerne la thérapeutique, cet ouvrage contient sur la chirurgie réparatrice de l'orbite, au moyen de greffes adipeuses et cartilagineuses, des documents sur lesquels nous croyons devoir appeler l'attention des ophtalmologistes auxquels il appartient de tenir la chirurgie orbitaire au courant de tous les progrès.

BIBLIOGRAPHIE

———

BALLABAN. — *Iridodialyse durch Revolverscherschuss Centralbl. f. prak. Augenh.* Mars 1900.

BAUDENS. — Clinique des plaies par armes à feu. *Annales d'Oculistique,* 1836.

BERLIN. — Ueber Frakturen der Wandungen des canalis opticus. *Tagebl. der Vers. der naturf. u. aerzte,* 1879.

— Des troubles visuels consécutifs aux lésions du crâne par contusion. *Société d'Ophtalmologie d'Heidelberg,* 1880.

BERTHERAND. — Des plaies d'armes à feu de l'orbite. *Annales d'Oculistique,* 1851, p. 127.

BESNARD. — Contribution à l'étude des plaies pénétrantes avec corps étrangers de l'orbite par armes à feu de petit calibre. *Thèse de Paris,* 1885-1886.

BONNEFON. — La contusion du cristallin. *Archives d'Ophtalmologie,* 1912, p. 748.

BRAQUEHAYE et CHIPAULT. — Étude graphique sur les fractures indirectes de la base du crâne. *Archives générales de Médecine,* 1895.

GENTH (Carl). — Blessures de l'œil par armes à feu. *Klin. Monats. f. Augenh.,* 1871, p. 134-145.

CHAILLOUS. — Un cas d'ophtalmologie traumatique. *Annales d'Oculistique,* 1906, p. 136-199.

CHAUVEL. — Fractures de l'orbite. In *Dictionnaire des Sciences médicales,* art. Orbite, p. 505.

CHAUVEL et NIMIER. — Blessures de la face et de l'orbite. *Traité de Chirurgie d'armée,* 1890.

COPPEZ. — Fracture de la voûte orbitaire avec contusion du globe et adhérences traumatiques intra-orbitaires du releveur de la paupière et du droit supérieur. *Archives d'Ophtalmologie,* mars 1899, p. 183.

DAULNOY. — Exophtalmie traumatique. Thèse de Nancy, 1898-1899.

DELENS. — Fractures de l'orbite. Article in *Traité de Chirurgie de* Duplay et Reclus, t. IV, p. 508.

DELORME. — 1° Fractures de l'orbite. *Traité de Chirurgie de guerre,* 1890.

— 2° *Traité de Chirurgie de guerre,* 1893, t. II, p. 592 et suiv.

DEMARQUAY. — 1° Mémoire sur les corps étrangers arrêtés dans l'orbite. *Union médicale*, 2ᵉ série, t. IV, 1859.
— 2° *Traité des tumeurs de l'orbite*, 1859.

DESMARRES. — Fractures de l'orbite. *Traité théorique et pratique des maladies des yeux*, t. I, p. 100-112.

DEVAL. — Fractures de l'orbite. In *Traité des maladies des yeux*, 1862.

DOR. — Cataractes traumatiques. Article in *Encyclopédie française d'Ophtalmologie*, t. VII, p. 113.

DUPUY-DUTEMPS. — Hématome des parois du nerf optique dans les hémorragies méningées. *Société d'Ophtalmologie de Paris*, 1913.

DUPUYTREN. — *Leçons orales de clinique chirurgicale*, 2ᵉ édition, t. VI, 1839, p. 205.

DUVAL. — Crânioplastie par plaque métallique, cartilagineuse ou osseuse. *Société de Chirurgie de Paris*. 15 mars 1916.

FERRON. — 1° De la lésion des nerfs de l'orbite dans leur trajet intra-cranien, consécutive aux coups de feu du crâne. *Annales d'Oculistique*, t. CXXXI, 1904, p. 360.
— 2° Les nerfs de l'orbite. Leur paralysie dans les traumatismes du crâne. *Thèse de Lyon*, 7 janvier 1901.

FUCHS. — *Ueber traumatische Linsentrübung. Wiener klin. Wochenschrift.* 1888, nᵒˢ 3 et 4.

GALEZOWSKI. — Blessures et corps étrangers de l'orbite. *Traité des maladies des yeux*, 1875, p. 877.

GARIPUY. — Paralysie isolée du muscle grand oblique par traumatisme orbitaire. *Archives d'Ophtalmologie*, décembre 1905, p. 705.

GOLDZIEHER. — Les blessures par coup de feu de l'orbite et les troubles visuels consécutifs. *Wiener medic. Wochenschrift*, 1897.

GONIN. — Traumatismes du nerf optique. *Encyclopédie française d'ophtalmologie*, t. VII, p. 537.

GONIN et DUFOUR. — Rétinite proliférante. Art. in *Encyclopédie française d'Ophtalmologie*, t. VI, p. 1026.

HIPPOCRATE. — *De Morb. vulg.*, lib. V, ch. XXI.

KILBURN. — Enophtalmie traumatique. *Arch. of Ophtalmologie*, V. XXXI-XXXII, 1902.

LAGRANGE. — De la rupture de la sclérotique dans les traumatismes de l'œil. *Bulletin médical*, 1905, p. 201.

LARREY. — Fractures de l'orbite. *Manuel de clinique chirurgicale*, 1832.

LARROYENNE et MOREAU. — Trois cas de fractures du crâne suivies de fractures probables du canal optique. *Revue générale d'Ophtalmologie*, mars 1907, p. 97.

LEBER. — Spontane gew. bild in der Netzhaut. *Græfe-Sœmisch*, V, 1877, p. 665.

LEGOUEST. — *Traité de Chirurgie d'armée*, 2ᵉ édition, Paris, 1873.

MACKENZIE. — Blessures de l'orbite. *Traité pratique des maladies de l'œil*, t. III, 2, 1865.

MANNHARDT. — Ruptures de la choroïde. Observations de la clinique de Zurich. *Klin. Monatsbl. f Augenh.*, 1875, p. 132-140.

MANZ. — Rétinitis proliferans, *Græfe's arch.*, XXII, 3, 1876, p. 229.

MARIE et CHATELIN. — Troubles visuels dus aux lésions des voies optiques intra-cérébrales et de la sphère visuelle corticale dans les blessures du crâne par coup de feu. *Revue de Neurologie*, novembre-décembre 1915, nᵒˢ 23-24.

MENACHO. — Heridas orbito-oculares en cirugia de guerra. *Thèse de Madrid*, 1916.

MORESTIN. — De la reconstitution de l'os malaire et du contour orbitaire à l'aide de transplants cartilagineux. *Société de Chirurgie*, 1ᵉʳ mars 1916; voir encore, même société, mai 1916, août 1916.

NIEVOLINA. — Un cas de traumatisme de l'orbite par arme à feu. *Wiestnik ophtalmologuïe*, t. XXV, 1908, p. 634.

NIMIER. — *Blessures du crâne et de l'encéphale par coup de feu*, 1904.

NORMAN-HANSEN. — Dans quelles conditions se produit une déchirure choroïdienne dans les coups de feu de la région temporale? *Centralblatt f. prak. Opht.*, 1899, p. 104.

PANAS. — 1º Fractures de l'orbite. In *Traité des Maladies des yeux*, 1894.
— 2º Paralysies oculaires motrices, par pression latérale du crâne. *Arch. d'Ophtalmologie*, 1894, p. 465.

PARISOTTI. — Sur un cas de rupture traumatique de la choroïde. *Zeitsch. f. Augenh.*, juin 1904.

PERCY. — *Manuel de Chirurgie d'armée*, Paris, 1792.

PICHLER. — Enophtalmie traumatique, *Zeitsch. f. Augenheilkunde*, 1912, p. 150-398.

PURTSCHER. — Enophtalmie traumatique. *Archiv. of Opht.*, 1904, p. 541-551.

ROHMER. — Fractures de l'orbite. Art. in *Encyclopédie française d'Ophtalmologie*, t. IV, p. 856.

ROLLET. — Fractures de l'orbite. Art. in *Encyclopédie française d'Ophtalmologie*, t. VIII, p. 374.

SCHMIDT. — Fracture du crâne et amaurose. *Société médicale de Saint-Pétersbourg* et *Annales d'Oculistique*, t. CXI, p. 59.

SCHROETERS. — Contribution à l'oculistique des Armées. *Annales d'Oculistique*, 1872, p. 247.

VALLÉE. — Fractures de l'orbite. *Thèse de Montpellier*, 1838.

VON MANGOLD. — Cité par Zahm et Léopold : Greffe cartilagineuse, dans un but autoplastique. *Gesellschaft f. klin. Chir.* Berlin, 1899, p. 613 et 1900, p. 460.

WECKER (DE) et LANDOLT. — Fractures de l'orbite. Art. in *Traité des maladies des yeux*, t. IV, 1889, p. 784.

WENNEMANN. — Décollement de la rétine. Art. in *Encyclopédie française d'Ophtalmologie*, t. VI, p. 486.

WILBRAND ET SAENGER. — *Die Neurologie des Auges*. B. III, 2, Wiesbaden, 1906.

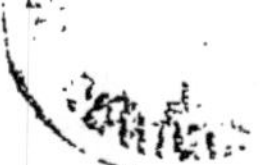

Vient de paraître :

Gaston **LYON**

Ancien chef de clinique médicale à la Faculté de Médecine de Paris.

Traité élémentaire
de Clinique thérapeutique

NEUVIÈME ÉDITION, REVUE ET AUGMENTÉE

1 *fort volume gr. in-8 de* XII-1791 *pages, relié toile* . . . . . . **28** fr.

Le *Traité de Clinique Thérapeutique* est un ouvrage classique. La neuvième édition qui se présente aujourd'hui au public a été considérablement remaniée. Parmi les chapitres refondus, signalons ceux qui traitent de : maladies de l'œsophage ; entérocolites ; dysenteries ; constipation ; ictères ; hémoptysie ; mal de Bright ; albuminuries ; typhoïdes et paratyphoïdes ; syphilis, etc., etc...

Vient de paraître :

G. LYON

Ancien chef de clinique
à la Faculté de Médecine de Paris.

P. LOISEAU

Ancien préparateur
à l'École supérieure de Pharmacie de Paris.

Formulaire Thérapeutique

COMFORME AU CODEX DE 1908

AVEC LA COLLABORATION DE MM.

L. DELHERM et Paul-Émile LÉVY.

Dixième édition, entièrement revue et augmentée en 1916

1 *volume in-18 sur papier indien* très mince, *relié maroquin.* **9** fr.

Cet ouvrage dont la neuvième édition avait paru à la veille de la guerre s'est, malgré et pendant les hostilités, rapidement épuisé. La dixième édition, mise au point par les auteurs, comporte de profondes modifications. Toutes les marques allemandes ont été supprimées ; celles qui désignent les produits devenus classiques ont été signalées et soigneusement accompagnées de leur équivalent français, de manière à guider les médecins dans la rédaction de leurs ordonnances.

MASSON ET C⁰ᵉ, EDITEURS

P. POIRIER — A. CHARPY

Traité
d'Anatomie Humaine

NOUVELLE ÉDITION, ENTIÈREMENT REFONDUE PAR

A. CHARPY   *et*   **A. NICOLAS**

Professeur d'Anatomie à la Faculté
de Médecine de Toulouse.

Professeur d'Anatomie à la Faculté
de Médecine de Paris.

O. AMOEDO, ARGAUD, A. BRANCA, R. COLLIN, B. CUNÉO, G. DELAMARE,
Paul DELBET, DIEULAFÉ, A. DRUAULT, P. FREDET, GLANTENAY,
A. GOSSET, M. GUIBÉ, P. JACQUES, Th. JONNESCO, E. LAGUESSE,
L. MANOUVRIER, P. NOBÉCOURT, O. PASTEAU, M. PICOU, A. PRENANT,
H. RIEFFEL, ROUVIÈRE, Ch. SIMON, A. SOULIÉ, B. de VRIESE,
WEBER.

Tome I. — **Introduction. Notions d'embryologie. Ostéologie. Arthrologie,** 825 *figures* (3⁰ *édition*). . . . . **20** fr.

Tome II. — 1ᵉʳ Fasc. : **Myologie. — Embryologie. Histologie. Peauciers et aponévroses,** 351 *figures* (3ᵉ *édition*) . . **14** fr.
 2ᵉ Fasc. : **Angéiologie** (Cœur et Artères), 248 *fig.* (3ᵉ *éd.*). **12** fr.
 3ᵉ Fasc. : **Angéiologie** (Capillaires, Veines), (3ᵉ *édition*) (*sous presse*)
 4ᵉ Fasc. : **Les Lymphatiques,** 126 *figures* (2ᵉ *édition*). . . **8** fr.

Tome III. — 1ᵉʳ Fasc. **Système nerveux** (Méninges. Moelle. Encéphale), 265 figures (3ᵉ *édition*) . . . . (*sous presse*)
 2ᵉ Fasc. : **Système nerveux** (Encéphale), 131 *fig.* (2ᵉ *éd.*). **10** fr.
 3ᵉ Fasc. : **Système nerveux** (Nerfs. Nerfs crâniens et rachidiens). 228 *figures* (2ᵉ *édition*) . . . . **12** fr.

Tome IV. — 1ᵉʳ Fasc. : **Tube digestif,** 213 *figures* (3ᵉ *édit.*). **12** fr.
 2ᵉ Fasc. : **Appareil respiratoire,** 121 *figures* (2ᵉ *édit.*) . . **6** fr.
 3ᵉ Fasc. : **Annexes du tube digestif. Péritoine.** 462 figures (3ᵉ *édition*). . . . . **18** fr.

Tome V. — 1ᵉʳ Fasc. : **Organes génito-urinaires,** 431 *figures* (2ᵉ *édition*). . . . . **20** fr.
 2ᵉ Fasc. : **Organes des sens. Tégument externe et dérivés. Appareil de la vision. Muscles et capsule de Tenon. Sourcils, paupières, conjonctives, appareil lacrymal. Oreille externe, moyenne et interne. Embryologie du nez. Fosses nasales. Organes chromaffines.** 671 *figures* (2ᵉ *édition*) **25** fr.

MASSON ET Cⁱᵉ, ÉDITEURS

Le plus important des journaux
médicaux de langue française

La Presse Médicale

= DIRECTION SCIENTIFIQUE =

L. LANDOUZY
Doyen de la Faculté de Médecine,
Professeur de clinique médicale,
Membre de l'Académie des Sciences
et de l'Académie de Médecine.

F. DE LAPERSONNE
Professeur de clinique ophtalmologique
à l'Hôtel-Dieu.

E. BONNAIRE
Professeur agrégé,
Accoucheur et Professeur en chef
de la Maternité.

J.-L. FAURE
Professeur agrégé,
Chirurgien de l'hôpital Cochin.

M. LETULLE
Professeur à la Faculté,
Médecin de l'hôpital Boucicaut,
Membre de l'Académie de Médecine

H. ROGER
Professeur de Pathologie expérimentale,
Médecin de l'Hôtel-Dieu,
Membre de l'Académie de médecine.

M. LERMOYEZ
Médecin
de l'hôpital Saint-Antoine
Membre de l'Académie de Médecine.

F. JAYLE
Ex-chef de clinique gynécologique
à l'hôpital Broca,
Secrétaire de la Direction.

Secrétaires de la Rédaction : P. DESFOSSES; J. DUMONT.

PRIX DE L'ABONNEMENT ANNUEL :

France et Colonies : 10 fr. — Étranger : 15 fr.

La *Presse Médicale* est, de tous les journaux de Médecine français, le plus important et le plus répandu.

La qualité de ses collaborateurs venus à la *Presse Médicale* de tous les centres médicaux de Paris, de province et de l'étranger, lui a assuré une autorité indiscutée.

La guerre, qui a paralysé tant d'initiative, n'a pas arrêté ce succès. La variété et l'étendue des informations de la *Presse Médicale*, les chroniques, les analyses, les comptes rendus, les nouvelles de toutes sortes qu'elle n'a cessé de publier régulièrement, lui ont conservé son originalité de véritable « *journal* » médical. En même temps, les questions chirurgicales nouvelles ont ajouté comme un regain d'actualité dramatique à cette publication qui demeure le reflet de la vie médicale du monde entier.

Chaque numéro de la *Presse Médicale*, généralement illustré de nombreuses figures, comprend 16 ou 24 ou 32 pages de format grand in-quarto.

Abonnements d'essai gratuits sur demande

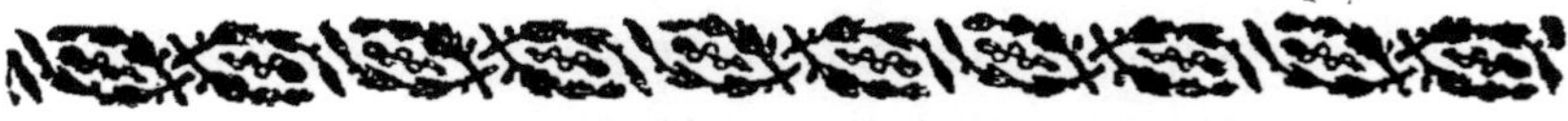

79303. — Imp. LAHURE.

DÉSACIDIFIÉ
A SABLÉ : 1998